FISIOLOGIA ARTICULAR

6ª Edição

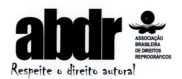

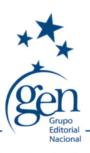

O GEN | Grupo Editorial Nacional – maior plataforma editorial brasileira no segmento científico, técnico e profissional – publica conteúdos nas áreas de ciências da saúde, exatas, humanas, jurídicas e sociais aplicadas, além de prover serviços direcionados à educação continuada e à preparação para concursos.

As editoras que integram o GEN, das mais respeitadas no mercado editorial, construíram catálogos inigualáveis, com obras decisivas para a formação acadêmica e o aperfeiçoamento de várias gerações de profissionais e estudantes, tendo se tornado sinônimo de qualidade e seriedade.

A missão do GEN e dos núcleos de conteúdo que o compõem é prover a melhor informação científica e distribuí-la de maneira flexível e conveniente, a preços justos, gerando benefícios e servindo a autores, docentes, livreiros, funcionários, colaboradores e acionistas.

Nosso comportamento ético incondicional e nossa responsabilidade social e ambiental são reforçados pela natureza educacional de nossa atividade e dão sustentabilidade ao crescimento contínuo e à rentabilidade do grupo.

A. I. KAPANDJI

Ancien interne des Hôpitaux de Paris
Ancien chef de clinique chirurgicale à la faculté de médecine de Paris
Assistant des Hôpitaux de Paris
Membre de la Société française d'orthopédie et de traumatologie
Président 87-88 de la Société française de chirurgie de la main (G.E.M.)
Membre de la Société américaine et de la Société italienne de chirurgie de la main

FISIOLOGIA ARTICULAR
ESQUEMAS COMENTADOS DE MECÂNICA HUMANA

Prefácio do Professor Raoul Tubiana

1

6ª Edição

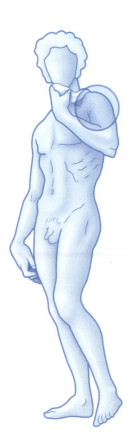

1. Ombro
2. Cotovelo
3. Prono-supinação
4. Punho
5. Mão

Com 805 desenhos originais do autor

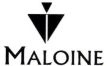
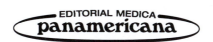
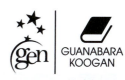

O autor e a editora empenharam-se para citar adequadamente e dar o devido crédito a todos os detentores dos direitos autorais de qualquer material utilizado neste livro, dispondo-se a possíveis acertos caso, inadvertidamente, a identificação de algum deles tenha sido omitida.

CIP-BRASIL. CATALOGAÇÃO NA FONTE
SINDICATO NACIONAL DOS EDITORES DE LIVROS, RJ

K26f

v.1
Kapandji, A. I. (Adalbert Ibrahim)
Fisiologia articular : esquemas comentados de mecânica humana, v.1 : 1. ombro, 2. cotovelo, 3. prono-supinação, 4. punho, 5. mão / A. I. Kapandji ; prefácio Raoul Tubiana ; [desenhos, concepção e criação A. I. Kapandji ; adaptação gráfica à edição C. Martinet; traduzido sob a supervisão de Marco Aurélio Fonseca Passos, Eliane Ferreira, João Claudio Anveres Nogueira dos Reis. - [Reimpr.]. - Rio de Janeiro : Guanabara Koogan ; Madrid (Espanha) : Editorial Médica Panamericana, 2017.
3v. : il. ;

Tradução de: Physiologie articulaire : schémas commentés de mécanique humaine, 6e. ed, tome I
Com 805 desenhos originais do autor
Inclui bibliografia
ISBN 978-85-303-0052-4 (v.1)

1. Mecânica humana - Atlas. 2. Articulações - Atlas. I. Título.

06-4200.   CDD 612.7500222
                                  CDU 612.75(084.4)

DESENHOS
Concepção e criação: A. I. Kapandji. (Adalbert@kapandji.com)
Adaptação gráfica à edição: C. Martinet

Traduzido de
PHYSIOLOGIE ARTICULAIRE. Schémas Commentés de Mécanique Humaine. 6e édition, Tome 1
© 2005 Éditions MALOINE. 27, rue de l'École de Médecine. 75006, Paris, France

Editoração Eletrônica: ANTHARES

Direitos exclusivos para a língua portuguesa
Copyright © 2007 by
EDITORIAL MÉDICA PANAMERICANA S.A.
Av. Alberto Alcocer, 24
28036, Madrid, España
Tel.: (34) 91 131 78 00
Fax: (34) 91 131 78 05
www.medicapanamericana.com

Em co-distribuição com:

EDITORA GUANABARA KOOGAN LTDA.
Uma editora integrante do GEN | Grupo Editorial Nacional

Reservados todos os direitos. É proibida a duplicação ou reprodução deste volume, no todo ou em parte, sob quaisquer formas ou por quaisquer meios (eletrônico, mecânico, gravação, fotocópia, distribuição na internet ou outros), sem permissão expressa da Editora.

Travessa do Ouvidor, 11
Rio de Janeiro – RJ – CEP 20040-040
Tels.: (21) 3543-0770/(11) 5080-0770 | Fax: (21) 3543-0896
www.grupogen.com.br | editorial.saude@grupogen.com.br

Traduzido sob a Supervisão de

Marco Aurélio Fonseca Passos
Médico. Mestre em Anatomia pela UFRJ.
Professor Titular de Anatomia da Faculdade de Medicina de Petrópolis e FASE.
Professor Assistente do Departamento de Anatomia da UERJ

Eliane Ferreira
Professora do Departamento de Ciências da Saúde, Universidade Veiga de Almeida.
Professora do Departamento de Ciências da Saúde do Centro Universitário Augusto Motta.
Mestre em Morfologia pela Universidade do Estado do Rio de Janeiro.
Fisioterapeuta Graduada pelo Centro Universitário Augusto Motta

João Claudio Anveres Nogueira dos Reis
Fisioterapeuta Graduado pelo Instituto de Medicina de Reabilitação – IBMR.
Professor de Biomecânica do Centro Universitário da Cidade.
Especializado em RPG – St Mont University – SP.
Especializado em Didática na Docência Superior – Centro Universitário da Cidade

Para minha esposa,
Para minha mãe, pintora
Para meu pai, cirurgião

Prefácio

Considero uma honra escrever o prefácio da 6ª edição do *Fisiologia Articular*, de Adalbert Kapandji. Esse médico, com obras traduzidas em 11 línguas, é provavelmente o autor francês vivo mais lido no mundo inteiro.

Esta nova edição, consideravelmente enriquecida e ainda mais atraente pelo uso de figuras em cores, apresenta um público-alvo amplo. Este livro interessa não apenas aos cirurgiões ortopedistas, que são os mais beneficiados, mas também a outros especialistas, aos fisioterapeutas, aos estudantes de anatomia e a todos aqueles que consideram intrigantes as maravilhosas engrenagens da máquina humana, ou que são sensíveis à harmonia dos corpos.

Há muito tempo admiro o trabalho de Adalbert Kapandji. Graças aos seus conhecimentos cirúrgicos e biomecânicos, esse autor modernizou e revigorou a anatomia tradicional ao lhe acrescentar clareza funcional e suporte científico.

Dotado de um verdadeiro senso artístico, o autor ilustrou os textos com inumeráveis desenhos, tornando assim mais fácil sua compreensão e mais agradável o aprendizado da Biomecânica, o que lhe valeu um sucesso educativo amplamente reconhecido.

Adalbert Kapandji realizou esta obra-prima sozinho, sem o subsídio de instituições acadêmicas ou universitárias, o que comprova, em termos de pesquisa e conhecimento e, talvez, também de outros assuntos, a grande importância do seu valor individual.

Professor Raoul Tubiana
Membre de l'Académie de chirurgie
Fondateur de la Société française de
chirurgie de la main (G.E.M.)
Directeur de l'Institut de la Main
Ancien Président de la Fédération internationale des
sociétés de chirurgie de la main

Advertência à sexta edição

Desde a sua primeira edição, há mais de 35 anos, o interesse despertado por este livro nunca foi desmentido, quer pelos médicos e cirurgiões, quer pelos fisioterapeutas-reeducadores e osteopatas. O texto foi traduzido em 10 línguas, não apenas naquelas mais conhecidas, mas também em japonês e, até mesmo, em coreano.
Entretanto é necessário reconhecer que os conhecimentos estão em constante evolução, assim como as técnicas de edição. Por esse motivo, tanto o autor quanto o editor acharam conveniente realizar uma revisão completa na atual edição.
Esta edição marcará, sem dúvida, uma nova era, porque o texto e as figuras foram aperfeiçoados e, sobretudo, todos os desenhos foram coloridos, tornando-se mais vivos e atraentes. Esta obra é fruto de muito trabalho, que só foi possível graças à informática…
Esperamos, portanto, que um novo mundo se abra com este livro, que já é um clássico conhecido e universalmente apreciado.

Conteúdo

Capítulo 1   O Ombro, 2

Fisiologia do Ombro, 4
A Flexão-extensão e a Adução, 6
A Abdução, 8
Rotação do Braço Sobre seu Eixo Longitudinal, 10
Flexão-extensão Horizontal, 12
Movimento de Circundução, 14
Avaliação dos Movimentos do Ombro, 16
O Paradoxo de Codman, 18
Movimentos de Exploração Total do Ombro, 20
O Complexo Articular do Ombro, 22
As Superfícies Articulares da Articulação do Ombro (Glenoumeral), 24
  Cabeça do Úmero, 24
  Cavidade Glenoidal da Escápula, 24
  Lábio Glenoidal, 24
Centros Instantâneos de Rotação, 26
O Aparelho Cápsulo-ligamentar do Ombro, 28
O Tendão do Músculo Bíceps Braquial Intra-articular, 30
Papel dos Ligamentos Glenoumerais, 32
  Por Ocasião da Abdução, 32
  Por Ocasião da Rotação Sobre o Eixo Longitudinal, 32
O Ligamento Coracoumeral na Flexão-extensão, 34
A Coaptação Muscular do Ombro, 36
"A Articulação Subdeltóidea", 38
"A Articulação Escápulo-torácica", 40
Movimentos do Cíngulo do Membro Superior, 42
Os Movimentos Reais da Articulação Escápulo-torácica, 44
As Articulações Esternoclavicular e Esternocostal, 46
  Os Movimentos, 48
A Articulação Acromioclavicular, 50
Papel dos Ligamentos Coracoclaviculares, 54
Músculos que Movem o Cíngulo do Membro Superior, 56
O Músculo Supra-espinal e a Abdução, 60
Fisiologia da Abdução, 62
  Papel do Deltóide, 62
  Papel dos Músculos Rotadores, 64
  Papel do Músculo *Supra-espinal*, 64
Os Três Tempos da Abdução, 66
  Primeiro Tempo da Abdução (Fig. 105): de 0° a 60°, 66
  Segundo Tempo da Abdução (Fig. 106): de 60° a 120°, 66
  Terceiro Tempo da Abdução (Fig. 107): de 120° a 180°, 66
Os Três Tempos da Flexão, 68
  Primeiro Tempo da Flexão (Fig. 108): de 0° a 50°-60°, 68
  Segundo Tempo da Flexão (Fig. 109): de 60° a 120°, 68
  Terceiro Tempo da Flexão (Fig. 110): de 120° a 180°, 68
Músculos Rotadores, 70
A Adução e a Extensão, 72
A Medida "Hipocrática" da Flexão e da Abdução, 74

Capítulo 2   O Cotovelo, 76

A Articulação da Flexão-extensão, 76
Função de Afastamento e de Aproximação da Mão, 78
As Superfícies Articulares, 80
O Côndilo do Úmero, 82
Os Ligamentos do Cotovelo, 84
A Cabeça do Rádio, 86
A Tróclea do Úmero, 88
  Caso Mais Freqüente (Distribuição Superior A), 88
  Caso Menos Freqüente (Distribuição Mediana B), 88
  Caso Raro (Distribuição Inferior C), 88
As Limitações da Flexão-extensão, 90
Os Músculos da Flexão, 92
Os Músculos da Extensão, 94
Os Fatores da Coaptação Articular, 96
  Resistência à Tração Longitudinal, 96
  Resistência à Compressão Longitudinal, 96
  A Coaptação Durante a Flexão, 96
  A Síndrome de Essex-Lopresti, 96
A Amplitude dos Movimentos do Cotovelo, 98
Os Marcos Clínicos da Articulação do Cotovelo, 100
Eficácia dos Grupos de Flexão e de Extensão, 102
  Posição Funcional e Posição de Imobilização, 102
  Força Relativa dos Músculos, 102

Capítulo 3 A Prono-supinação, 104

Condições para a Mensuração da Prono-supinação, 106
Objetivo da Prono-supinação, 108
A Estrutura Radiulnar, 110
    Disposição Geral, 110
A Membrana Interóssea, 112
Anatomia Fisiológica da Articulação Radiulnar
    Proximal, 116
Anatomia Fisiológica da Articulação Radiulnar Distal, 118
    Arquitetura e Constituição Mecânica da Extremidade
        Inferior da Ulna, 118
    Constituição da Articulação Radiulnar Distal, 120
Dinâmica da Articulação Radiulnar Proximal e o IRUD, 122
Dinâmica da Articulação Radiulnar Distal, 124
O Eixo da Prono-supinação, 128
A Congruência Simultânea das Duas Articulações
    Radiulnares, 132
Os Músculos da Prono-supinação, 134
    Músculos da Supinação, 134
    Músculos da Pronação, 134
Por que o Antebraço Tem Dois Ossos?, 136
Os Distúrbios Mecânicos da Prono-supinação, 140
    As Fraturas dos Dois Ossos do Antebraço, 140
    As Luxações das Articulações Radiulnares, 140
    Os Efeitos do Encurtamento Relativo do Rádio, 140
Substituições e Posição de Função, 144
    A Posição Funcional, 144
    Teste do Garçom, 144

Capítulo 4 O Punho, 146

Definição dos Movimentos do Punho, 148
Amplitude dos Movimentos do Punho, 150
    Movimentos de Abdução-adução, 150
    Movimentos de Flexão-extensão, 150
    Movimentos Passivos de Flexão-extensão, 150
O Movimento de Circundução, 152
O Complexo Articular do Punho, 154
    A Articulação Radiocarpal, 154
    A Articulação Mediocarpal, 158
Os Ligamentos Radiais e Mediocarpais, 160
Papel Estabilizador dos Ligamentos, 164
    Estabilização no Plano Frontal, 164
    Estabilização no Plano Sagital, 166
A Dinâmica do Carpo, 168
    Coluna do Osso Semilunar, 168
    Coluna do Osso Escafóide, 170
    Dinâmica do Osso Escafóide, 172
O Conjunto Escafóide Semilunar, 174
A Geometria Variável do Carpo, 176
    A Abdução-adução, 176
    Dinâmica da Fileira Proximal, 178
    O Segmento Intercalado, 180
    Dinâmica da Adução-abdução, 182
    Dinâmica da Flexão-extensão, 184
    Mecanismo de Henke, 184
A Transmissão do Torque da Prono-supinação, 186
    O Punho Considerado como um Sistema de
        Transmissão, 186
Noções Sobre a Patologia Traumática, 190
Os Músculos do Punho, 192
Ações dos Músculos do Punho, 194

Capítulo 5 A Mão, 198

A Capacidade de Preensão da Mão, 200
Arquitetura da Mão, 204
O Maciço do Carpo, 208
O Fechamento da Palma, 210
As Articulações Metacarpofalângicas, 212
O Aparelho Fibroso das Articulações
    Metacarpofalângicas, 216
Amplitude dos Movimentos das Articulações
    Metacarpofalângicas, 220
As Articulações Interfalângicas, 222
Canais e Bainhas dos Tendões dos Músculos Flexores, 226
Os Tendões dos Músculos Flexores Longos dos Dedos, 230
Os Tendões dos Músculos Extensores dos Dedos, 234
Músculos Interósseos e Músculos Lumbricais, 238
A Extensão dos Dedos, 242
    O Músculo Extensor dos Dedos, 242
    Os Músculos Interósseos, 242
    Os Músculos Lumbricais, 242
As Posições Patológicas da Mão e dos Dedos, 246
Os Músculos da Eminência Hipotênar, 248
    No Plano Fisiológico, 248
O Polegar, 250
A Oposição do Polegar, 252
Geometria da Oposição do Polegar, 256
A Articulação Trapézio-metacarpal, 258
    Topografia das Superfícies, 258
    Coaptação, 260
    Papel dos Ligamentos, 262
    Geometria das Superfícies, 264
    A Rotação Sobre o Eixo Longitudinal, 266
    Os Movimentos do Primeiro Metacarpal, 268
    A Avaliação dos Movimentos do Primeiro
        Metacarpal, 272

A Radiografia da Articulação Trapézio-metacarpal e o Sistema do Trapézio, 274
As Características Morfológicas e Funcionais da Articulação Trapézio-metacarpal, 276

A Articulação Metacarpofalângica do Polegar, 278
Os Movimentos na Articulação Metacarpofalângica do Polegar, 282
Os Movimentos de Inclinação-rotação da Articulação Metacarpofalângica, 284

A Articulação Interfalângica do Polegar, 286
Os Músculos do Polegar, 288
As Ações dos Músculos Extrínsecos do Polegar, 292
Ações do Grupo Medial dos Músculos Tênares, ou Ainda Músculos que se Inserem nos Sesamóides Mediais, 294
Ações do Grupo Lateral dos Músculos Tênares, 296

A Oposição do Polegar, 298
O Componente da Pronação, 302

A Oposição e a Contra-oposição, 304
Os Modos de Preensão, 308
A Preensão Propriamente Dita, 308
Preensões com Atuação da Gravidade, 322
As Preensões Mais Movimentos, 324

As Percussões – o Contato – o Gesto, 326
Posições de Atividade e de Imobilização, 328
Mãos Amputadas e Mãos Fictícias, 332
Motricidade e Sensibilidade do Membro Superior, 334
Testes Motores e Territórios Sensitivos do Membro Superior, 336
A Polpa dos Dedos, 336

Três Testes Motores da Mão, 338
A Mão do Homem, 340

Índice Alfabético, 342
Bibliografia, 346
Modelo Mecânico da Mão para Recortar e Montar, 349

Capítulo 1

O OMBRO

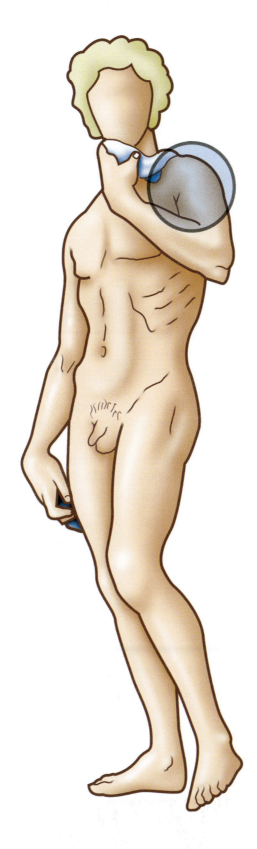

Fig. 1

Fisiologia do ombro

O ombro, **articulação proximal** do membro superior (Fig. 1), é a **mais móvel** de todas as articulações do corpo humano.

O ombro apresenta **três graus de liberdade** (Fig. 2), que permitem orientar o membro superior em relação aos **três planos do espaço**, graças aos **três eixos principais**:

1) **Eixo transversal**, incluído no plano frontal:
permite os movimentos de flexão-extensão realizados no plano sagital (Figs. 3 e 4, pág. 7).

2) **Eixo ântero-posterior**, incluído no plano sagital:
permite os movimentos de abdução (o membro superior se afasta do plano mediano do corpo) e de adução (o membro superior se aproxima do plano mediano) realizados no plano frontal (Figs. 7, 8, 9, 10, pág. 9).

3) **Eixo vertical**, determinado pela interseção do plano sagital e do plano frontal:
permite os movimentos de flexão e de extensão realizados no plano horizontal, com o braço em abdução de 90°, também denominados flexão-extensão horizontal (Figs. 17, 18, 19, pág. 13).

O eixo longitudinal do úmero 4 permite a rotação lateral/medial do braço e do membro superior em dois modos distintos:

1) **A rotação voluntária** (ou ainda "rotação auxiliar" de Mac Conaill), que utiliza o terceiro grau de liberdade (Figs. 11, 12, 13, pág. 11), e que só é possível nas **articulações com três eixos** (esferóideas [enartroses]). Esta rotação é resultado da contração dos músculos rotadores;

2) **A rotação automática** (ou ainda "rotação associada" de Mac Conaill), que ocorre sem nenhuma ação voluntária nas **articulações com dois eixos** ou ainda nas articulações com três eixos, quando são utilizadas como articulações com dois eixos. Voltaremos ao assunto mais à frente, quando abordarmos o "paradoxo" de Codman (pág. 19).

A posição de referência é definida da seguinte forma:
O membro superior está pendente ao longo do corpo, de modo que o eixo longitudinal do úmero 4 coincide com o eixo vertical 3. Na posição de abdução em 90°, o eixo longitudinal 4 coincide com o eixo transversal 1. Na posição de flexão em 90°, este eixo coincide com o eixo ântero-posterior 2.
O ombro é, portanto, uma articulação com três eixos principais e com três graus de liberdade, com o eixo longitudinal do úmero podendo coincidir com um deles ou mesmo se situar em uma posição intermediária qualquer para permitir o movimento de rotação lateral/medial.

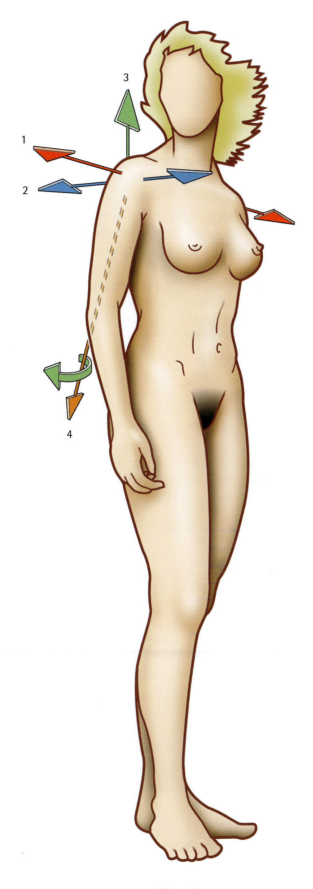

Fig. 2

A flexão-extensão e a adução

Os movimentos de **flexão-extensão** (Figs. 3, 4, 5, 6) são executados no plano sagital (Plano A, Fig. 20, pág. 15), ao redor de um eixo transversal (Eixo 1, Fig. 2):
- **Extensão**: movimento de pequena amplitude — 45 a 50°;
- **Flexão**: movimento de grande amplitude — 180°; observe que a mesma posição de flexão a 180° também pode ser definida como uma abdução a 180°, quase rotação longitudinal (ver adiante no paradoxo de Codman).

Com freqüência, são utilizados, de forma errônea, os termos antepulsão para flexão e retropulsão para extensão. Para evitar confusão com os movimentos da escápula no plano horizontal (Figs. 14, 15, 16, pág. 11), é preferível não utilizar esses termos para os movimentos do membro superior.

Os movimentos de **adução** (Figs. 5, 6) ocorrem no plano frontal a partir da posição de referência (adução absoluta), mas são mecanicamente impossíveis devido à presença do tronco.

Entretanto, a partir da posição de referência, a adução só é possível quando combinada a:
- Uma **extensão** (Fig. 5): adução muito limitada;
- Uma **flexão** (Fig. 6): a adução atinge 30° a 45°.

A partir de qualquer posição de abdução, a adução, denominada "adução relativa", sempre é possível, no plano frontal, até a posição de referência.

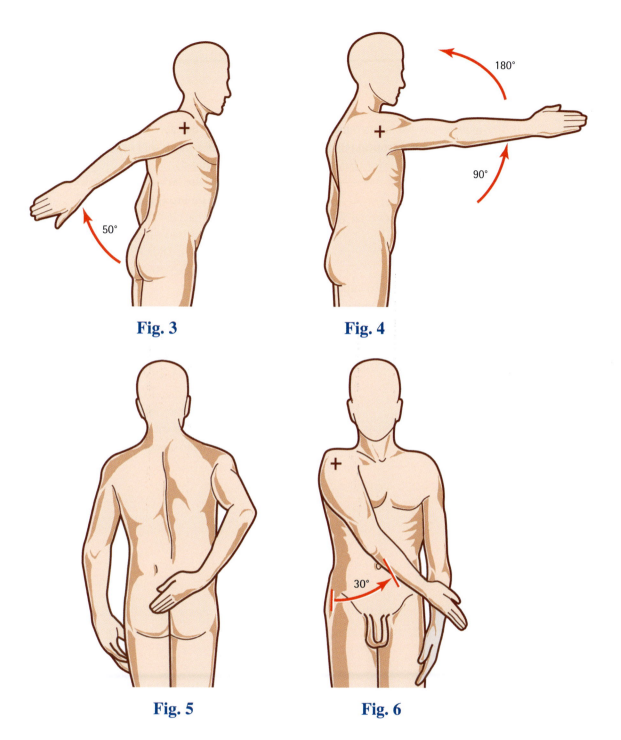

Fig. 3 **Fig. 4**

Fig. 5 **Fig. 6**

7

A abdução

A abdução (Figs. 7, 8, 9, 10), movimento que afasta o membro superior do tronco, é realizada **no plano frontal** (Plano B, Fig. 20) **ao redor de um eixo ântero-posterior** (Eixo 2, Fig. 2).

A amplitude da abdução atinge 180°: o braço está na vertical acima do tronco (Fig. 10).

Duas observações:
- A partir de 90°, a abdução aproxima o membro superior da linha mediana do corpo, e torna-se *stricto sensu* uma adução.
- A posição final de abdução em 180° também pode ser atingida por um movimento de flexão de 180°.

Do ponto de vista das ações musculares e do trabalho articular, a **abdução**, a partir da posição de referência (Fig. 7), passa por **três estágios**:
1) Abdução de 0° até 60° (Fig. 8), que é efetuada apenas na articulação do ombro (glenoumeral);
2) Abdução de 60° a 120° (Fig. 9), que exige a participação da articulação escápulo-torácica;
3) Abdução de 120° a 180° (Fig. 10), que utiliza, além da glenoumeral e da escápulo-torácica, a inclinação do tronco no lado oposto.

Observe que a abdução pura, descrita unicamente no plano frontal, paralela ao plano dorsal, é um movimento muito pouco utilizado. Em contrapartida, a abdução combinada a determinado grau de flexão, isto é, elevação do braço no plano da escápula, formando um ângulo de 30° para a frente do plano frontal, é o movimento fisiológico mais utilizado, sobretudo para levar a mão à nuca ou à boca. Este plano corresponde à posição de equilíbrio dos músculos do ombro (Fig. 22).

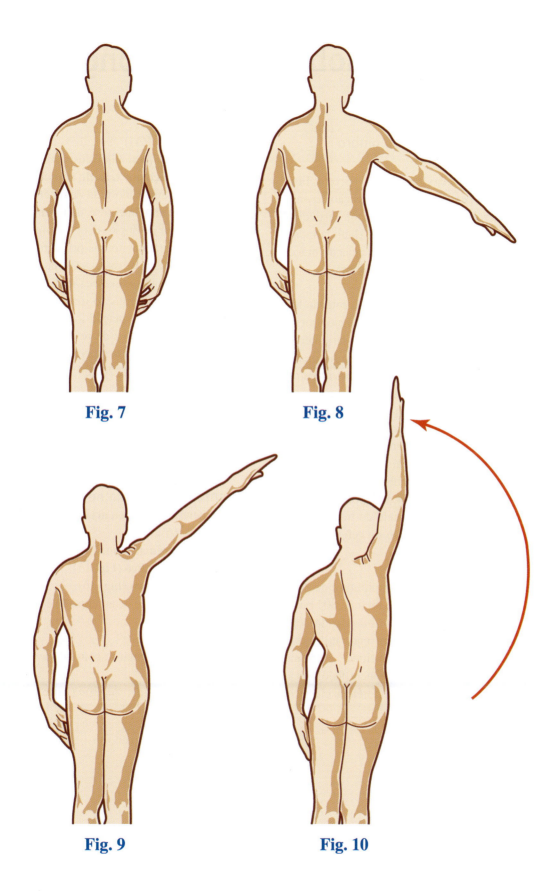

Fig. 7 Fig. 8

Fig. 9 Fig. 10

Rotação do braço sobre seu eixo longitudinal

Rotação do braço na articulação do ombro (glenoumeral)

A rotação do braço sobre seu eixo longitudinal (Eixo 4, Fig. 2) pode ser realizada independentemente da posição do ombro. Esta é a **rotação voluntária ou auxiliar** das articulações com três eixos e três graus de liberdade. Habitualmente, esta rotação é avaliada na posição de referência do braço ao longo do corpo (Figs. 11, 12, 13: vista superior).

a) **Posição de referência** (Fig. 11), denominada rotação lateral-medial 0°: para medir a amplitude desses movimentos de rotação, o cotovelo precisa estar necessariamente flexionado em 90°, portanto, com o antebraço no plano sagital. Sem esta precaução, à amplitude dos movimentos de rotação lateral-medial do braço seria somada a amplitude dos movimentos de prono-supinação do antebraço. Esta posição de referência, antebraço incluído no plano sagital, é estabelecida de forma puramente arbitrária. Na prática, a posição de partida mais utilizada, porque corresponde ao equilíbrio dos músculos rotadores, é em rotação medial (RM) de 30° em relação à posição de referência, portanto, com a mão na frente do tronco. Esta posição pode ser denominada **posição de referência fisiológica**.

b) **Rotação lateral (RL)** (Fig. 12): sua amplitude é de 80°, não atingindo jamais 90°. A amplitude total de 80° raramente é utilizada nesta posição, braço ao longo do corpo. Em contrapartida, a rotação lateral mais utilizada, portanto a mais importante ao nível funcional, é a zona compreendida entre a posição de referência fisiológica (rotação medial de 30°) e a posição de referência clássica (rotação de 0°).

c) **Rotação medial (RM)** (Fig. 13): sua amplitude é de 100° a 110°. Mas, para atingir esta amplitude, é **preciso passar o antebraço por trás do tronco**, movimento que combina um determinado grau de extensão do ombro. A realização deste movimento é indispensável para que a mão possa chegar ao dorso. Esta é a condição de higiene perineal posterior. Quanto aos primeiros 90° de rotação medial, é necessária a associação da flexão do ombro, de modo que a mão permaneça na frente do tronco. Os músculos motores da rotação longitudinal serão estudados adiante. Quanto à rotação longitudinal do braço em outras posições que não a de referência, ela só pode ser realizada de forma precisa através de um **sistema de coordenadas polares** (Fig. 24) ou através do teste do meridiano (Fig. 25). Os músculos rotadores atuam de forma diferente em cada posição, alguns perdendo sua ação de rotador e outros a adquirindo. Este é um dos exemplos da **lei de inversão das ações musculares** de acordo com a posição.

Movimentos da escápula no plano horizontal

Esses movimentos utilizam a **articulação escápulo-torácica** (Figs. 14, 15, 16):
a) **Posição de referência** (Fig. 14);
b) **Retropulsão do ombro** (Fig. 15);
c) **Antepulsão do ombro** (Fig. 16).

Observe que a amplitude de antepulsão é maior do que a de retropulsão.

Músculos utilizados:
- Antepulsão: peitoral maior, peitoral menor, serrátil anterior.
- Retropulsão: *rombóide, trapézio* (parte transversa), *latíssimo do dorso*.

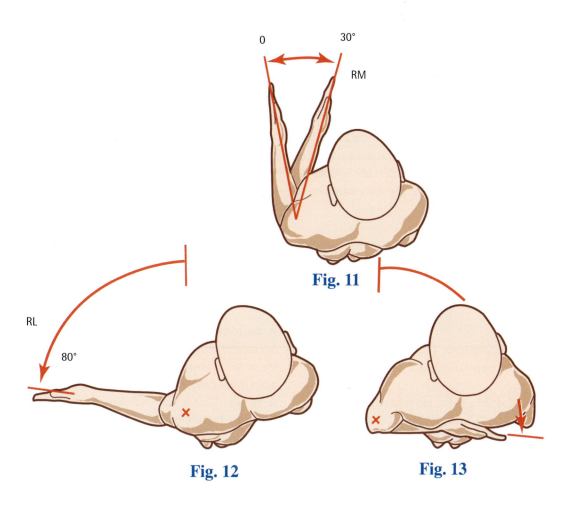

Fig. 11

Fig. 12

Fig. 13

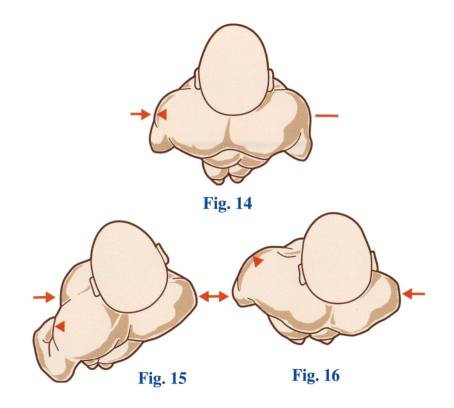

Fig. 14

Fig. 15

Fig. 16

Flexão-extensão horizontal

Este é o movimento do membro superior (Figs. 17, 18, 19) no plano horizontal (Plano C, Fig. 20) e ao redor de um eixo vertical, ou mais exatamente de uma sucessão de eixos verticais, porque o movimento não é realizado apenas na articulação glenoumeral (Eixo 3, Fig. 2), mas também na articulação escápulo-torácica.

a) **Posição de referência** (Fig. 18): o membro superior está em abdução de 90°, no plano frontal, utilizando os seguintes músculos:
- *Deltóide* (essencialmente a parte acromial (III), Fig. 101);
- *Supra-espinal*;
- *Trapézio:* parte descendente (acromial e clavicular) e parte transversa (acromial), *serrátil anterior.*

b) **Flexão horizontal** (Fig. 17), movimento que combina flexão e adução de 140° de amplitude, utilizando os seguintes músculos:
- *Deltóide*, parte clavicular (I e II) e parte acromial (III);
- *Subescapular*;
- *Peitorais maior* e *menor, serrátil anterior.*

c) **Extensão horizontal** (Fig. 19), movimento que combina extensão e adução de amplitude mais limitada a 30-40°, utilizando os seguintes músculos:
- *Deltóide*, parte espinal (IV, V, VI e VII), em proporção variável entre si e com o feixe III;
- *Supra-espinal, infra-espinal;*
- *Redondos maior* e *menor, rombóide;*
- *Trapézio:* parte espinal se somando a duas outras;
- *Latíssimo do dorso* em antagonismo-sinergismo com o *deltóide* que anula o importante componente de adução do latíssimo do dorso.

A **amplitude total** deste movimento de flexão-extensão horizontal atinge quase 180°. Desde a posição extrema anterior até a posição extrema posterior podemos observar a ação sucessiva, como de uma escala musical no teclado, dos diferentes "feixes" do *deltóide* (pág. 63), que é o principal músculo do movimento.

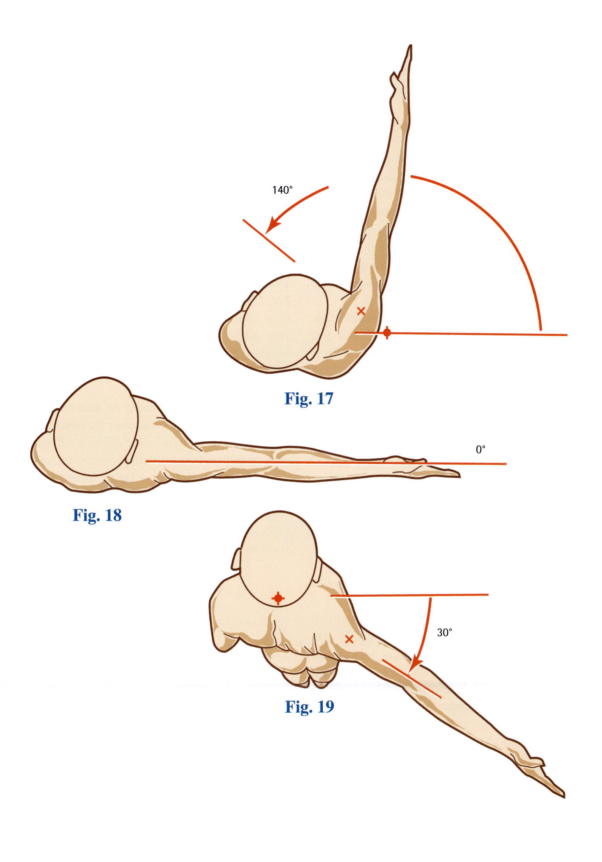

Fig. 17

Fig. 18

Fig. 19

Movimento de circundução

A **circundução** combina os movimentos elementares ao redor de três eixos (Fig. 20), forçados em sua amplitude máxima. O braço descreve, portanto, no espaço, uma superfície cônica: o **cone de circundução**. Seu vértice está localizado no centro teórico do ombro, seu lado é igual ao comprimento do membro superior, mas sua base, longe de ser um cone regular, é deformada pela presença do tronco. Este cone delimita no espaço uma **zona esférica de acessibilidade**, no interior do qual a mão pode segurar os objetos, sem mover o tronco, para possivelmente levá-los à boca.

O diagrama mostra em vermelho a trajetória da extremidade dos dedos: é a base do cone de circundução, deformada pela presença do tronco.

Os três planos de referência ortogonais (perpendiculares entre si) se cruzam em um ponto situado no centro do ombro. Esses pontos são assim denominados:

- **Plano sagital A**, ou de preferência parassagital (paramediano), porque o verdadeiro plano sagital (mediano) passa através do eixo longitudinal do corpo. Este é o plano da flexão-extensão;
- **Plano frontal B**, paralelo ao plano de apoio dorsal, ou *coronal*. Este é o plano de abdução-adução;
- **Plano transverso C**, perpendicular ao eixo do corpo. Este é o plano da flexão-extensão horizontal, isto é, permanecendo no plano horizontal.

Partindo da posição de referência, com o membro superior ao longo do corpo, a trajetória percorre sucessivamente as zonas III – II – VI – V – IV. No interior do cone o membro superior pode explorar a zona I. As zonas VII e VIII (não mostradas) são, entretanto, acessíveis, graças à flexão do cotovelo. Dessa forma, a mão pode alcançar todos os pontos do corpo, o que para a higiene corporal nos dá grande vantagem em relação aos animais.

A seta vermelha que prolonga a direção do braço indica o eixo do cone de circundução, e corresponde consideravelmente à posição de função do ombro (Fig. 21), também **posição de equilíbrio** dos músculos periarticulares, sendo por esse motivo a adotada como **posição de imobilização** nas fraturas do ombro e do membro superior. Esta posição do braço está localizada na zona IV, que é denominada **zona de acessibilidade preferencial**. Esta zona contempla a necessidade de manter as mãos que trabalham sob controle visual (Fig. 22). Em verificação parcial e à frente do tronco, as duas zonas de acessibilidade dos membros superiores obedecem à mesma exigência: permitir que as duas mãos trabalhem simultaneamente sob controle da visão estereoscópica, que também representa a verificação, em uma zona de 90°, do campo visual dos dois olhos.

Os campos visuais e as zonas de acessibilidade se sobrepõem, portanto, quase exatamente da mesma forma.

Esta disposição só foi possível, durante a filogênese, graças à migração para baixo do orifício occipital, que é posterior no crânio dos quadrúpedes. Dessa forma, a face está dirigida para a frente em relação à coluna cervical vertical, e a visão pode apresentar direção perpendicular ao eixo do corpo, enquanto nos quadrúpedes, se direciona para o eixo do corpo.

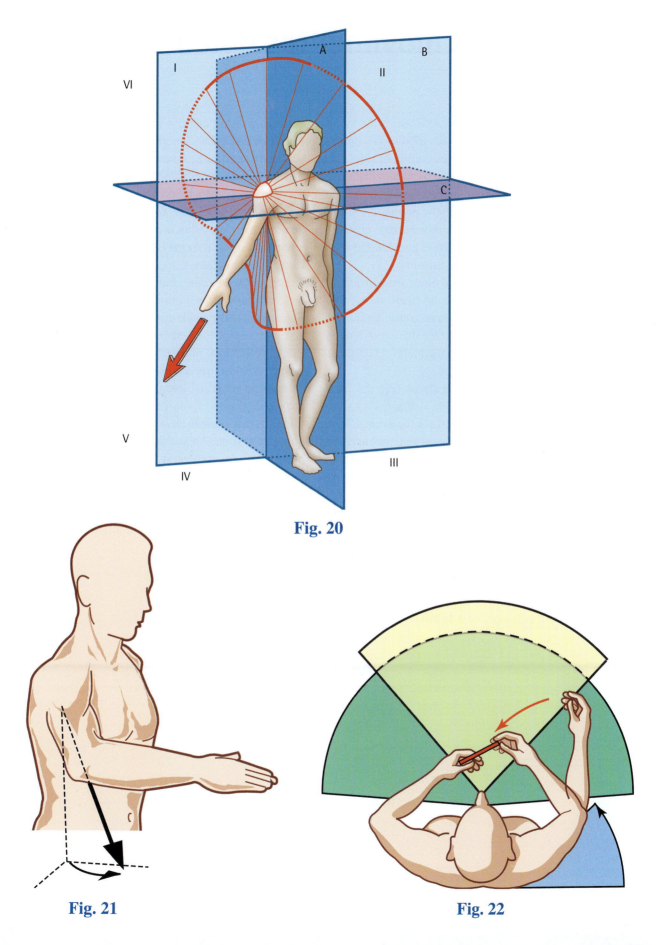

Fig. 20

Fig. 21

Fig. 22

Avaliação dos movimentos do ombro

A avaliação dos movimentos e das posições das articulações com três eixos e três graus de liberdade, sobretudo o ombro, encontra dificuldades devido a algumas ambigüidades. Por exemplo, se a abdução for definida como um movimento de afastamento do membro superior em relação à linha mediana do corpo, isto só será válido até 90°, porque a seguir o membro superior se aproxima do plano mediano; portanto, na prática deveríamos falar de adução, o que não é o caso, para respeitar a continuidade do movimento.

A avaliação da rotação longitudinal é ainda mais difícil. Se ainda é fácil avaliar um movimento no plano de referência, esta medida se torna mais difícil nas zonas intermediárias. Será necessário fornecer pelo menos duas coordenadas quando se utiliza um sistema de coordenadas retangulares ou um sistema de coordenadas polares.

No **sistema de coordenadas retangulares** (Fig. 23), medimos o ângulo sob o qual se projeta o braço **P** nos três planos de referência, frontal **F**, sagital **S** e transversal **T**. As coordenadas escalares **X**, **Y** e **Z** definem sem ambigüidade o ponto **P** na esfera cujo centro coincide com o do ombro. Neste sistema, é impossível levar em consideração a rotação longitudinal do braço.

O **sistema de coordenadas polares** (Fig. 24), ou azimutais, utilizado pelos navegadores, permite avaliar a rotação longitudinal do braço. Como no globo terrestre, a posição do ponto **P** é definida por dois ângulos:
- O ângulo **α**, que corresponde à **longitude**: é o **ângulo de antepulsão**;
- O ângulo **β**, que corresponde à **latitude**: é o **ângulo de flexão**.

Observe que dois ângulos são suficientes. No lugar de β, podemos utilizar o ângulo γ, projeção no plano frontal, que também define a latitude. A vantagem deste sistema é que, graças ao ângulo ω, ou ângulo do "bibico" usado pelos marinheiros, podemos conhecer a rotação longitudinal do braço.

Portanto, este sistema é mais preciso e mais completo do que o primeiro; é o único que permite representar o cone de circundução sob a forma de uma trajetória fechada sobre a superfície da esfera, como a viagem circular de um navio na superfície do globo. Entretanto, sua complexidade para o leigo em navegação torna-o impraticável.

Entretanto, existe um meio de avaliar a rotação longitudinal do braço independentemente da posição em relação à posição de referência: **pode-se retornar à posição de referência através do meridiano** (Fig. 25) a partir, por exemplo, da posição do braço que permite que a pessoa se penteie. Faz-se com que o cotovelo percorra o caminho vertical direto para a posição de referência, isto é, o meridiano do ponto de partida. Ao se tomar cuidado para não realizar nenhuma rotação voluntária do braço no percurso desse movimento de descida, volta-se para a posição de referência, onde pode-se avaliar a rotação longitudinal de acordo com os critérios habituais: aqui, a rotação é de quase 30°, que é a rotação lateral máxima. Este é um artifício que eu pessoalmente aperfeiçoei.

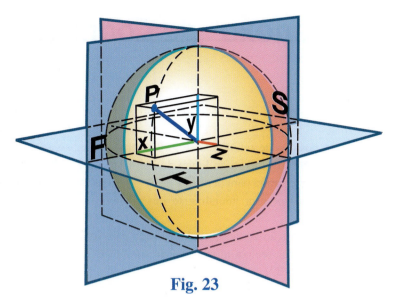

Fig. 23

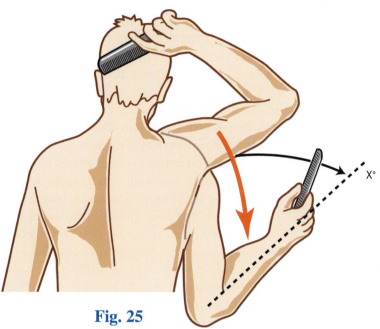

Fig. 25

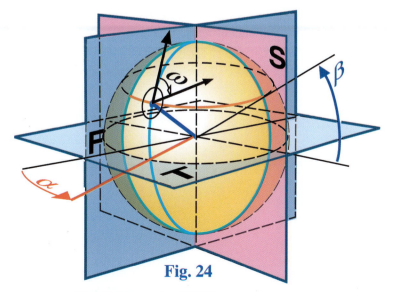

Fig. 24

O "paradoxo" de Codman

A **manobra de Codman** (Figs. 26 a 30) é realizada da seguinte forma:
- A partir da posição de referência (Fig. 26 perfil e Fig. 27 dorsal), membro superior ao longo do corpo, polegar para a frente **Fr** e palma para dentro;
- O membro superior está inicialmente em abdução de +180° (Fig. 28);
- Partindo desta posição vertical, a palma virada para fora, o membro superior realiza uma extensão de –180° no plano sagital (Fig. 29);
- Dessa forma o braço volta para sua posição inicial (Fig. 30) ao longo do corpo, mas agora a palma "olha" para fora e o polegar está direcionado para trás **Tr**. Codman considerou este achado um paradoxo, porque como explicar que dois movimentos sucessivos de abdução e de extensão, cada um de 180°, provoquem uma alteração na orientação da palma de 180°?

Na verdade trata-se de uma **rotação medial automática** do membro superior sobre seu eixo longitudinal, a qual **Mac Conaill** denominou **rotação associada**, que existe nas articulações com dois eixos e dois graus de liberdade. Esta rotação é explicada pela **geometria curva**, conforme mostrado por **Riemann**, sobre uma superfície esférica. Desde **Euclides**, diz-se que em um plano, a soma dos ângulos de um triângulo é igual a "dois ângulos retos", ou seja, 180°. Se em uma esfera (por exemplo, uma laranja) for descascado um triângulo, formado pelos dois meridianos 0° e 90°, e limitado embaixo pelo equador (Fig. 31), obteremos uma "pirâmide" cuja base curva (Fig. 32) é triangular, mas, neste caso, a soma dos ângulos desse triângulo é maior do que 180°, porque adiciona três ângulos retos, ou seja, 270°.

Agora, vamos imaginar uma **experiência de pensamento**, completamente fantástica (Fig. 34), como Einstein adorava fazer: você parte do Pólo Sul, andando para a frente, na direção do Pólo Norte, ao longo do meridiano de 90°. Chegando ao Pólo Norte, você volta para o Pólo Sul, seguindo o meridiano de 0°, mas sem se virar 90°, andando como um "caranguejo", para o lado — o que, convenhamos, é muito incômodo para percorrer 20.000 km! Ao chegar, depois de todos os esforços, no Pólo Sul, você se depara costas com costas com a sua posição de saída: você realizou, sem perceber, uma rotação sobre si mesmo de 180°! E você também realizou a rotação associada de Mac Conaill! Na **geometria curva**, esta é a **adição de dois triângulos trirretângulos** (Fig. 33), cuja soma dos ângulos de 6 vezes 90° é 540°, ultrapassando em 180° o valor de 360° da soma dos ângulos dos dois triângulos no plano! Portanto, veja de onde saiu o semicírculo que você realizou sobre você mesmo! Mas, normalmente, o ombro não atua dessa forma, porque após dois ciclos completos, o ombro deve "girar" 360°, o que é fisiologicamente impossível. É por isso que o ombro, como o quadril, é uma articulação com três eixos e três graus de liberdade: o ombro apresenta uma **rotação longitudinal voluntária**, que Mac Conaill denominou **rotação auxiliar**. Resumindo, o ombro pode efetuar **ciclos sucessivos**, infinitamente, como na natação, que são denominados **ciclos ergonômicos**, porque a cada momento sua rotação auxiliar compensa e anula sua rotação associada. O "paradoxo" de Codman só é evidente quando o ombro é utilizado como uma articulação com dois eixos, na qual a rotação auxiliar não compensa a rotação associada.

Portanto, podemos afirmar que o Paradoxo de Codman é um falso paradoxo. E, então, compreendemos que as articulações da raiz dos membros incluem três graus de liberdade, para que não sejam limitadas pela rotação associada durante a orientação do membro no espaço.

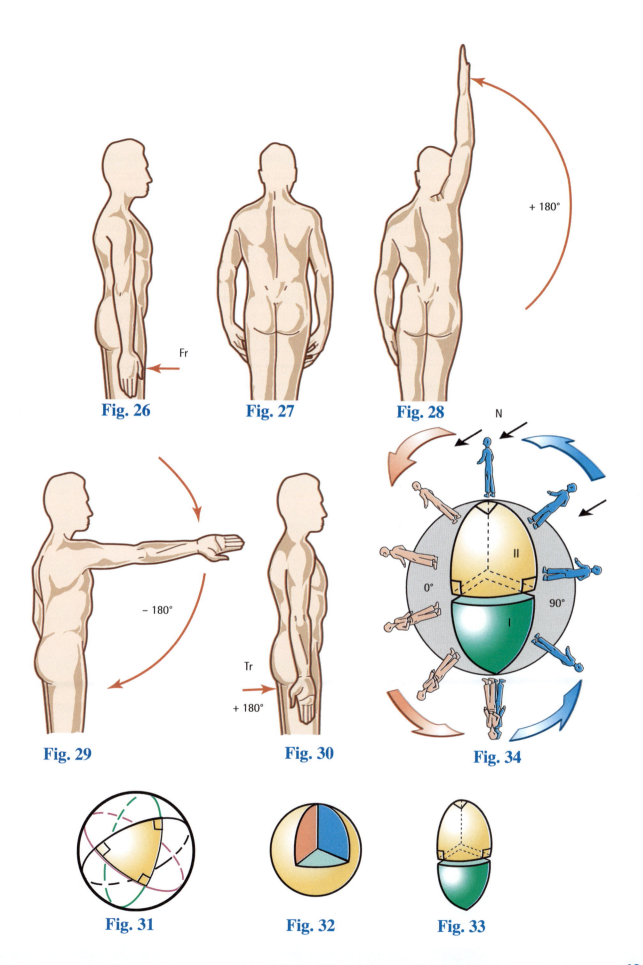

Fig. 26 Fig. 27 Fig. 28 Fig. 29 Fig. 30 Fig. 31 Fig. 32 Fig. 33 Fig. 34

Movimentos de exploração total do ombro

Na prática, alguns movimentos fornecem uma boa avaliação da função do ombro, movimentos do cotidiano, como se pentear, vestir a manga de um casaco ou de um sobretudo, coçar a nuca ou as costas.

Entretanto, é possível utilizar uma manobra, que os norte-americanos denominam **teste do ponto triplo**. Este teste resulta na constatação de que, no indivíduo normal, a mão pode alcançar, na face posterior da escápula oposta, um **ponto triplo** através de três abordagens diferentes (Fig. 35).

O diagrama mostra em linhas pontilhadas azuis a trajetória da circundução e os três tipos de trajetórias possíveis para atingir o ponto triplo:

- Em azul-claro, a **vista anterior contralateral C**, passando pelo lado oposto da cabeça;
- Em verde, a **vista anterior ipsilateral I**, passando pelo mesmo lado do ombro;
- Em vermelho, a vista posterior **P**, diretamente em direção às costas, do mesmo lado.

Os pontos atingidos pela extremidade dos dedos em cada um desses percursos são divididos em cinco estágios, com o estágio **5** sendo comum aos três percursos: este é o **ponto triplo** (ponto vermelho), localizado na escápula oposta.

A **vista anterior contralateral** (Figs. 36: frontal e 38: dorsal) começa na boca 1, continua sobre a orelha oposta **2**, a seguir passa pela nuca **3**, trapézio **4** e finalmente a escápula **5**. Esta vista avalia a adução (ou flexão) horizontal.

A **vista anterior ipsilateral** (Fig. 37: dorsal) passa pelos mesmos estágios, mas do mesmo lado: a boca **1**, a orelha **2**, a nuca **3**, o trapézio **4** e a escápula **5**. **Avalia a rotação lateral**, que está em seu máximo no estágio **5**. Neste diagrama, as duas vistas, ipsilateral e posterior, estão combinadas.

A **vista posterior** (Figs. 37, 38), a partir da posição 0 ao longo da face externa da coxa, começa nas nádegas **1**, continua pela região do sacro **2**, a seguir quadris **3**, ponta da escápula **4** e finalmente escápula **5**. **Esta vista avalia a rotação medial** que está no seu máximo no ponto triplo. O estágio inicial **1** é muito importante: é o mínimo necessário para a higiene perineal posterior, que determina a autonomia do indivíduo. Neste diagrama, as duas vistas, contralateral e posterior, estão combinadas.

O resultado desse teste depende, é claro, da integridade do cotovelo. Portanto, também é um meio de exploração global do membro superior.

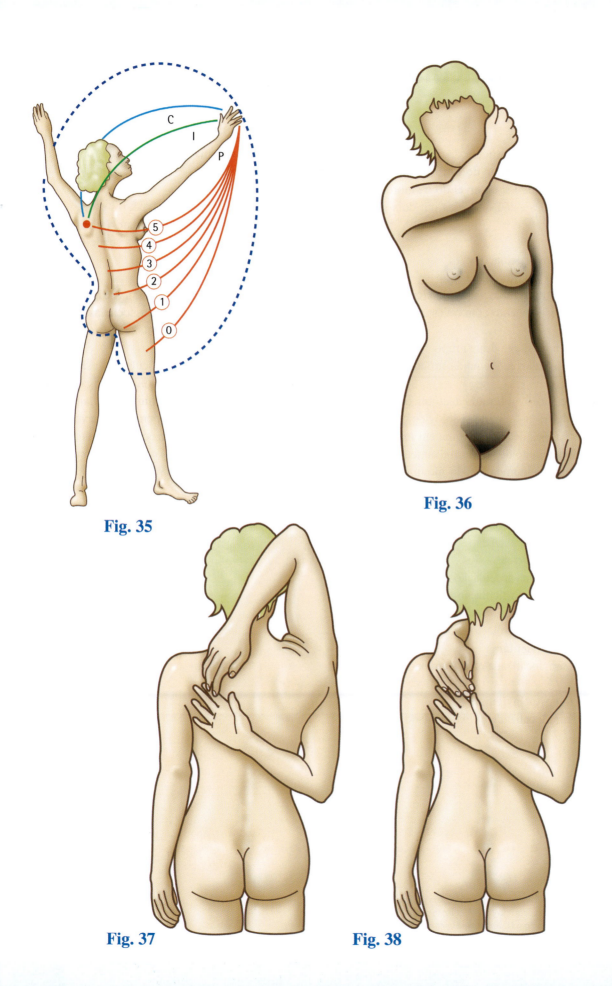

Fig. 35

Fig. 36

Fig. 37

Fig. 38

21

O complexo articular do ombro

O ombro não possui apenas uma articulação, mas **cinco**, as quais formam **o complexo articular do ombro** (Fig. 39), cujos movimentos serão definidos ao nível do membro superior. As cinco articulações estão divididas em dois grupos:

- **Primeiro grupo** — duas articulações:
1) **Articulação do ombro (glenoumeral)**
   Articulação verdadeira no sentido anatômico (contato de duas superfícies de deslizamento com revestimento cartilaginoso).
   É a articulação mais importante deste grupo.
2) **Articulação subdeltóidea** ou "segunda articulação do ombro".
   Esta não é uma articulação no sentido anatômico; entretanto, é uma articulação no sentido fisiológico, porque apresenta duas superfícies deslizantes uma em relação à outra. A articulação subdeltóidea é mecanicamente relacionada à articulação glenoumeral: todo movimento na articulação glenoumeral causa um movimento na articulação subdeltóidea.

- **Segundo grupo** — três articulações:
3) **Articulação escápulo-torácica**
   Aqui também se trata de uma articulação no sentido fisiológico e não anatômico. É a articulação mais importante do grupo, entretanto, não consegue atuar sem as duas outras que estão mecanicamente relacionadas a ela.
4) **Articulação acromioclavicular**
   Articulação verdadeira, localizada na extremidade lateral da clavícula.
5) **Articulação esternocostoclavicular***
   Articulação verdadeira localizada na extremidade medial da clavícula.

No total, podemos esquematizar da seguinte forma o complexo articular do ombro:

- **Primeiro grupo:**
  Uma articulação verdadeira e principal: a glenoumeral; e uma articulação "falsa" e associada: a subdeltóidea.

- **Segundo grupo:**
  Uma articulação "falsa" e principal: a escápulo-torácica; e duas articulações verdadeiras e associadas: a acromioclavicular e a esternocostoclavicular.

Em cada um dos dois grupos, as articulações estão mecanicamente relacionadas, isto é, funcionam obrigatoriamente ao mesmo tempo. Na prática, os dois grupos também funcionam simultaneamente, com proporções variáveis durante os movimentos. Portanto, podemos dizer que as cinco articulações do complexo articular do ombro funcionam simultaneamente e em proporções variáveis entre si.

---

*N.R.T.: O autor considera a descrição clássica de Rouvière para a articulação. A Terminologia Anatômica Oficial considera apenas a articulação entre a clavícula e o esterno (esternoclavicular). (Rouvière H. *Anatomie Humaine Descriptive e Topographique*, 1924, 4ª ed., Masson Ed., Paris.)

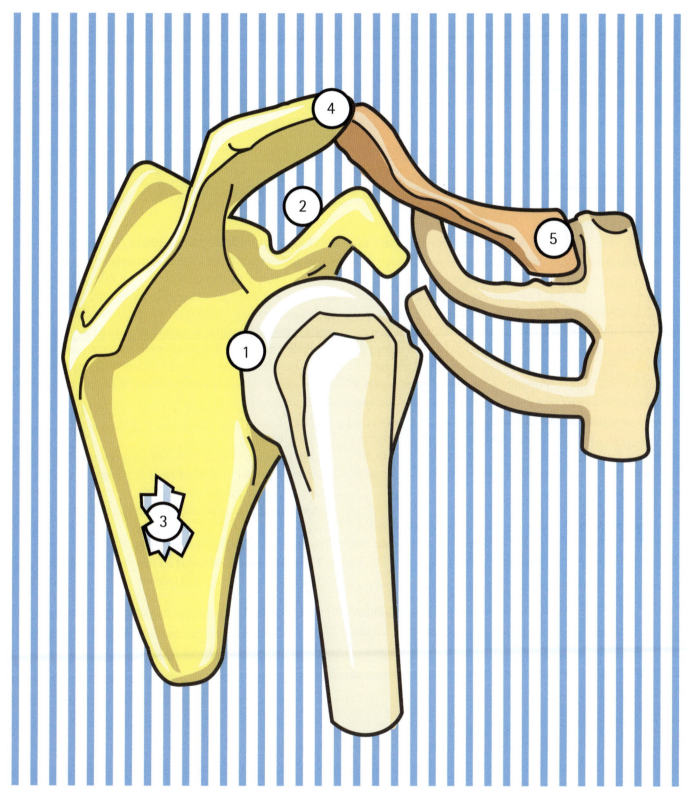

Fig. 39

As superfícies articulares da articulação do ombro (glenoumeral)

Superfícies esféricas, características de uma esferóidea (enartrose), portanto articulação com três eixos e três graus de movimento (Fig. 18).

Cabeça do úmero

Orientada para cima, para dentro e para trás (Fig. 40), assemelha-se a um terço de esfera com 30 mm de raio. Na verdade, esta esfera está longe de ser regular, porque seu diâmetro vertical é 3 a 4 mm maior do que seu diâmetro ântero-posterior. Além disso, em um corte vértico-frontal 42, verificamos que seu raio de curvatura diminui discretamente de cima para baixo e que não existe um centro de curvatura, mas uma série de centros de curvatura alinhados, seguindo uma espiral. Portanto, é quando a parte superior da cabeça do úmero está em contato com a cavidade glenoidal que a zona de apoio está mais estirada e a articulação mais estável, visto que os ligamentos glenoumerais médio e inferior estão estirados. Esta posição de abdução em 90° corresponde à posição de fechamento ou *posição fechada* de Mac Conaill.

Seu eixo forma com o eixo da diáfise um ângulo denominado "de inclinação" de 135° e, com o plano frontal, um ângulo denominado "de declinação" de 30°.

A cabeça do úmero é separada do restante da epífise superior do úmero pelo colo anatômico, cujo plano está inclinado em 45° sobre a horizontal (ângulo suplementar do ângulo de inclinação).

A cabeça do úmero é flanqueada por duas proeminências nas quais estão inseridos os músculos periarticulares:
- Tubérculo menor (à frente);
- Tubérculo maior (lateral).

Cavidade glenoidal da escápula

A cavidade glenoidal da escápula, situada no ângulo súpero-lateral do corpo da escápula (Fig. 41), está orientada para fora, para a frente e discretamente para cima. Esta cavidade é côncava nos dois sentidos (vertical e transversal), mas sua concavidade é irregular e menos acentuada do que a convexidade da cabeça. É ladeada pela margem glenoidal, saliente, mas interrompida por uma depressão na sua porção ântero-superior. Sua superfície é menor do que a da cabeça do úmero.

Lábio glenoidal

O lábio glenoidal é uma fibrocartilagem anular **b** aplicada à margem glenoidal, que preenche a depressão anterior, mas, sobretudo, aumenta sua concavidade e, dessa forma, restabelece a congruência (coincidência) das superfícies articulares.

Triangular no corte, apresenta três faces:
- Uma face interna, inserida na margem glenoidal;
- Uma face periférica, que fornece inserção para as fibras da cápsula;
- Uma face central (ou axial), cuja cartilagem está em continuidade com a face da cavidade glenoidal óssea, e está em contato com a cabeça do úmero.

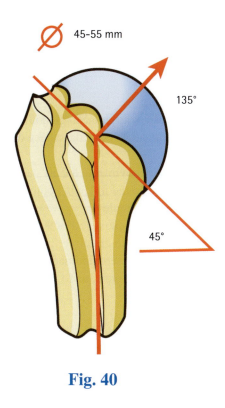

Fig. 40

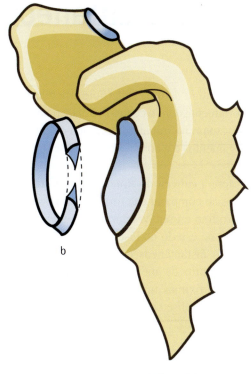

Fig. 41

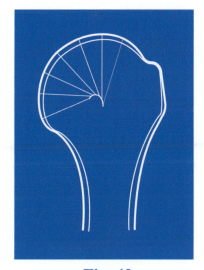

Fig. 42

25

Centros instantâneos de rotação

O centro de curvatura de uma superfície articular não coincide obrigatoriamente com o centro de rotação porque, além da superfície, atuam no trabalho mecânico da articulação a tensão dos ligamentos e a contração dos músculos.

No que se refere à **cabeça do úmero**, não existe, como há muito sabemos ao comparar sua forma a uma porção da esfera, um centro fixo e imutável durante o movimento, mas, como mostrado no estudo de Fischer e colaboradores, uma série de centros instantâneos de rotação (CIR), que correspondem ao centro de movimento efetuado entre duas posições muito próximas uma da outra. Esses pontos são determinados por análise computadorizada de uma série de radiografias sucessivas.

Dessa forma, durante o movimento de abdução, considerado como plano, isto é, conservando apenas o componente de rotação do úmero no plano frontal, existem dois grupamentos de CIR (Fig. 43: vista anterior da cabeça do úmero), entre os quais aparece uma descontinuidade **3-4**, que até agora não foi completamente explicada. O primeiro grupamento está localizado em um "círculo de dispersão" C_1 localizado perto da porção ínfero-medial da cabeça do úmero, cujo centro é o baricentro dos CIR, e cujo raio é a média das distâncias do baricentro em cada CIR. O segundo grupamento está localizado em um outro "centro de dispersão" C_2, localizado na metade superior da cabeça do úmero. Os dois círculos são separados pela descontinuidade.

No movimento de abdução, a articulação glenoumeral pode ser comparada (Fig. 44: vista anterior da cabeça do úmero) a duas articulações:
- Por ocasião do início do movimento até 50°, a rotação da cabeça do úmero ocorre ao redor de um ponto situado em qualquer parte dentro do círculo C_1;
- Por ocasião do final da abdução de 50° a 90°, o centro de rotação está situado dentro do círculo C_2;
- Ao redor de 50° ocorre a descontinuidade do movimento, cujo centro está nitidamente situado para cima e para dentro da cabeça do úmero.

Durante o movimento de **flexão** (Fig. 45: vista lateral) a mesma análise revela que não ocorre descontinuidade considerável na trajetória dos CIR, o que corresponde a um único "círculo de dispersão" centralizado na porção inferior da cabeça do úmero a igual distância das duas margens.

Enfim, durante o movimento de **rotação longitudinal** (Fig. 46: vista superior), a "nuvem" ou círculo de dispersão está situado na vertical do córtex diafisário interno a igual distância das duas margens da cabeça do úmero.

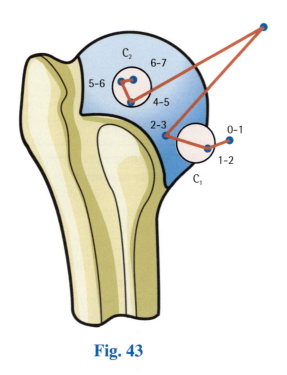

Fig. 43

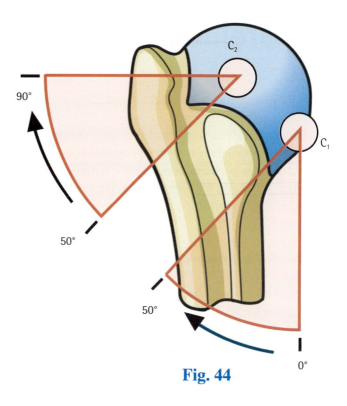

Fig. 44

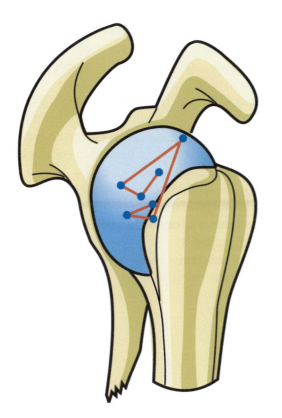

Fig. 45

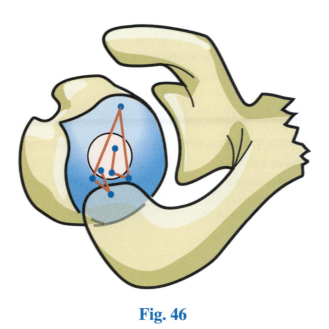

Fig. 46

O aparelho cápsulo-ligamentar do ombro

O aparelho cápsulo-ligamentar do ombro é frouxo o suficiente para permitir sua grande mobilidade. Entretanto, não é suficiente para sozinho garantir sua coaptação.
Para mostrar as **superfícies articulares e o aparelho capsular** (Figs. 47, 48, 49, 50, segundo Rouvière) a articulação foi aberta e as duas partes foram viradas de uma parte e da outra:

A **vista medial da extremidade superior do úmero** (Fig. 47) mostra:
- A **cabeça do úmero**, circundada por uma **bainha capsular 1**, sobre a qual
- Os *freios capsulares* **2**, levantando as pregas sob seu pólo inferior;
- O **ligamento glenoumeral superior 4** espessa a parte superior da cápsula;
- O tendão da *cabeça longa* do músculo *bíceps braquial* **3** aparece secionado;
- O **tendão do** *músculo subescapular* **5** também foi secionado perto de sua inserção no tubérculo menor.

A **vista lateral da escápula** (Fig. 48) revela:
- A **cavidade glenoidal 2**, circundada pelo *lábio* (lábio glenoidal), que passa "em ponte" na parte superior;
- O **tendão do músculo bíceps braquial 3**, aqui secionado, se insere no tubérculo supraglenoidal e, através de dois feixes de fibras, participa na formação do lábio glenoidal; portanto, este tendão é intracapsular:
- A **cápsula 8** é reforçada pelos ligamentos:
  – coracoumeral **7**;
  – glenoumerais (Fig. 49) superior **9**, médio **10** e inferior **11**;
- O **processo coracóide** é mostrado no plano dorsal, a espinha da escápula **10** foi secionada;
- O **tubérculo infraglenoidal** (**17**, Fig. 48) recebe a inserção da *cabeça longa* do *músculo tríceps braquial*, que é, portanto, extracapsular.

Na **vista anterior da articulação** (Fig. 49), os ligamentos anteriores aparecem claramente:
- O **ligamento coracoumeral 3**, que se estende desde o processo coracóide **2** até o tubérculo maior, no qual se insere também o *músculo supra-espinal* **4**;
- O afastamento entre as duas inserções do ligamento coracoumeral forma com o sulco intertubercular o **orifício de entrada intra-articular** do tendão da cabeça longa do músculo bíceps braquial **6**, seguindo seu curso intertubercular transformado em **bainha bicipital** através do **ligamento transverso do úmero 6**;
- Os **ligamentos glenoumerais**, superior **1**, supragleno-supraumeral, médio **10**, supragleno-pré-umeral e inferior **11**, pré-gleno-infraumeral. O conjunto desenha um Z mostrado na face anterior da cápsula. Entre esses três feixes, descrevemos **dois pontos fracos**:
  – o **forame de Weitbrecht 12**;
  – e o **forame de Rouvière 13**;
- O **tendão da porção longa do músculo tríceps braquial 14**.

A **vista posterior da articulação aberta** (Fig. 50) mostra perfeitamente os ligamentos, após ressecção da cabeça do úmero **1**. A frouxidão capsular permite, na necropsia, afastar as superfícies articulares em, pelo menos, 3 cm:
- Os ligamentos glenoumerais médio **2** e inferior **3** são vistos através de sua face profunda. No ponto mais alto está localizado o **superior**, junto com o **ligamento coracoumeral 4**, ao qual está fixado o **ligamento coracoglenoidal** (não mostrado), sem papel mecânico;
- Na parte alta passa a **porção intra-articular do tendão do músculo bíceps braquial 6**;
- Por dentro aparece a **cavidade glenoidal 7**, reforçada pelo **lábio glenoidal 8**;
- Por fora, no **tubérculo maior** estão inseridos os três músculos periarticulares posteriores:
  – o *supra-espinal* **11**;
  – o *infra-espinal* **12**; e
  – o *redondo menor* **13**.

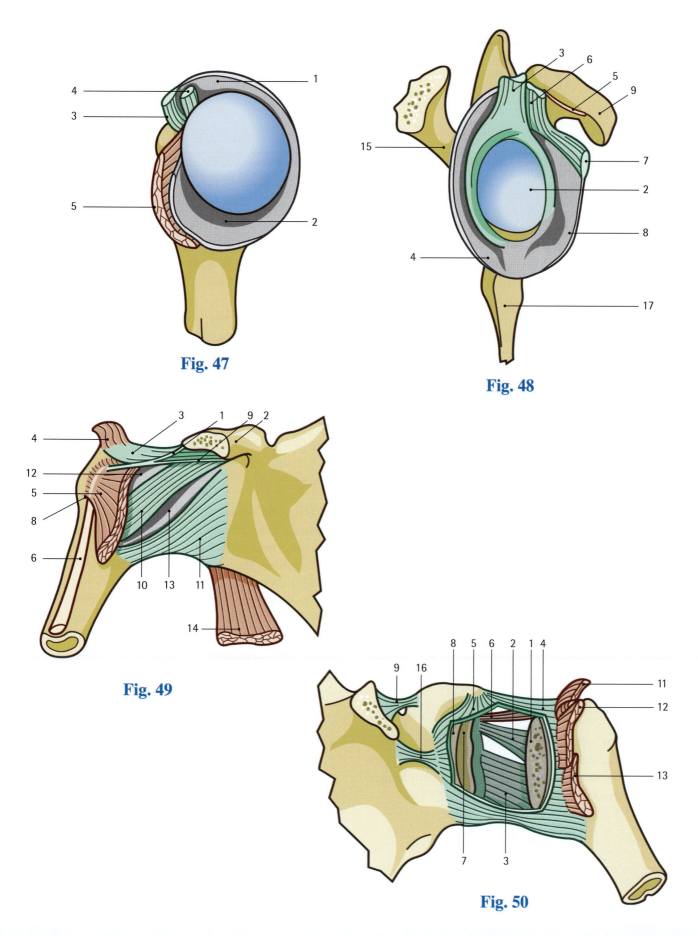

Fig. 47

Fig. 48

Fig. 49

Fig. 50

29

O tendão do músculo bíceps braquial intra-articular

No corte frontal da articulação glenoumeral (Fig. 51, segundo Rouvière) podemos observar:
- As irregularidades da cavidade glenoidal óssea estão recobertas pela cartilagem articular glenoidal **1**;
- O lábio glenoidal **2** aprofunda a cavidade glenoidal: entretanto, o encaixe desta articulação é fraco, o que explica a freqüência das luxações. Na sua porção superior **3** o lábio glenoidal não está completamente fixado: sua margem central cortante está livre na cavidade como um menisco;
- Na posição de referência, a porção superior da cápsula **4** está estendida, enquanto a inferior **5** está preguea: esta "frouxidão" capsular e o "desenvolvimento" dos *freios capsulares* **6** permitem a abdução;
- O tendão da cabeça longa do bíceps braquial **7** se insere no tubérculo supraglenoidal e no pólo superior do lábio glenoidal. Para sair da articulação através do sulco intertubercular **8**, o tendão desliza sob a cápsula **4**.

No corte sagital do pólo superior da cápsula (Fig. 52) podemos diferenciar:
- Na cavidade articular, o tendão do músculo bíceps braquial pode se relacionar com a membrana sinovial de acordo com três disposições diferentes:
1) Aplicado contra a **face profunda da cápsula c** através da membrana sinovial **ms**;
2) A membrana sinovial forma dois pequenos fundos de saco entre a cápsula e o tendão que, dessa forma, se encontra relacionado à cápsula por uma fina divisão sinovial denominada **mesotendão**;
3) Os dois fundos de saco se encontram e se retraem, o tendão está livre, mas envolto por um folheto da membrana sinovial.

Em geral, essas três disposições são observadas de dentro para fora à medida que se separa a inserção tendínea. **Porém, em todos os casos, o tendão, apesar de intracapsular, permanece extra-sinovial**.

Atualmente sabemos que o tendão do músculo bíceps braquial tem **um papel importante na fisiologia e na patologia do ombro**.

Quando o bíceps braquial se contrai para levantar um objeto pesado, suas duas cabeças garantem simultaneamente a coaptação do ombro: a porção curta eleva o úmero em relação à escápula apoiando-se no processo coracóide, impedindo, dessa forma, junto com os outros músculos longitudinais (cabeça longa do tríceps, coracobraquial, deltóide), a luxação da cabeça do úmero para baixo. Ao mesmo tempo, a cabeça longa comprime a cabeça do úmero na cavidade glenoidal; isto é particularmente verdadeiro quando da abdução do ombro (Fig. 53), porque o músculo bíceps braquial também faz parte dos músculos abdutores.

Quando este músculo se rompe, a força de abdução diminui em 20%.

O grau de tensão inicial do músculo bíceps braquial depende da extensão do trajeto percorrido na sua porção horizontal intra-articular. Este comprimento é máximo na posição intermediária (Fig. 56, vista superior) e em rotação lateral (Fig. 54): a eficácia da cabeça longa é, portanto, maior. Em contrapartida, na rotação medial (Fig. 55) o trajeto intra-articular é o mais curto e a eficácia do músculo bíceps braquial é mínima. Podemos entender também, considerando o trabalho do tendão do músculo bíceps braquial ao nível do sulco intertubercular, que neste ponto o músculo sofre grande fadiga mecânica, à qual só consegue resistir se seu trofismo for ótimo, já que ele não é dotado de um osso sesamóide neste ponto crítico. Se com o envelhecimento ocorrer a degeneração das fibras de colágeno, o tendão finalmente se romperá na sua porção intra-articular na entrada da bainha bicipital por ocasião de um esforço às vezes mínimo. Esta condição fornece um quadro clínico bem característico nas periartrites glenoumerais.

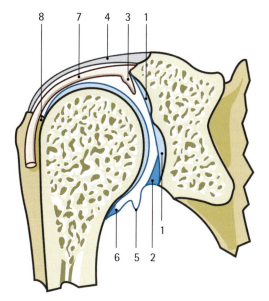

Fig. 51

Fig. 52

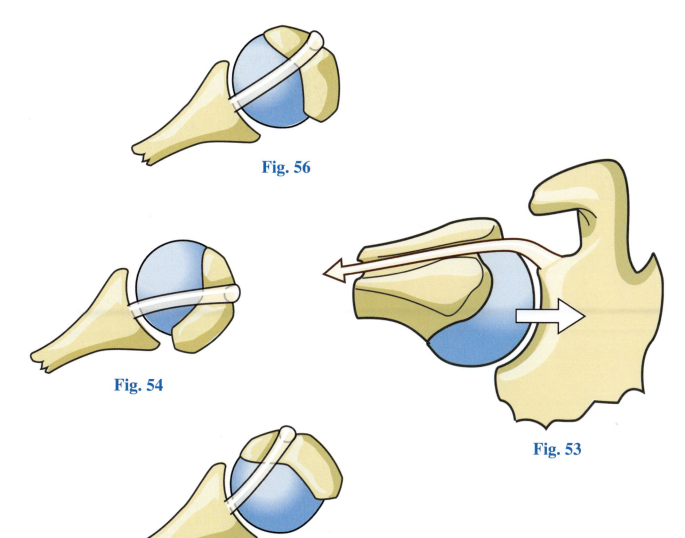

Fig. 56

Fig. 54

Fig. 53

Fig. 55

Papel dos ligamentos glenoumerais

Por ocasião da abdução
a) **Posição de referência** (Fig. 57): os ligamentos médio (verde-claro) e inferior (verde-escuro).

b) Por ocasião da **abdução** (Fig. 58), observamos o estiramento dos ligamentos glenoumerais médio e inferior, enquanto o superior e o ligamento coracoumeral — não mostrados aqui — relaxam. A tensão máxima dos ligamentos, associada à maior superfície de contato possível das cartilagens articulares (o raio de curvatura da cabeça do úmero é ligeiramente maior em cima do que embaixo), faz da abdução a posição de fechamento do ombro, a *posição fechada* de Mac Conaill.

Outro fator de limitação, o tubérculo maior bate contra a parte superior da cavidade glenoidal e do lábio glenoidal. Esta parada é retardada pela rotação lateral que desloca posteriormente o tubérculo maior no final da abdução, coloca o sulco intertubercular sob a abóbada acromiocoracóide e relaxa discretamente o ligamento glenoumeral inferior. A amplitude da abdução é, portanto, de 90°.

Quando a abdução ocorre na flexão de 30°, no plano do corpo da escápula, a tensão do ligamento glenoumeral é retardada, o que permite que a abdução atinja amplitude de 110° na articulação glenoumeral.

Por ocasião da rotação sobre o eixo longitudinal
a) **A rotação lateral** (Fig. 59) estira os três ligamentos glenoumerais.
b) **A rotação medial** (Fig. 60) os relaxa.

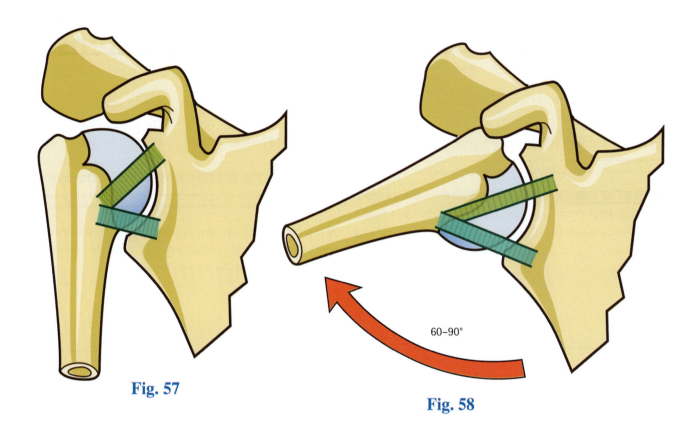

Fig. 57

Fig. 58

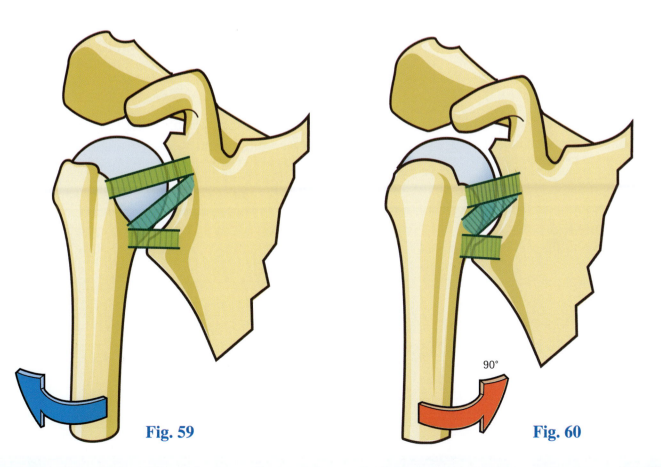

Fig. 59

Fig. 60

O ligamento coracoumeral na flexão-extensão

Na vista esquemática externa da articulação glenoumeral, observamos a tensão relativa dos dois feixes do ligamento coracoumeral:

a) **Posição de referência** (Fig. 61) mostrando o ligamento coracoumeral com seus dois feixes do tubérculo maior (verde-escuro) atrás e do tubérculo menor (verde-claro) na frente.

b) Na **extensão** (Fig. 62) a tensão predomina no feixe do tubérculo menor.

c) Na **flexão** (Fig. 63) a tensão predomina no feixe do tubérculo maior.

A rotação medial do úmero ocorre no final da flexão relaxando os ligamentos coracoumeral e glenoumerais e permitindo maior amplitude do movimento.

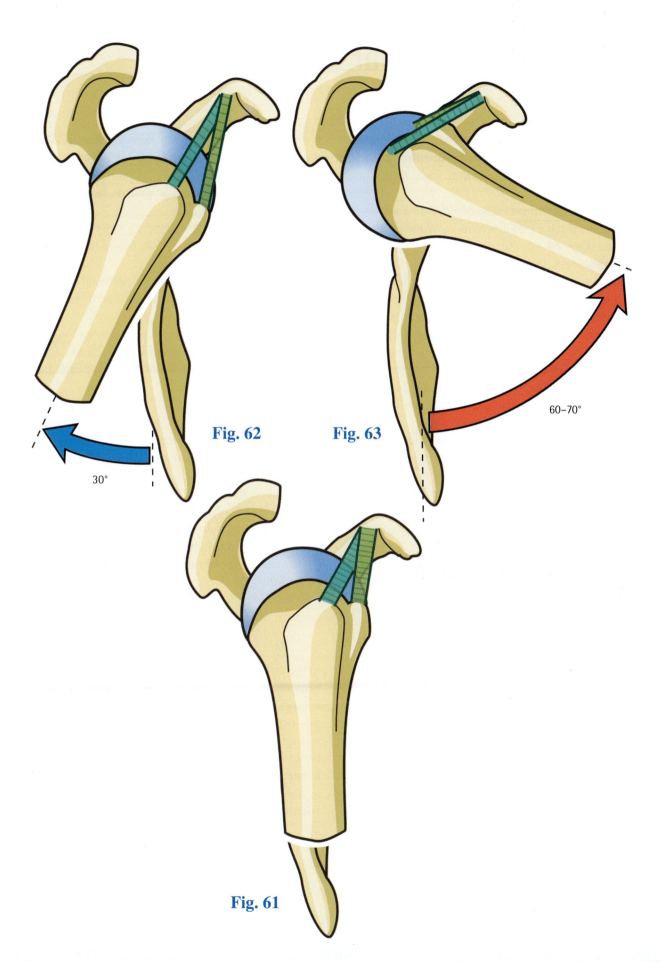

Fig. 62

Fig. 63

Fig. 61

A coaptação muscular do ombro

Devido à sua grande mobilidade, **a coaptação do ombro não pode ser atribuída apenas aos ligamentos**: a ação dos **músculos coaptadores** é indispensável. Esses músculos são divididos em dois grupos:
1) Os **coaptadores transversais**, que devido à sua direção comprimem a cabeça do úmero na cavidade glenoidal da escápula (Figs. 64, 65, 66);
2) Os **coaptadores longitudinais** (Figs. 67, 68) que suportam o membro superior e se opõem à luxação para baixo quando carregamos objetos pesados com a mão: esses músculos levam de volta a cabeça do úmero para a frente da cavidade glenoidal. A **síndrome da "escápula oscilante"** ocorre quando esses músculos estão enfraquecidos ou paralisados. Em contrapartida, quando esses músculos predominam, a luxação da cabeça do úmero para cima é impedida pela ação de "recentralização" dos músculos coaptadores transversais.

Portanto, existe uma **relação de antagonismo-sinergia** entre esses dois grupos musculares.

Na **vista posterior** (Fig. 64) são três os **músculos coaptadores transversais**:
1) O *supra-espinal* **1** inserido na fossa supra-espinal da escápula e terminando na face superior do tubérculo maior;
2) O *infra-espinal* **3** inserido na parte alta da fossa infra-espinal e terminando na face póstero-superior do tubérculo maior;
3) O *redondo menor* **4** inserido na parte baixa da fossa infra-espinal e terminando na face póstero-inferior do tubérculo maior.

Na **vista anterior** (Fig. 65) diferenciamos:
O *supra-espinal* **1**, já visto;
O *subescapular* **2**, músculo forte, inserido em toda a fossa subescapular e terminando no tubérculo menor;
O tendão da *cabeça longa* do *músculo bíceps braquial* **5**, que se insere no tubérculo supraglenoidal da escápula, e devido à sua reflexão no sulco intertubercular, desempenha um papel fundamental na coaptação transversal, através de um **"efeito de retorno"** simultâneo com a flexão do cotovelo, conseqüente ao levantamento de um peso com a mão.

Na **vista superior** (Fig. 66) encontramos os músculos já mencionados: *supra-espinal* **1** acima da articulação, assim como o tendão da *cabeça longa* do músculo *bíceps braquial* **5**. Esses músculos formam a **"guarda superior"** da articulação.

Na **vista posterior** (Fig. 67) são três os **músculos coaptadores longitudinais**:
1) O *deltóide* **8**, com suas partes acromial **8** e espinal **8'**: causa a "subida" da cabeça do úmero durante a abdução:
2) O *tríceps braquial*, através de sua cabeça longa **7**, que se fixa ao tubérculo infraglenoidal da escápula; leva a cabeça do úmero para a frente da cavidade glenoidal durante a extensão do cotovelo.

Na **vista anterior** (Fig. 68), os **músculos coaptadores longitudinais** são mais numerosos, alguns já citados:
1) O *deltóide* **8** com suas partes acromial **8** e clavicular (não mostrada);
2) O tendão da *cabeça longa* do *bíceps braquial* **5**, mas também sua *cabeça curta*, que se insere no processo coracóide, ao lado do músculo *coracobraquial* **6**. O tendão leva a cabeça do úmero para cima durante a flexão do cotovelo e do ombro;
3) O *peitoral maior* através de sua *parte clavicular* **9**, que potencializa a ação da parte clavicular do deltóide, mas que é, sobretudo, flexor e adutor do ombro.

A predominância dos coaptadores longitudinais pode, a longo prazo, "utilizar" os músculos do "manguito rotador", verdadeiros coxins entre a cabeça do úmero e o acrômio, e até mesmo levar à ruptura de alguns deles, sobretudo o **supra-espinal**: portanto, a cabeça do úmero vai se chocar diretamente contra a face inferior do acrômio e do ligamento coracoacromial, provocando as dores da condição classicamente denominada periartrite glenoumeral, e que atualmente é definida como **"síndrome da ruptura do manguito rotador"**.

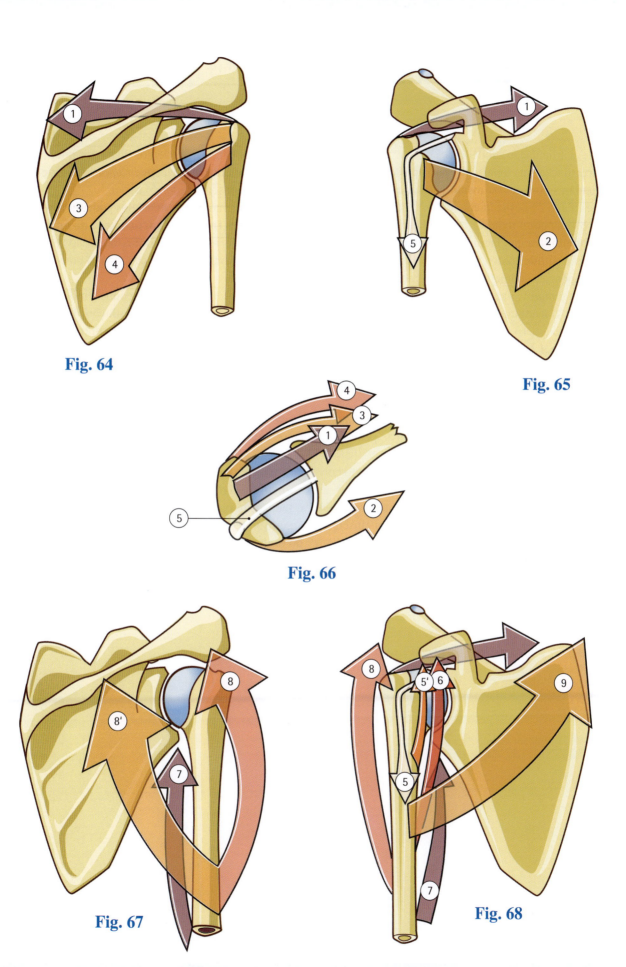

Fig. 64

Fig. 65

Fig. 66

Fig. 67

Fig. 68

"A articulação subdeltóidea"

Na verdade, a articulação subdeltóidea é uma **"falsa articulação"** (articulação funcional), que não apresenta as superfícies articulares com revestimento cartilaginoso, mas sim um simples plano de deslizamento entre a face profunda do *deltóide* e o "manguito rotador", no qual podemos observar a **bolsa subdeltóidea** que facilita o deslizamento.

A **articulação subdeltóidea "aberta"** (Fig. 69, segundo Rouvière), após ser submetida a seção transversal e abaixamento do *deltóide* 1, mostra a face profunda do plano de deslizamento, "o manguito rotador", formada pela extremidade superior do úmero 2, na qual serão inseridos:

- O *supra-espinal* 3;
- O *infra-espinal* 4;
- O *redondo menor* 5 e pela frente o *subescapular*, não mostrado nesta vista;
- O tendão da *cabeça longa do músculo bíceps braquial*, visível acima e abaixo da bainha bicipital 9, penetra na articulação.

A seção do *deltóide* abriu a bolsa serosa, observada no corte 7.

O plano de deslizamento se prolonga para frente através do tendão do músculo *coracobraquial*, existindo uma inserção comum no processo coracóide da porção curta do bíceps 13 e do coracobraquial 14, formando a "guarda anterior" da articulação. Também podemos distinguir o tendão da *cabeça longa do músculo tríceps braquial* 6, músculo peitoral maior 15 e músculo redondo maior 16.

O funcionamento desses músculos pode ser avaliado através **de dois cortes frontais da articulação do ombro**: um corte na posição de referência com o braço ao longo do corpo (Fig. 70), e o outro em abdução, com o braço na horizontal (Fig. 71).

No primeiro corte (Fig. 70) reconhecemos os músculos já mencionados, no corte da **articulação do ombro** 8, com o **lábio glenoidal** e o **recesso capsular inferior.** A **bolsa subdeltóidea** 7 se interpõe entre o *músculo deltóide* e a extremidade superior do úmero.

No segundo corte (Fig. 71), a abdução decorrente da contração do músculo *supra-espinal* 3 e do *deltóide* 1 literalmente causou o "rolamento" ou deslizamento da **bolsa serosa** 7, cujos folhetos deslizam um sobre o outro. O corte da articulação glenoumeral 8 revela a tensão do recesso capsular inferior, cuja redundância é necessária para a amplitude normal da abdução do ombro. Observamos também que o tendão da *cabeça longa do músculo tríceps braquial*, 6, agora sob tensão, forma a **guarda inferior da articulação do ombro (glenoumeral)**.

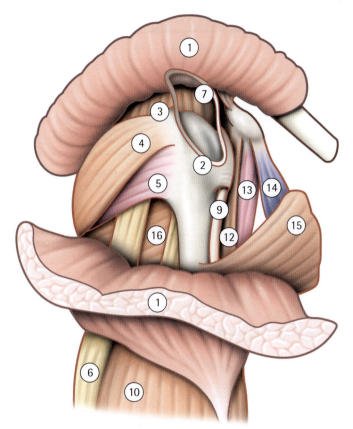

Fig. 69

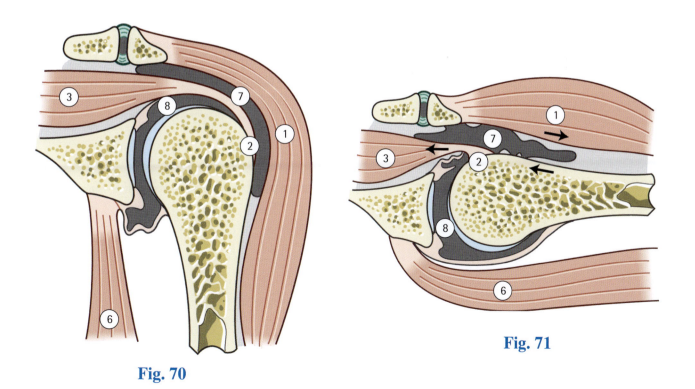

Fig. 70

Fig. 71

39

"A articulação escápulo-torácica"

É uma **"falsa articulação"** (articulação funcional), que não apresenta as superfícies articulares com revestimento cartilaginoso, mas sim **dois planos de deslizamento** como observado no **corte horizontal do tórax** (Fig. 72).

No **lado esquerdo do corte** observamos o volume torácico com a seção oblíqua das costelas e dos músculos intercostais. Os outros elementos do esqueleto são o úmero, no qual está inserido o *músculo peitoral maior*, flanqueado pelo *deltóide*. Com sua forma torneada, o corte da escápula (em amarelo) aparece sinuoso, tendo à frente o *músculo subescapular*, e atrás o *músculo infra-espinal*, o *redondo menor* e o *redondo maior*. O músculo *serrátil anterior*, lâmina muscular que se estende da margem medial da escápula até a parede lateral do tórax, cria **dois espaços de deslizamento**:

- O **espaço escápulo-serrátil 1**, entre a escápula, revestida pelo músculo subescapular e o próprio *serrátil anterior*;
- O **espaço tóraco-serrátil** ou **parieto-serrátil 2**, entre a parede torácica e o músculo *serrátil anterior*.

No **lado direito do corte** observamos a **arquitetura funcional do cíngulo do membro superior**:

- A escápula está em um plano que forma um **ângulo de 30°** com o plano dorsal, paralelo ao plano frontal. Este ângulo representa o **plano fisiológico de abdução do ombro**;
- A clavícula, apesar de apresentar o formato de um S em itálico, é oblíqua para trás e para fora, seguindo uma direção que também forma um **ângulo de 30°** com o plano frontal. A clavícula se articula medial e anteriormente com o esterno, através da **articulação esternoclavicular**, e lateral e posteriormente com a escápula, através da **articulação acromioclavicular**;
- O ângulo formado entre a clavícula e a escápula é, portanto, de **60°**, aberto para dentro, na posição de referência, podendo variar de acordo com os movimentos do cíngulo do membro superior.

Na vista posterior do esqueleto torácico e do cíngulo do membro superior (Fig. 73) é costume representar a escápula como se ela estivesse no plano frontal. Na verdade, a sua obliqüidade deveria fazer com que fosse mostrada em perspectiva. Na posição anatômica a escápula se estende em altura, da 2ª à 7ª costela. Seu ângulo súpero-medial corresponde ao primeiro processo espinhoso torácico. A extremidade medial de sua espinha está ao nível do 3º processo espinhoso. Sua margem medial, ou vertebral, está distante 5 a 6 cm da linha dos processos espinhosos. Seu ângulo inferior está a 7 cm da linha dos processos espinhosos.

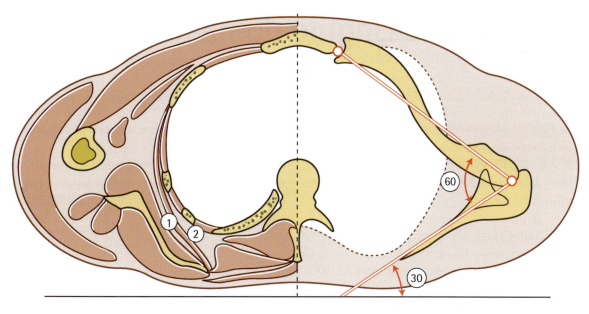

Fig. 72

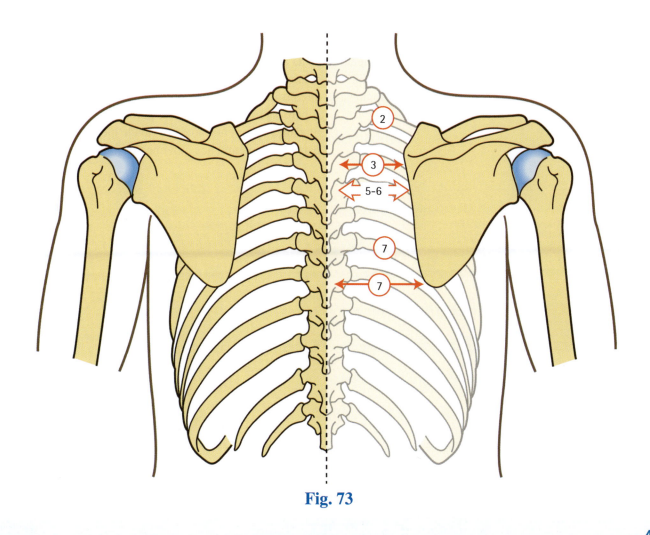

Fig. 73

Movimentos do cíngulo do membro superior

Analiticamente diferenciamos três tipos de movimentos da escápula, portanto, do cíngulo do membro superior: os movimentos de lateralidade, os movimentos verticais e os movimentos de rotação, denominados "de sinete". Na verdade, esses três tipos de movimentos sempre estão associados entre si em graus diferentes.

No **corte horizontal** (Fig. 74) observamos que os movimentos laterais da escápula são dependentes da rotação da clavícula na articulação esternoclavicular, graças à mobilidade da articulação acromioclavicular.
- Quando o ombro vai para trás, em um movimento de **retropulsão** (porção direita do corte), a direção da clavícula torna-se, dessa forma, mais oblíqua posteriormente, e o ângulo escápulo-clavicular aumenta até **70°**.
- Quando o ombro vai para a frente, em um movimento de **antepulsão** (porção esquerda do corte), a clavícula se torna mais "frontal" (menos de 30°), o plano da escápula se aproxima da direção sagital, o ângulo escápulo-clavicular apresenta tendência a diminuir, se fechando em torno de **60°**, e a cavidade glenoidal tende a se orientar para a frente. Portanto, o diâmetro transversal é maior.

Entre essas duas posições extremas, o plano da escápula variou de 30 a 45°.

Na **vista posterior** (Fig. 75), constatamos que a antepulsão do ombro afasta a margem vertebral da escápula em 10 a 12 cm da linha dos processos espinhosos.

A **vista posterior** (Fig. 76) permite estimar os movimentos verticais, que são da ordem de 10 a 12 cm, e necessariamente associados a um determinado movimento de báscula e de elevação ou abaixamento da extremidade lateral da clavícula.

A **vista posterior** (Fig. 77) revela do mesmo modo os três importantes movimentos de báscula, também denominados "de sinete", da escápula. Essa rotação ocorre ao redor de um eixo perpendicular ao plano da escápula, passando por um centro localizado nas proximidades do ângulo súpero-lateral.
- Quando a rotação é "para baixo" (à direita), o ângulo inferior se move para "dentro" mas, sobretudo, a cavidade glenoidal tende a "olhar" para baixo;
- Quando a rotação é "para cima" (à esquerda), o ângulo inferior se move para "fora", e a cavidade glenoidal tende a "olhar" para cima.

A amplitude dessa rotação é de 45° a 60°. O movimento do ângulo inferior é de 10 a 12 cm; o movimento do ângulo súpero-lateral é de 5 a 6 cm, porém o mais importante é a mudança na orientação da cavidade glenoidal, que tem um papel fundamental nos movimentos globais do ombro.

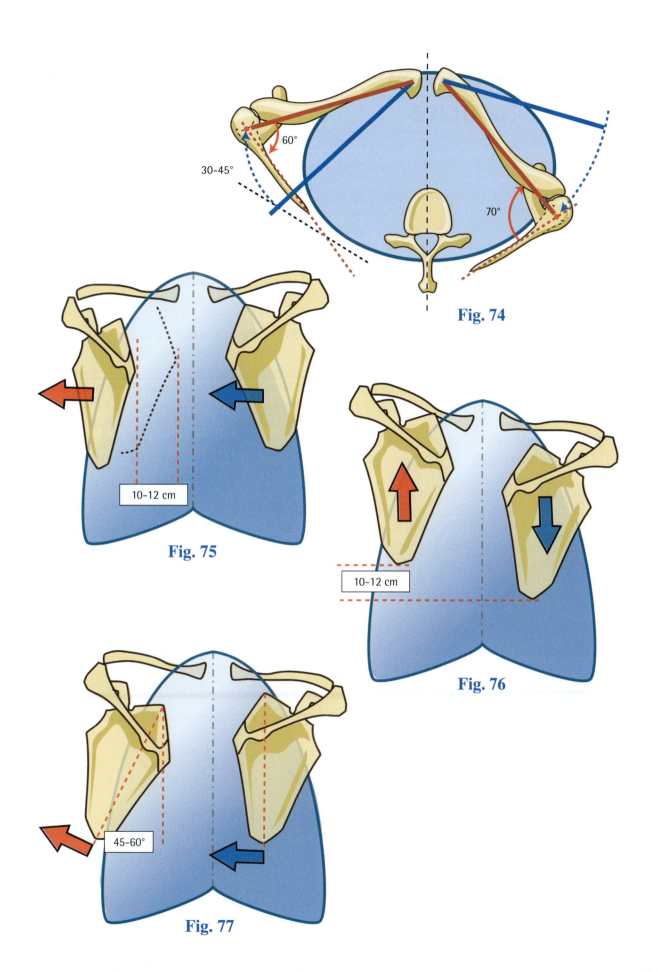

Fig. 74

Fig. 75

Fig. 76

Fig. 77

Os movimentos reais da articulação escápulo-torácica

Nós já descrevemos os **movimentos elementares da articulação escápulo-torácica**, mas agora sabemos que durante os movimentos de abdução ou de flexão do membro superior esses diferentes movimentos elementares se combinam em graus variados. Graças às séries de radiografias (Fig. 78) obtidas durante o movimento de abdução, J.-Y de La Caffinière pôde, comparando-as com fotografias da escápula "seca", obtidas em posturas variadas, estudar os componentes de seu movimento verdadeiro; as vistas em perspectiva do acrômio (no topo), do processo coracóide e da cavidade glenoidal (acima e à direita) permitiram estabelecer que, durante a abdução ativa, a escápula é dotada de quatro movimentos:

1) **Elevação** da ordem de 8 a 10 cm sem estar associada, como se diz classicamente, ao movimento para a frente;

2) **Movimento de sinete** seguindo uma progressão praticamente linear de 38° quando a abdução do membro superior passa de 0° a 145°. A partir da abdução de 120°, a rotação angular é igual na articulação glenoumeral e na articulação escápulo-torácica;

3) **Movimento de báscula** ao redor de um eixo transversal, oblíquo de dentro para fora e de trás para a frente, levando a ponta da escápula para a frente e para cima, enquanto a parte superior do osso se move para trás e para baixo, este movimento lembrando o movimento que o homem faz quando recua para olhar o topo de um arranha-céu. Sua amplitude é de 23° quando a abdução é de 0 a 145°;

4) **Movimento de rotação** ao redor de um eixo vertical cuja característica é ser difásico:
- No primeiro momento, durante a abdução de 0 a 90°, paradoxalmente a cavidade glenoidal tende a se orientar para trás, seguindo um ângulo de 10°;
- A partir de 90° de abdução, a cavidade glenoidal tende a retomar a orientação para a frente, seguindo um ângulo de 6°; portanto, ela não retoma totalmente sua orientação inicial no plano ântero-posterior.

Durante a abdução, a cavidade glenoidal realiza, portanto, um movimento complexo, se elevando, se aproximando da linha mediana, para efetuar uma alteração na orientação, de modo que o tubérculo maior "desliza" para a frente do acrômio, deslizando sob o ligamento coracoacromial.

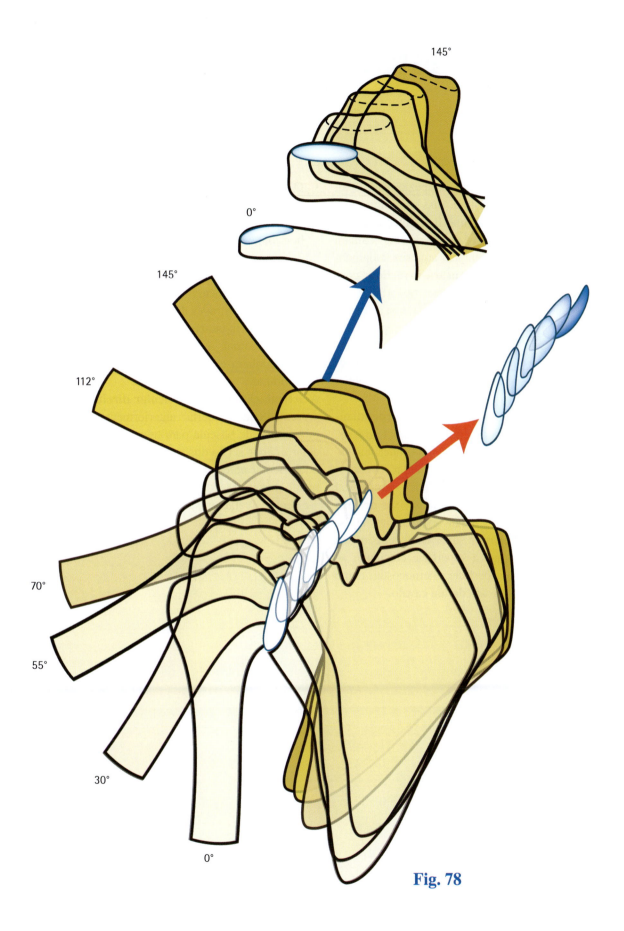

Fig. 78

As articulações esternoclavicular e esternocostal

Essas articulações fazem parte, como a trapeziometacarpal, das **articulações do tipo selar**, isto é, suas superfícies, em forma de sela, são recortadas da superfície interna de um **toro**: a melhor imagem de um toro é aquela de uma "câmara de ar". As duas superfícies representadas aqui separadamente (Fig. 79) apresentam **dupla curvatura invertida**: convexas em um sentido e côncavas no outro, "recortadas" da parte interna do toro. A curvatura côncava de uma se aplica sobre a curvatura convexa da outra. A pequena superfície **1** é clavicular e a grande **2** é esternocostal. A pequena superfície é, na verdade, mais ampla horizontal do que verticalmente, e "ultrapassa" a superfície esternocostal à frente e, sobretudo, atrás.

As articulações desse tipo possuem **dois eixos perpendiculares** no espaço (Fig. 80), sendo denominadas **ortogonais**. O eixo **1** corresponde à curvatura côncava da superfície esternocostal e à convexa da superfície clavicular. O eixo **2** corresponde à curvatura convexa da superfície esternocostal e à côncava da superfície clavicular. Os dois eixos de cada uma das superfícies se correspondem exatamente, assim como as curvaturas. Esses tipos de superfícies também são denominados "selares", porque a superfície clavicular se encaixa exatamente sobre a superfície esternocostal, como o cavaleiro quando se senta na sela de seu cavalo.

- O eixo **1** permite os movimentos claviculares no plano vertical;
- O eixo **2** permite os movimentos claviculares no plano horizontal.

Este tipo de articulação corresponde ao que se denomina um "cardã" em mecânica. Essa articulação **possui dois graus de liberdade**, mas através da combinação de dois movimentos elementares, ela também consegue realizar movimentos no eixo longitudinal, ou **rotação associada**. No caso da clavícula, também existem movimentos passivos de rotação longitudinal.

A **articulação esternoclavicular direita** (Fig. 81) está representada aqui "aberta" anteriormente. A clavícula **1**, em movimento de báscula para trás, revela sua superfície articular **2**, após seção dos ligamentos interclavicular **3**, esternoclavicular anterior **4** e costoclavicular **5**. Apenas o ligamento posterior **6** foi preservado. A superfície esternocostal **7** é bem visível, com suas duas curvaturas.

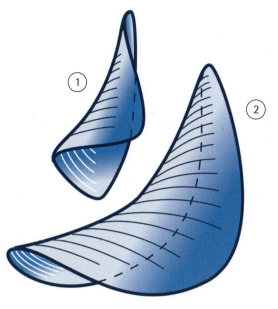

Fig. 79

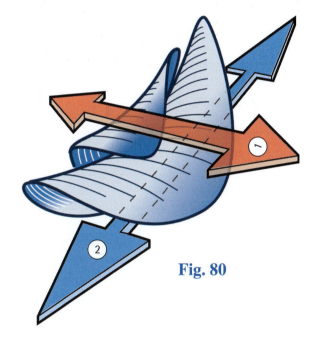

Fig. 80

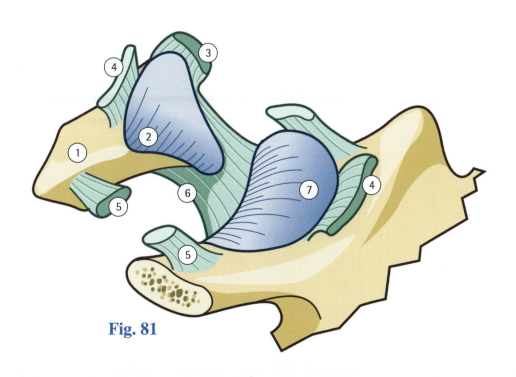

Fig. 81

47

Os movimentos

Nesta vista da **articulação esternocostoclavicular** (Fig. 82: segundo Rouvière).

À direita: **corte frontal** no qual podemos diferenciar o ligamento costoclavicular **1** inserido na porção superior da 1ª costela e se dirigindo superior e lateralmente para a porção inferior da clavícula;

- Com freqüência, **as duas superfícies articulares** não apresentam exatamente os mesmos raios de curvatura, e a concordância é restabelecida através de um disco **3**, como a sela entre o cavaleiro e o cavalo. Este **disco** subdivide a articulação em duas cavidades secundárias, que podem ou não se comunicar entre si em função de o disco estar perfurado ou não em seu centro;
- O **ligamento esternoclavicular anterior 4**, ligamento superior da articulação, é reforçado em cima pelo **ligamento interclavicular 5**.

À esquerda: **vista anterior** revelando:
- O **ligamento costoclavicular 1** e o **músculo subclávio 2**;
- O **eixo X**, horizontal e levemente oblíquo para a frente e para fora, corresponde aos movimentos da clavícula no plano vertical. Amplitude: elevação 10 cm; abaixamento 3 cm;
- O **eixo Y**, localizado no plano vertical, oblíquo para baixo e discretamente para fora, passando pela porção média do ligamento costoclavicular, corresponde aos movimentos da clavícula no plano horizontal. Amplitude: anteposição da extremidade lateral da clavícula 10 cm; retroposição da extremidade lateral da clavícula 3 cm. Do ponto de vista estritamente mecânico, o verdadeiro eixo (Y') deste movimento é paralelo ao eixo Y, mas localizado medialmente à articulação.

Além disso, existe um terceiro movimento, a **rotação longitudinal** da clavícula, com amplitude de 30°. Até então se acreditava que este movimento só era possível graças ao trabalho mecânico da articulação, devido à frouxidão ligamentar. Mas, como ocorre em todas as articulações com dois graus de movimento, a articulação esternocostoclavicular (de Rouvière) produz uma **rotação associada** durante a rotação ao redor de dois eixos. Isto é confirmado pelo fato de que, na prática, essa rotação longitudinal jamais ocorreria isoladamente fora do movimento de elevação-retroposição ou de abaixamento-anteposição.

Movimentos da clavícula no plano horizontal (Fig. 83: vista superior)

- A linha larga mostra a posição média da clavícula;
- O ponto Y' corresponde ao eixo mecânico do movimento;
- As duas cruzes vermelhas representam as posições extremas da inserção clavicular do ligamento costoclavicular.

No detalhe está representado um corte ao nível do ligamento costoclavicular, mostrando a tensão do mesmo nas posições extremas:

- A anteposição é limitada pela tensão do ligamento costoclavicular e do ligamento esternoclavicular anterior **1**;
- A retroposição é limitada pela tensão do ligamento costoclavicular e do ligamento esternoclavicular posterior **2**.

Movimentos da clavícula no plano frontal (Fig. 84: vista anterior)

A cruz vermelha corresponde ao eixo X. Quando a extremidade lateral da clavícula se eleva (linhas largas), sua extremidade medial desliza para baixo e para fora (seta vermelha). O movimento é limitado pela tensão do ligamento costoclavicular (traçado hachurado) e pelo tônus do músculo subclávio **2**.

Quando a clavícula se abaixa, sua extremidade medial se eleva. O movimento é limitado pela tensão do ligamento interclavicular **4** e pelo contato da clavícula com a face superior da primeira costela.

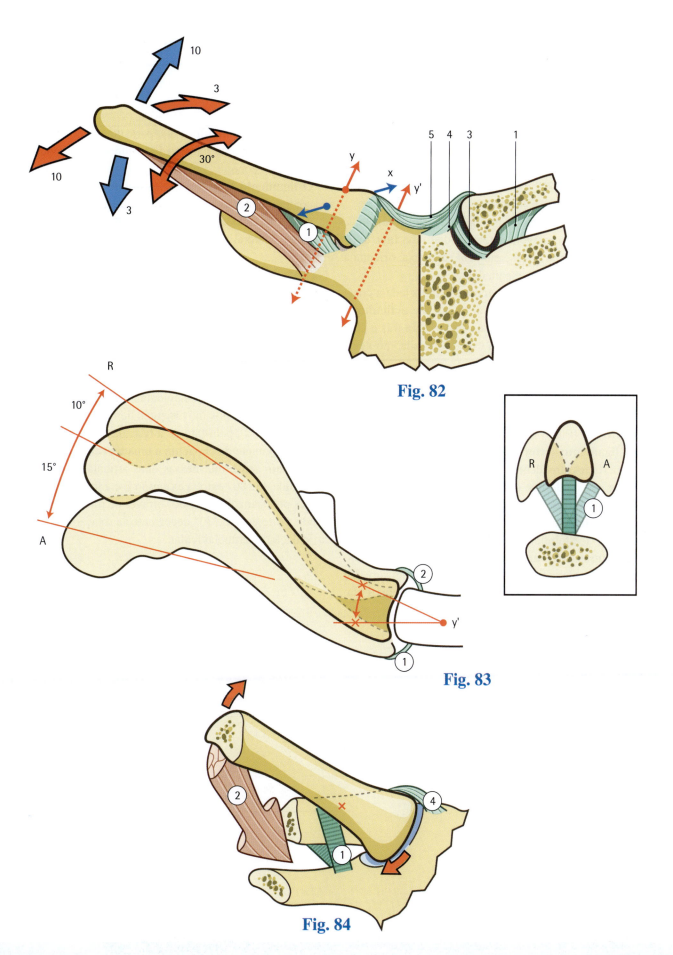

Fig. 82

Fig. 83

Fig. 84

A articulação acromioclavicular

A **vista posterior "cortada"** da **articulação acromioclavicular** (Fig. 85) evidencia as faces desta articulação plana, muito instável porque não possui nenhum "encaixe", mal protegida por um aparelho ligamentar bastante fraco e, portanto, bastante exposta às luxações.
- **A espinha da escápula 1**, prolongada pelo **acrômio 2**, apresenta em sua margem ântero-medial uma **face articular 3**, oval, plana ou discretamente convexa, orientada para cima, para a frente e para dentro;
- A extremidade lateral da **clavícula 4** é modelada à custa de sua face inferior por meio de uma **face articular 5** idêntica à anterior, orientada para baixo, para trás e para fora, de modo que a clavícula esteja "apoiada" no acrômio;
- Esta articulação inclina a **cavidade glenoidal da escápula 10**;
- Esta articulação sofre grande exposição. Na verdade, no corte frontal (Plano P) podemos observar (no detalhe) que o **ligamento acromioclavicular 11** é pouco denso;
- As superfícies, freqüentemente convexas, não são congruentes, de modo que em um terço dos casos, uma fibrocartilagem interarticular, ou **disco**, restabelece a congruência.

Na verdade, a estabilidade desta articulação depende de **dois ligamentos extra-articulares** que se fixam no **processo coracóide 6**, ele mesmo implantado na margem superior da fossa supra-espinal **9**, e na **face inferior da clavícula**. São eles:

- O **ligamento conóide 7**, que parte do ângulo do processo coracóide para se fixar na face inferior da clavícula, no tubérculo conóide, próximo à sua margem posterior;
- O **ligamento trapezóide 8**, inserido no processo coracóide adiante do precedente e se dirigindo para cima e para fora, indo se fixar em um campo triangular rugoso à frente e lateral ao tubérculo conóide.

Na **vista anterior do processo coracóide isolado** (Fig. 86) podemos detalhar a disposição dos **ligamentos conóide 7** e **trapezóide 8**, que formam entre si um diedro aberto para a frente e para dentro, com o ligamento conóide no plano frontal e o ligamento trapezóide orientado obliquamente, de forma que sua face anterior "olha" para a frente, para dentro e para cima.

As articulações acromioclavicular e esternoclavicular são muito solicitadas nos movimentos de flexão-extensão F do ombro (Fig. 87), pelo fato de a báscula da escápula submeter o arcobotante da clavícula a uma **torção** R que, normalmente, tem seu limite nessas duas articulações. Para uma amplitude de 180° entre a extensão E e a flexão F, as articulações precisam absorver 60° através de trabalho mecânico, sendo a diferença de 30° decorrente da rotação associada na articulação esternoclavicular.

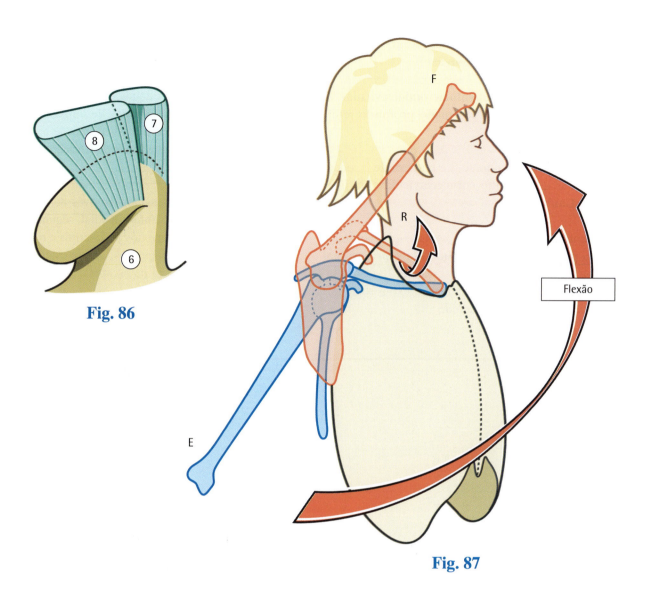

Fig. 86

Fig. 87

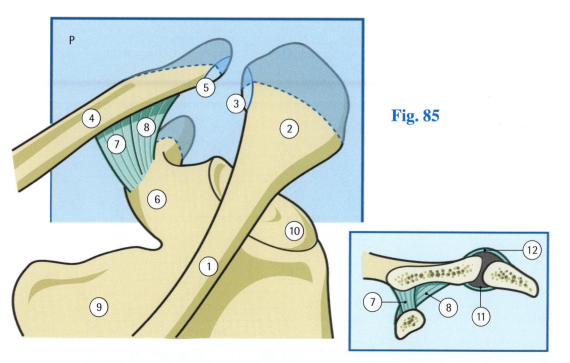

Fig. 85

51

Nesta **vista súpero-lateral da articulação acromioclavicular direita** (Fig. 88, segundo Rouvière):

- O plano superficial do **ligamento acromioclavicular 11** foi secionado para mostrar seu **plano profundo** reforçando a cápsula **15**.

- Além dos **ligamentos conóide 7** e **trapezóide 8**, podemos observar o **ligamento coracoclavicular 12 (ligamento de Caldani)**.*

- O **ligamento coracoacromial 13**, sem atuação mecânica, contribui para a formação da **bainha do supra-espinal** (Fig. 96). A cavidade glenoidal da escápula **10** restabelece a proximidade dos tendões do manguito dos rotadores com o ligamento acromiocoracóide.

- Superficialmente, e não mostrada no diagrama, existe uma **camada aponeurótica deltotrapezóide**, formada por fibras aponeuróticas que fazem a ligação entre as fibras musculares do deltóide e as do trapézio. Esta formação, recentemente descrita, desempenha um papel importante na coaptação da articulação, se constituindo no único limitador da amplitude da luxação acromioclavicular.

A clavícula é vista "de passagem" através de sua extremidade medial (Fig. 89, vista ínfero-medial, segundo Rouvière). Reconhecemos os elementos já descritos e o ligamento transverso superior da escápula **14**, que se estende de uma margem a outra da incisura da escápula, sem papel mecânico.

---

*N.R.T.: Embora se encontre na literatura, este epônimo não consta da lista dos epônimos reconhecidos pela Comissão Federativa da Terminologia Anatômica (FCAT).

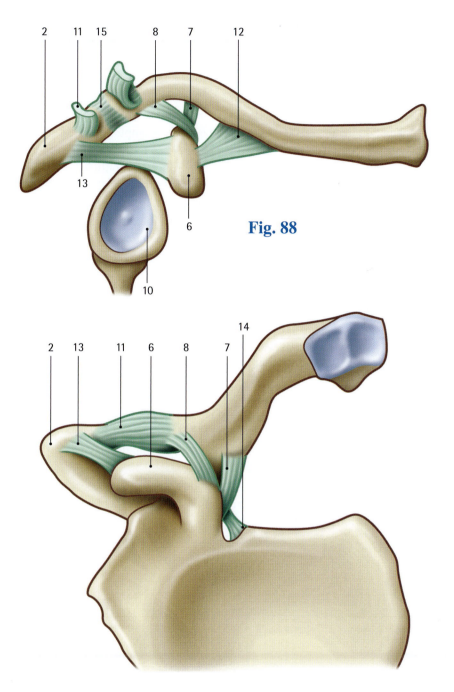

Fig. 88

Fig. 89

Papel dos ligamentos coracoclaviculares

Vista superior esquemática da articulação acromioclavicular (Fig. 90), mostrando o papel do ligamento conóide 7.
- A escápula vista de cima com o processo coracóide 6 e o acrômio 2;
- A linha tracejada mostra o contorno da clavícula na posição de saída 4 e de chegada 4'.

O diagrama mostra como, na abertura do ângulo entre a clavícula e a escápula (seta vermelha), o ligamento conóide, mostrado por duas faixas verdes em suas duas posições sucessivas, se estira e limita o movimento.

Outra vista superior esquemática (Fig. 91) mostra o **papel do ligamento trapezóide** 8.
No fechamento do ângulo entre a clavícula e a escápula (seta vermelha), o ligamento trapezóide se estira e limita o movimento.

O **movimento de rotação axial** na articulação acromioclavicular (Fig. 92) é bem visualizado nesta vista ântero-medial:
- A cruz marca o centro de rotação da articulação;
- Em marrom-claro, a posição inicial da escápula, cuja metade inferior foi ressecada;
- Em marrom-escuro, a posição final da escápula quando gira na extremidade da clavícula **como uma pá de debulhadora**.

Podemos observar a tensão dos ligamentos conóide 7 e trapezóide 8. A amplitude dessa rotação (30°) soma-se à rotação de 30° na articulação esternocostal e esternoclavicular para permitir a amplitude de 60° nos movimentos de sinete da escápula.

Um estudo fotográfico seriado realizado por Fischer e colaboradores demonstra toda **a complexidade dos movimentos na articulação acromioclavicular**, uma articulação plana debilmente encaixada.

Durante a **abdução**, tomando-se por base de referência fixa a escápula, constatamos:
- Elevação de 10° da extremidade medial da clavícula;
- Abertura até 70° do ângulo escápulo-clavicular;
- E rotação longitudinal de 45° da clavícula para trás.

Durante a **flexão**, os movimentos elementares são semelhantes, embora menos acentuados, no que se refere à abertura do ângulo escápulo-clavicular.

Durante a **extensão**, observamos fechamento de 10° do ângulo escápulo-clavicular.

Durante a **rotação medial** observamos apenas a abertura de 13° do ângulo escápulo-clavicular.

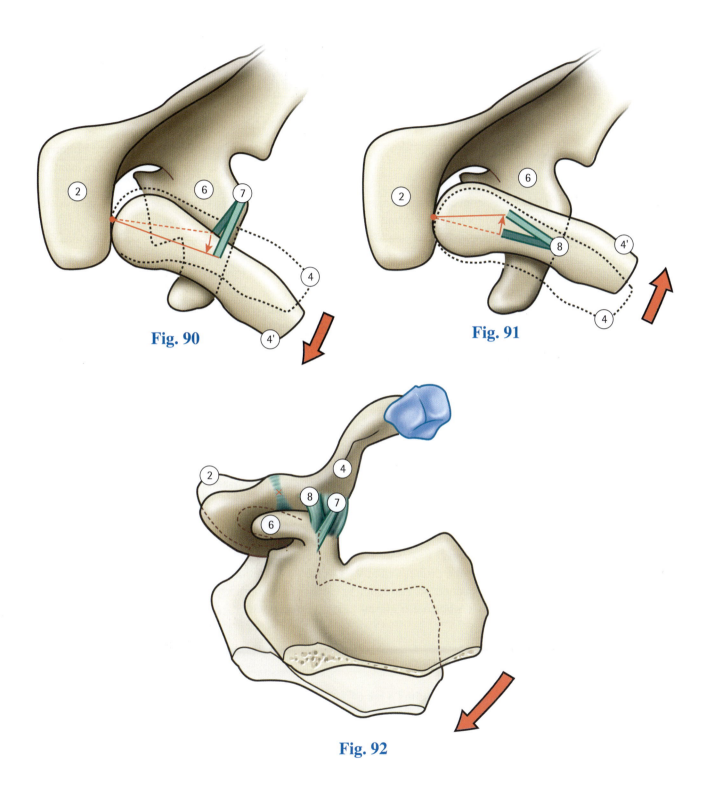

Fig. 90

Fig. 91

Fig. 92

Músculos que movem o cíngulo do membro superior

Neste diagrama do tórax (Fig. 93) a porção direita representa a vista posterior.

1) **Trapézio**: dividido em três partes com ações diferentes:
- **Parte descendente 1**; feixe acromioclavicular. Atua:
  – elevando a escápula e impedindo sua queda quando se segura peso;
  – causa hiperlordose cervical com rotação da cabeça para o lado oposto, quando este feixe apresenta seu ponto fixo no ombro.

- **Parte transversa 1'**, feixe espinal, de direção transversal. Sua contração:
  – aproxima 2 a 3 cm a margem medial da escápula à linha dos processos espinhosos e comprime a escápula contra o tórax;
  – leva o ombro para trás.

- **Parte ascendente 1"**. Sua direção é oblíqua para baixo e para dentro. Atua:
  – levando a escápula para baixo e para dentro.

  A contração simultânea dos três feixes:
  – leva a escápula para dentro e para trás;
  – a faz girar 20° para cima. Seu papel é discreto na abdução, sendo mais importante quando se carregam grandes cargas; impede a queda do braço e o afastamento da escápula.

2) **Rombóide 2**. Sua direção é oblíqua para cima e para dentro. Atua:
- Levando o ângulo inferior da escápula para cima e para dentro, portanto, causando:
  – elevação da escápula, com
  – rotação da escápula para baixo: a cavidade glenoidal se orienta para baixo.
- Fixando o ângulo inferior da escápula contra as costelas; sua paralisia se manifesta através de um "descolamento" das escápulas.

3) **Levantador da escápula 3**. Sua direção é oblíqua para cima e para dentro, e sua ação é bem semelhante à do músculo rombóide. Na verdade:
- Leva o ângulo súpero-medial para cima e para dentro de 2 a 3 cm: atua elevando os ombros;
- Se contrai quando se carrega peso e sua paralisia causa queda do ombro;
- Causa discreta rotação da cavidade glenoidal para baixo.

4) **Serrátil anterior 4'** (Fig. 94).
   No diagrama (Fig. 93), a porção esquerda representa uma vista anterior com:

5) **Peitoral menor 5**: sua direção é oblíqua para baixo, para a frente e para dentro. Atua:
- Abaixando o ombro, levando a cavidade glenoidal a "olhar" para baixo. Esta ação é utilizada, por exemplo, durante os movimentos realizados nas barras paralelas;
- Causando o deslizamento da escápula para fora e para a frente, com separação de sua margem posterior.

6) **Subclávio 6**: sua direção é oblíqua para baixo e para dentro, quase paralela à clavícula. Quando se contrai:
- Abaixa a clavícula e, portanto, a escápula;
- Força a extremidade medial da clavícula contra o manúbrio do esterno, portanto, é coaptador da articulação esternoclavicular.

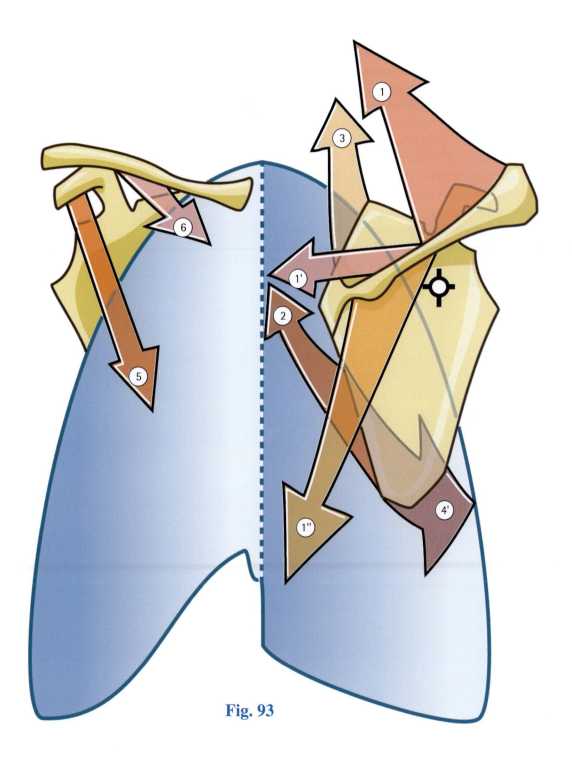

Fig. 93

57

Na vista de perfil do tórax (Fig. 94) diferenciamos:
- O *músculo trapézio* 1, levantador do cíngulo do membro superior;
- O *músculo levantador da escápula* 3;
- O *músculo serrátil anterior* 4 e 4', localizado na face anterior da escápula e se estendendo sobre a parede póstero-lateral do tórax, com suas duas porções:
  - a **superior** de direção horizontal 4, que leva a escápula 12 a 15 cm para a frente e para fora e impede sua retração quando se empurra um objeto pesado para a frente. É fácil determinar a ocorrência de paralisia do serrátil anterior: pede-se ao indivíduo que se apóie em uma parede, inclinado para a frente; a escápula do lado paralisado "se afasta" (escápula alada);
  - a **inferior** 4' com direção oblíqua para baixo e para a frente, realizando o movimento de báscula para cima, deslocando o ângulo inferior da escápula para fora: esta ação, que orienta a cavidade glenoidal mais diretamente para cima, interfere na flexão, na abdução e quando se carrega peso — um balde cheio de água — mas somente quando a abdução ultrapassa 30°.

No **corte horizontal do tórax** (Fig. 95), a projeção do cíngulo do membro superior permite observar a ação dos músculos:
- No **lado direito do corte**: o *músculo serrátil anterior* 4 e o *músculo peitoral menor* 5 movem a escápula lateralmente e afastam sua margem medial da linha dos processos espinhosos. O *músculo peitoral menor* e o *músculo subclávio*, não mostrado aqui, abaixam o cíngulo do membro superior.
- No **lado esquerdo do corte**: o *músculo trapézio*, através da sua parte transversa (não mostrada aqui), assim como o *rombóide* 1, aproximam a margem medial da escápula da linha dos processos espinhosos. O *músculo rombóide* também é elevador da escápula.

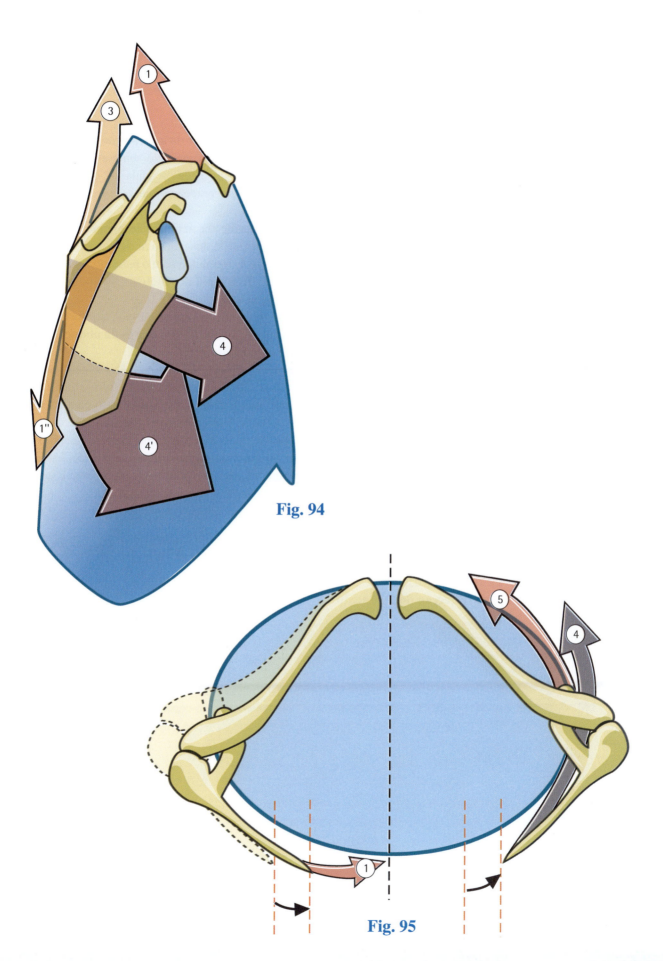

Fig. 94

Fig. 95

O músculo supra-espinal e a abdução

A **vista lateral da escápula** (Fig. 96) mostra perfeitamente a **loja do músculo** *supra-espinal* (*) limitada:
- Posteriormente pela espinha da escápula e pelo acrômio **a**;
- Anteriormente pelo processo coracóide **c**;
- Superiormente pelo ligamento coracoacromial **b** em continuidade com o acrômio, formando um arco osteoligamentar, denominado **arco coracoacromial**.

Esta loja forma um **anel rígido e inextensível**, de modo que:
- Se o tendão do músculo supra-espinal estiver espessado por um processo inflamatório ou degenerativo, seu deslizamento estará comprometido;
- Se apresentar um nódulo, e este causar o seu bloqueio, ocorrerá o **fenômeno do ombro em ressalto**, quando ele acaba passando após vencer a resistência;
- Se a bainha tiver sido rompida por um processo degenerativo, ocorrerá **"ruptura do manguito"**, com duas conseqüências:
  - **perda da abdução ativa completa**, que não ultrapassa mais o plano horizontal;
  - **contato direto da cabeça do úmero sob o arco acromioclavicular**, a causa das dores da "síndrome de ruptura do manguito".

Observamos também que a reparação cirúrgica do tendão torna-se difícil devido à exigüidade desta bainha, o que justifica a **acromioplastia inferior** (ressecção da porção inferior na espessura do acrômio) e a **ressecção do ligamento coracoacromial**.

A **vista ântero-superior da articulação glenoumeral** (Fig. 97) **esclarece** como o músculo supra-espinal **2**, estendendo-se na fossa espinal da escápula até o tubérculo maior, desliza sob o arco coracoacromial **b**.

A **vista posterior da articulação glenoumeral** (Fig. 98) mostra a disposição dos quatro músculos da abdução:
1) O *deltóide* **1**, formando com o *músculo supra-espinal* **2** o **conjunto funcional dos motores da abdução** na articulação glenoumeral;
2) O *serrátil anterior* **3** e o *trapézio* **4**, que formam juntos o **conjunto funcional dos motores da abdução** na articulação escápulo-torácica.

Não mostrados na figura, mas não menos úteis para a abdução, são os músculos *subescapular, infra-espinal* e *redondo menor*, que levam a cabeça do úmero para baixo e para dentro, criando junto com o deltóide um segundo conjunto funcional de abdução na articulação glenoumeral. Enfim, o tendão do músculo bíceps braquial desempenha um papel importante na abdução porque, agora sabemos, sua ruptura causa perda de 20% da força da abdução.

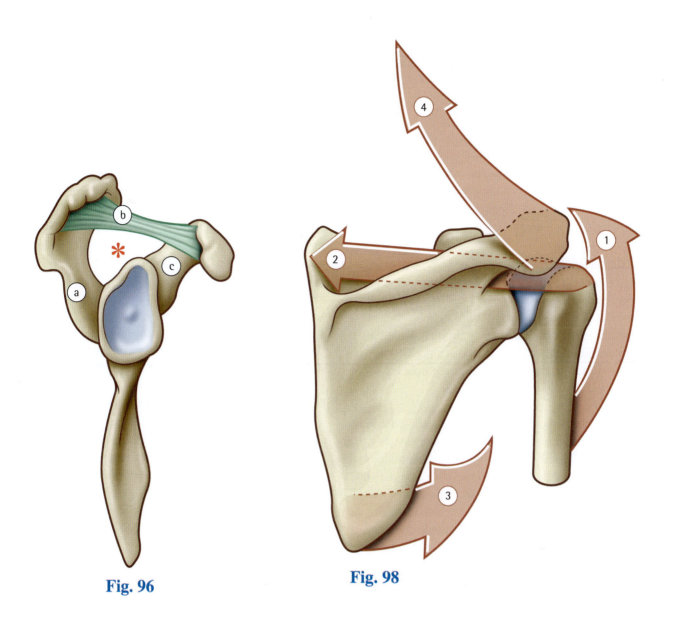

Fig. 96

Fig. 98

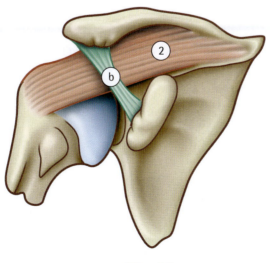

Fig. 97

Fisiologia da abdução

À primeira vista a fisiologia da abdução parece simples: é resultado da ação de dois músculos, o *deltóide* e o *supra-espinal*. Entretanto, ainda se discute o respectivo papel de cada um desses músculos e suas ações recíprocas. Os estudos eletromiográficos (J-J. Comtet e Y. Auffray, 1970) deram novo enfoque a essa questão.

Papel do deltóide

Segundo Fick (1911), podemos diferenciar funcionalmente sete porções no músculo deltóide (Fig. 101, corte esquemático horizontal, parte inferior):
- O feixe anterior, clavicular, inclui duas porções: I e II;
- O feixe médio, acromial, com apenas a porção III;
- O feixe posterior, espinal, com quatro porções: IV, V, VI e VII.

Quando consideramos essas porções de acordo com sua localização em relação ao eixo de abdução pura AA' (Fig. 100: vista anterior e Fig. 99: vista posterior), constatamos que algumas porções, todo o feixe acromial (III), a parte mais lateral da porção II no feixe clavicular e a porção IV do feixe espinal são abdutores imediatos, porque estão situados fora do eixo (Fig. 101), estando indicados por uma cruz preta nas Figuras 99 e 100. Os outros (I, V, VI, VII), em contrapartida, são adutores quando o membro superior está ao longo do corpo. Essas porções do músculo deltóide são, portanto, antagonistas às primeiras. Para realizar os movimentos de abdução essas porções devem passar por fora do eixo sagital, tornando-se abdutoras. Assim, esses feixes apresentam uma inversão de ação de acordo com a posição de início do movimento. Algumas das porções permanecem adutoras (VI e VII), independentemente do grau de abdução.

Strasser (1917) concorda plenamente com esse conceito, mas é preciso lembrar que para que a abdução ocorra no plano da escápula, isto é, com flexão de 30°, ao redor de um eixo BB' (Fig. 101), perpendicular ao plano da escápula, a quase totalidade do feixe clavicular é abdutora imediata.

Estudos eletromiográficos revelaram que as diferentes porções entram sucessivamente em ação à medida que a abdução evolui, com intervalo de tempo cada vez maior quanto mais adutoras inicialmente forem, como se acionadas por um controle central.

As porções abdutoras não são, portanto, anuladas pelas porções antagonistas. Este caso é um exemplo do fenômeno de inervação recíproca de Sherrington.

Por ocasião da **abdução pura**, a ordem de "ativação" é a seguinte:
1) Feixe acromial III;
2) Porções IV e V quase imediatamente após;
3) Finalmente a porção II a partir de 20-30°.

Por ocasião da **abdução associada à flexão** de 30°:
1) Porções III e II entram em ação imediatamente;
2) As porções IV e V, em seqüência, junto com a porção I.

Quando a **rotação lateral do úmero está combinada com a abdução**:
1) A porção II se contrai desde o início;
2) Enquanto as porções IV e V não atuam nem mesmo no final da abdução.

Quando a **rotação medial do úmero está combinada à abdução**: ocorre o contrário.

Resumindo, o músculo deltóide, ativo desde o início da abdução, pode realizar sozinho este movimento até atingir sua amplitude completa. Sua atividade máxima é aproximadamente 90° de abdução. Segundo Inman, neste ponto, sua força será igual a 8,2 vezes o peso do membro superior.

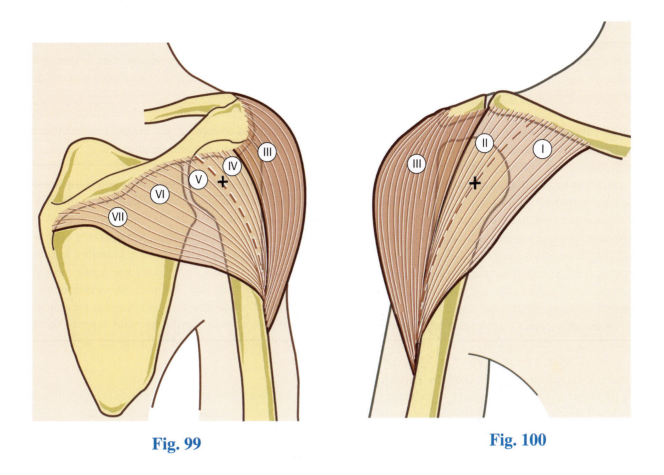

Fig. 99　　　　　　　　　　　　　　　　Fig. 100

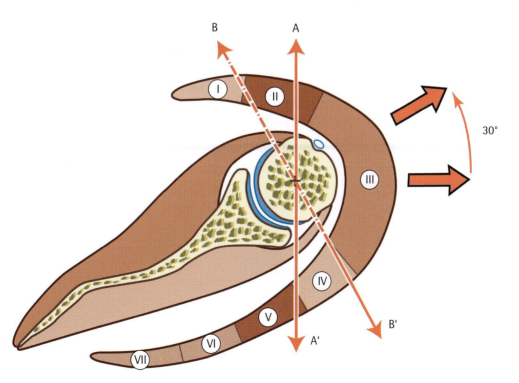

Fig. 101

Papel dos músculos rotadores

Além de desempenharem um papel importante, senão fundamental, na sinergia deltóide-supra-espinal, também parece que os outros músculos do manguito também são indispensáveis à eficácia do músculo deltóide (Inman). Na verdade, durante a abdução (Fig. 102), a decomposição da força do deltóide **D** dá origem a um componente longitudinal Dr que, subtraído do componente longitudinal **Pr** do peso **P** do membro superior (atuando no centro da gravidade), vai ser aplicado como a força **R** no centro da cabeça do úmero. Entretanto, esta força R pode ser, por sua vez, decomposta em uma força **Rc** que comprime a cabeça do úmero contra a cavidade glenoidal, e em Rl, mais forte, que a traciona, causando luxação para cima e para fora. Se os músculos rotadores (*infra-espinal, subescapular, redondo menor*) se contraírem, então, sua força total Rm irá se opor diretamente ao componente que causa a luxação Rl e a cabeça do úmero não sofrerá luxação para cima e para fora (Fig. 104). A força de abaixamento Rm dos músculos rotadores cria, portanto, com a força de elevação Dt do deltóide, um conjunto de rotação gerador da abdução. A força dos músculos rotadores atinge o máximo a 60° de abdução. A eletromiografia (Inman) confirma este ponto máximo de atividade para o músculo infra-espinal.

Papel do músculo *supra-espinal*

O músculo *supra-espinal* foi conhecido até o momento como sendo o iniciador da abdução. A ausência de atuação deste músculo por meio de bloqueio anestésico do nervo supra-escapular (B. Van Linge e J.-D. Mulder) permitiu mostrar que ele não é indispensável para a abdução mesmo no seu início: o deltóide é suficiente para se obter uma abdução completa.

Entretanto, em contrapartida, o músculo *supra-espinal* é capaz de sozinho determinar uma abdução de amplitude igual à do *deltóide* (experiência com estimulação elétrica de Duchene de Boulogne e observações clínicas de paralisia isolada do deltóide).

A eletromiografia revela que ele se contrai durante toda a amplitude da abdução e que sua atividade máxima ocorre a 90° de abdução, como no deltóide.

No início da abdução (Fig. 103), seu componente tangencial Et é proporcionalmente mais forte do que o do deltóide Dt, mas o seu braço de alavanca é mais curto. Seu componente radial Er comprime fortemente a cabeça do úmero contra a cavidade glenoidal e contribui fortemente para impedir sua luxação para cima sob a ação do componente radial Dr do deltóide. Além disso, desempenha um papel de coaptador idêntico ao dos músculos rotadores. Do mesmo modo, ao gerar tensão na parte superior da cápsula, se opõe à subluxação inferior da cabeça do úmero (Dautry e Gosset).

O *músculo supra-espinal* é, portanto, sinérgico aos outros músculos do manguito, os músculos rotadores. Este músculo auxilia o *deltóide* que, quando atua isoladamente, sofre rápida exaustão.

Resumindo, sua ação é às vezes **qualitativa** na coaptação articular e **quantitativa** na resistência e na força da abdução. Sua fisiologia simples se opõe à fisiologia complexa do deltóide. Além da função que lhe é atribuída de iniciador da abdução, ainda podemos dizer que este músculo é útil e eficaz sobretudo no início da abdução.

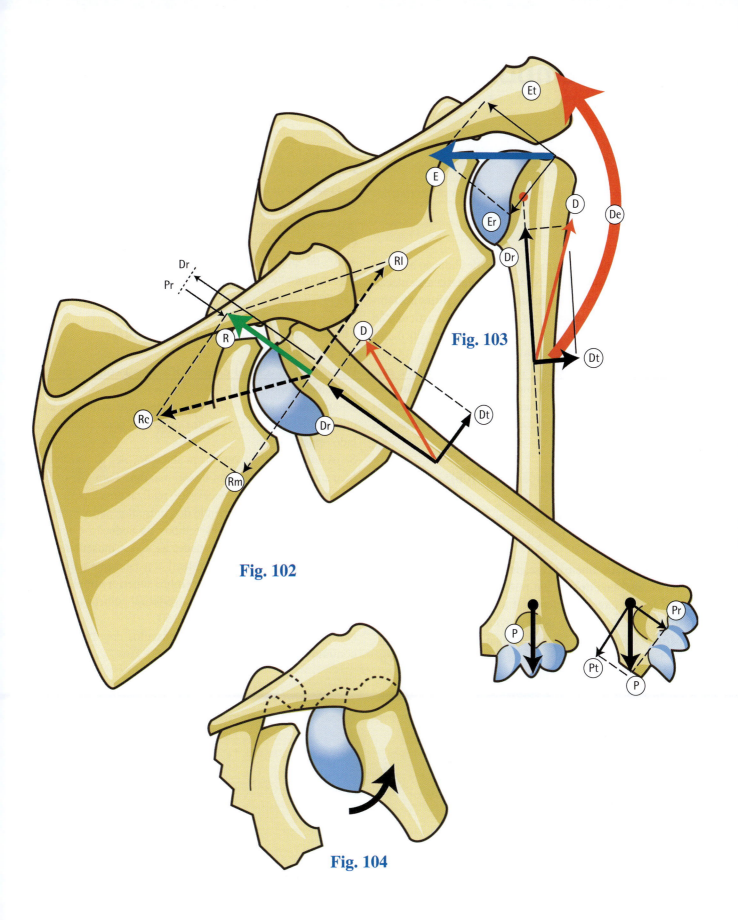

Fig. 102

Fig. 103

Fig. 104

Os três tempos da abdução

Primeiro tempo da abdução (Fig. 105): de 0° a 60°

Os músculos principais deste primeiro tempo são essencialmente:
- O *deltóide* 1;
- O *supra-espinal* 2.

Esses dois músculos formam o conjunto de abdução ao nível da articulação glenoumeral. Na verdade, é nesta articulação que começa o movimento de abdução. Este primeiro tempo termina aproximadamente a 90°, quando a articulação glenoumeral é bloqueada pelo choque do tubérculo maior contra a margem superior da cavidade glenoidal. A rotação lateral deslocando o tubérculo maior para trás retarda este bloqueio mecânico, assim como uma discreta flexão. Segundo Steindler, pode-se considerar que a abdução na flexão de 30°, no plano do corpo da escápula, é a verdadeira abdução fisiológica.

Segundo tempo da abdução (Fig. 106): de 60° a 120°

Com o bloqueio da articulação glenoumeral, a abdução só pode continuar graças à participação do cíngulo do membro superior:
- Movimento de sinete da escápula, rotação no sentido inverso dos ponteiros de um relógio (na escápula direita) que leva a cavidade glenoidal a se orientar para cima; diz-se que a amplitude deste movimento é de 60°.
- Movimento de rotação longitudinal, mecanicamente associado, nas articulações esternoclavicular e acromioclavicular, responsáveis cada uma por 30°.

Os músculos principais deste segundo tempo são:
- O *trapézio* 3 e 4;
- O *serrátil anterior* 5.

Esses músculos formam o conjunto de abdução na articulação escápulo-torácica.

O movimento é limitado até aproximadamente 150° (90° + 60° de amplitude do movimento de sinete da escápula) pela resistência dos músculos adutores: *latíssimo do dorso* e *peitoral maior*.

Terceiro tempo da abdução (Fig. 107): de 120° a 180°

Para atingir a vertical é necessário que a coluna vertebral participe do movimento.

Se apenas um braço estiver em abdução, é suficiente a inclinação lateral sob a ação dos músculos paravertebrais do lado oposto 6.

Se os dois braços estiverem em abdução, eles só conseguem ficar paralelos quando em flexão máxima. Para que os braços fiquem na vertical é necessário realizar uma hiperlordose lombar, que também depende dos músculos paravertebrais. Esta diferenciação em três tempos da abdução é naturalmente esquemática: na verdade, as ações musculares são integradas e "encadeadas"; é fácil constatar que a escápula começa a "girar" antes de o membro superior atingir 90° de abdução. Desse modo, a coluna vertebral começa a se inclinar antes de a abdução alcançar 150°.

No final da abdução, todos os músculos envolvidos estão contraídos.

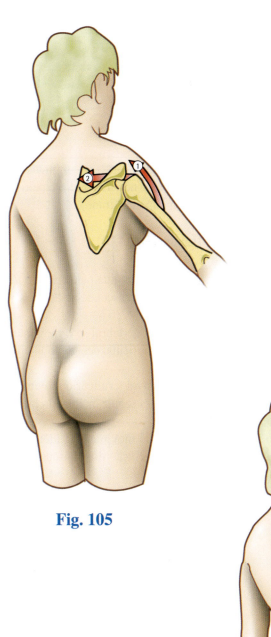

Fig. 105

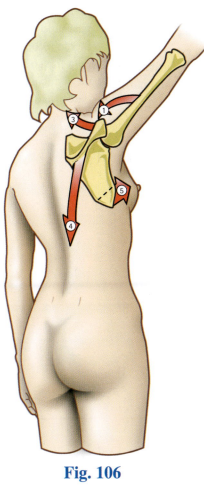

Fig. 106

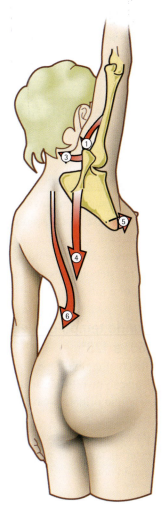

Fig. 107

Os três tempos da flexão

Primeiro tempo da flexão (Fig. 108): de 0° a 50°-60°

Os músculos motores deste primeiro tempo são:
- O feixe anterior, clavicular, do *deltóide* 1;
- O *coracobraquial* 2;
- O feixe superior, clavicular, do *peitoral maior* 3.

Esta flexão na articulação glenoumeral é limitada por dois fatores:
1) A tensão do ligamento coracoumeral;
2) A resistência dos músculos redondo menor, redondo maior e infra-espinal.

Segundo tempo da flexão (Fig. 109): de 60° a 120°

Utiliza o cíngulo do membro superior:
- Rotação de 60° da escápula através do movimento de sinete que orienta a cavidade glenoidal para cima e para a frente;
- Rotação axial, mecanicamente ativada, nas articulações esternoclavicular e acromioclavicular, cada uma participando com 30°.

Os músculos são os mesmos da abdução:
- O trapézio (não mostrado);
- O *serrátil anterior* 6.

Esta flexão na articulação escápulo-torácica é limitada pela resistência do *latíssimo do dorso* (não mostrado) e pelo feixe inferior do *peitoral maior* (não mostrado).

Terceiro tempo da flexão (Fig. 110): de 120° a 180°

A elevação do membro superior continua pela ação do *deltóide* 1, do *supra-espinal* 4, da parte ascendente do *trapézio* 5, do *serrátil anterior* 6.

É necessária a atuação da coluna vertebral se o movimento de flexão estiver bloqueado nas articulações glenoumeral e escápulo-torácica.

Se a flexão for unilateral, é possível terminar o movimento passando pela abdução máxima, a seguir inclinando lateralmente a coluna vertebral.

Se a flexão for bilateral, o final do movimento é idêntico ao da abdução com hiperlordose por ação dos músculos lombares (não mostrados).

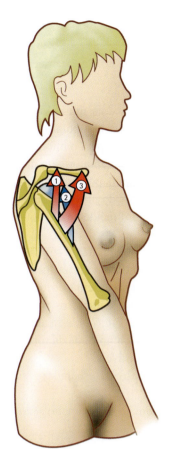

Fig. 108

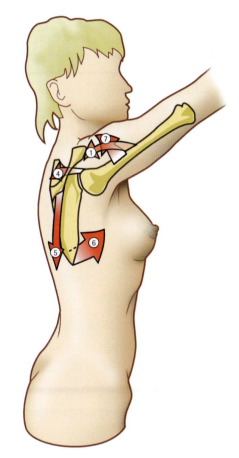

Fig. 109

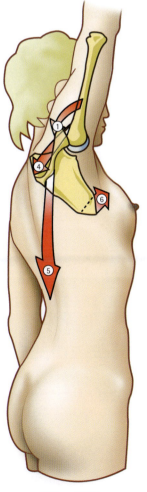

Fig. 110

69

Músculos rotadores

A vista esquemática da articulação escápulo-torácica (Fig. 111) mostra os músculo rotadores:
- **Rotadores mediais** (ver também Fig. 112)
    1) *Latíssimo do dorso* 1;
    2) *Redondo* maior 2;
    3) *Subescapular* 3;
    4) *Peitoral* maior 4.

- **Rotadores laterais** (ver também Fig. 113)
    5) *Infra-espinal* 5;
    6) *Redondo menor* 6.

Comparados ao número e à potência dos músculos rotadores mediais, os músculos rotadores laterais são fracos: entretanto, são indispensáveis para a boa utilização do membro superior, porque sozinhos conseguem afastar a mão da parte anterior do tronco e levá-la para a frente e para fora; este movimento de dentro para fora da mão direita é indispensável para que se possa escrever.

Vale observar que, embora esses dois músculos possuam uma inervação distinta (nervo supra-escapular para o músculo infra-espinal, nervo circunflexo para o músculo redondo menor), esses nervos compartilham a origem da mesma raiz (C5) do plexo braquial; portanto, podem ser paralisados simultaneamente nos estiramentos do plexo braquial causados por uma queda sobre o ombro (acidente de moto).

A rotação na articulação glenoumeral não é suficiente para explicar a amplitude da rotação do membro superior: é necessário adicionar as alterações na orientação da escápula (portanto, da cavidade glenoidal) durante os movimentos de translação lateral da escápula (Fig. 75); esta alteração na orientação de 40 a 45° aumenta a amplitude da rotação. São os seguintes os músculos responsáveis:
- Para a rotação lateral (adução da escápula) *rombóide, trapézio*;
- Para a rotação medial (abdução da escápula) *serrátil anterior* e *peitoral menor*.

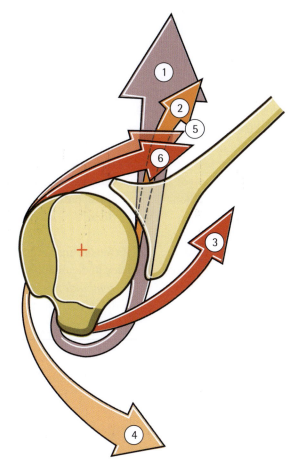

Fig. 111

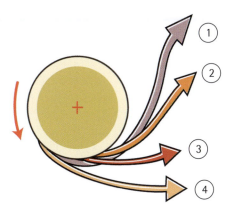

Fig. 112

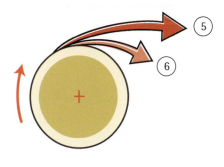

Fig. 113

71

A adução e a extensão

Os **músculos da adução** são mostrados na vista anterior (Fig. 114) e na vista póstero-lateral (Fig. 115). As legendas são comuns para o *redondo maior* **1**, *latíssimo do dorso* **2**, *peitoral maior* **3** e *rombóides* **4**.

No detalhe (Fig. 117): dois esquemas explicam o funcionamento de ambos os conjuntos musculares de adução:
- Fig. 117a. A ação sinérgica do conjunto *rombóide* **1** e *redondo maior* **2** é indispensável para a adução. Na verdade, se o *redondo maior* se contrair sozinho, com o membro superior oferecendo resistência à adução, será a escápula que vai girar sobre seu eixo, marcado com uma cruz. A contração do *rombóide* impede esta rotação e permite a ação de adução do *redondo maior*.
- Fig. 117b. A contração do *latíssimo do dorso* **3**, adutor muito potente, tende a causar luxação da cabeça do úmero para baixo (seta preta). O *tríceps braquial* **4**, que é discretamente adutor, ao se contrair simultaneamente, se opõe a essa luxação elevando a cabeça do úmero (seta branca). Ali também se observa uma relação de antagonismo-sinergia.

Os **músculos da extensão** são mostrados na vista póstero-lateral (Fig. 116): esta extensão ocorre em dois níveis:
1) **Extensão na articulação glenoumeral**
    - *redondo maior* **1**;
    - *redondo menor* **5**;
    - feixe posterior, espinal, do *deltóide* **6**, *latíssimo do dorso* **2**.

2) **Extensão na articulação escápulo-torácica**, através da adução da escápula:
    - *rombóide* **4**;
    - feixe médio, transversal, do *trapézio* **7**, *latíssimo do dorso* **2**.

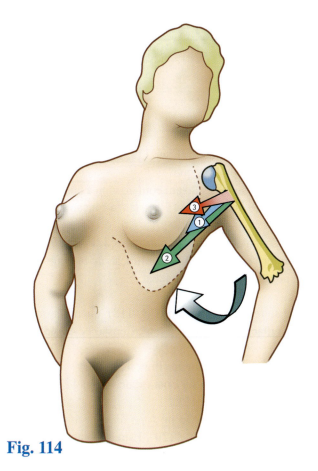

Fig. 114

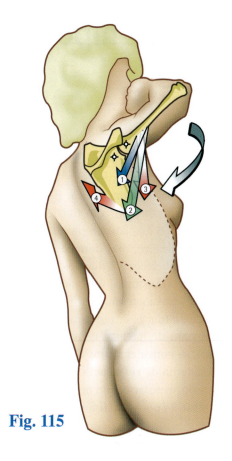

Fig. 115

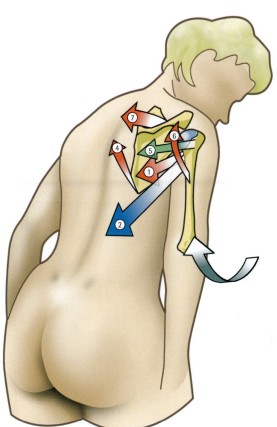

Fig. 116

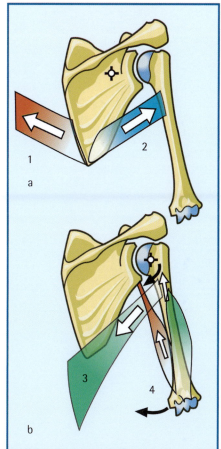

Fig. 117

73

A medida "hipocrática" da flexão e da abdução

Os médicos nem sempre tiveram a seu dispor os exames que existem atualmente, como radiografia, tomografia computadorizada ou ressonância magnética. Essas investigações avançadas são muito úteis e, com freqüência, indispensáveis para confirmar o diagnóstico ou estabelecer o local e a importância das lesões, mas durante o exame inicial, o médico precisa estabelecer um diagnóstico, uma avaliação, como na época de Hipócrates, fundador da Medicina, com base apenas nos seus cinco sentidos.

É possível avaliar a função de uma articulação sem o auxílio de um instrumento de medida, como um goniômetro (ou um compasso), **se considerarmos o corpo humano como seu próprio sistema de referência**. Este sistema consegue funcionar mesmo no deserto, sem nenhum aparelho técnico: **é preciso "voltar à época de Hipócrates"**!

Isto se aplica perfeitamente ao ombro.

No que se refere à **flexão** (Figs. 119, 120) e à **extensão** (Fig. 118), podemos lembrar que:
- Quando os dedos estão em contato com a boca (Fig. 119), a flexão do ombro é de **45°**. Esta é a função de alimentação;
- Quando a mão está no topo da cabeça (Fig. 120), a flexão do ombro é de **120°**. Esta é a função de higiene da cabeça, por exemplo, ao se pentear.

No que se refere à **extensão** (Fig. 118): quando a mão está na crista ilíaca, o ombro está em extensão de **40-45°**.

No que se refere à **abdução** (Figs. 121, 122):
- Quando a mão está na crista ilíaca (Fig. 121), o ombro está em abdução de **45°**;
- Quando os dedos estão no topo da cabeça (Fig. 122), a abdução do ombro é de **120°**. Esta é a função de higiene da cabeça, por exemplo, ao se pentear.

Este método é aplicável a praticamente todas as articulações, como veremos adiante.

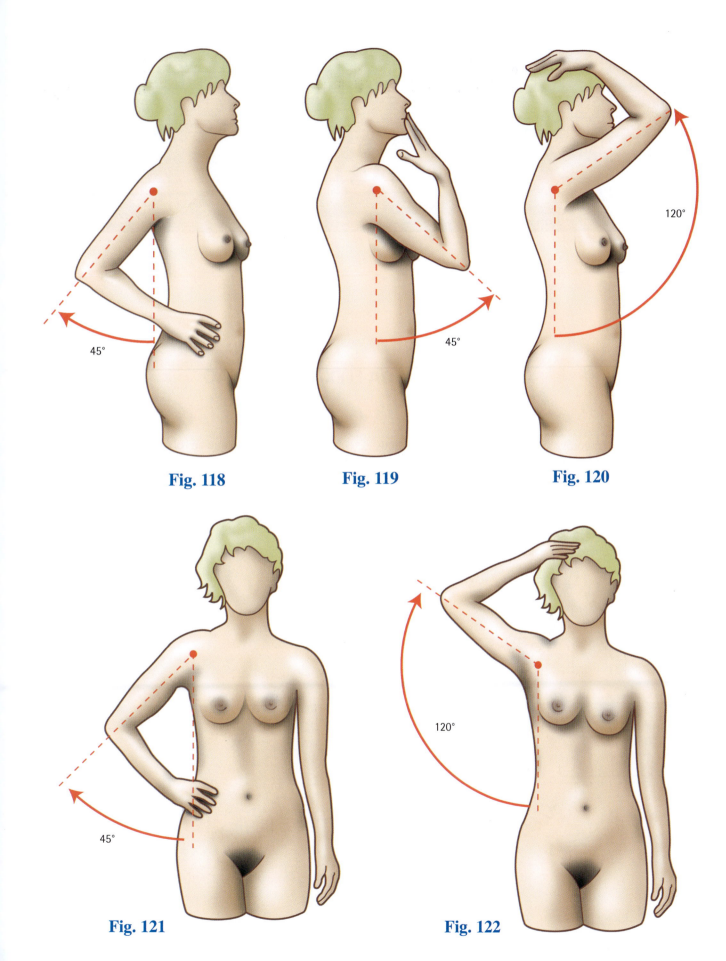

Fig. 118　　　　　Fig. 119　　　　　Fig. 120

Fig. 121　　　　　Fig. 122

Capítulo 2
O COTOVELO

A ARTICULAÇÃO DA FLEXÃO-EXTENSÃO

Anatomicamente, o cotovelo representa apenas uma articulação: efetivamente existe apenas uma cavidade articular.

Em contrapartida, em termos fisiológicos, existem **duas funções separadas**:
- **A flexão-extensão**, que exige a ação de duas articulações: a articulação umeroulnar e a articulação umerorradial;
- **A prono-supinação**, que envolve a articulação radiulnar proximal.

Neste capítulo discutiremos apenas a função de **flexão-extensão**.

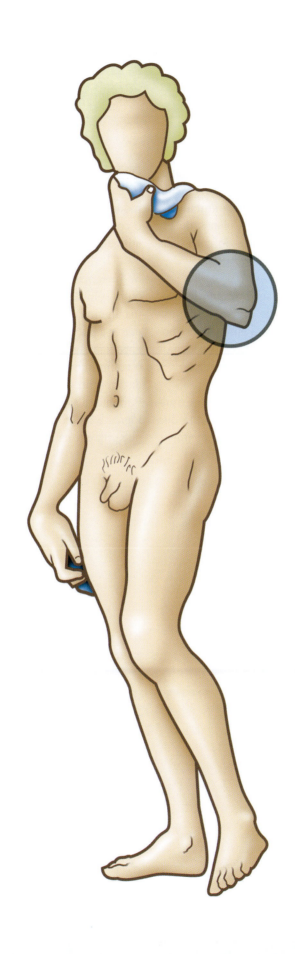

Função de afastamento e de aproximação da mão

O cotovelo é a **articulação intermediária** do membro superior: realiza a conexão mecânica entre o primeiro segmento – **o braço** – e o segundo – **o antebraço**. Esta articulação permite que o antebraço orientado nos três planos do espaço, graças ao ombro, aproxime ou afaste do corpo sua extremidade ativa: a mão.

A flexão do cotovelo permite que o ser humano leve os alimentos à boca. Os alimentos que são segurados em extensão-pronação (Fig. 1) são levados à boca por meio do movimento de flexão-supinação; portanto, neste caso podemos dizer que o bíceps braquial é o **músculo da alimentação**.

Assim, podemos afirmar que a flexão do cotovelo é fundamental para a **função da alimentação**; o indivíduo que apresenta bloqueio em extensão ou semi-extensão de ambos os cotovelos não será capaz de se alimentar sozinho.

O cotovelo forma com o braço e o antebraço um **compasso** (Fig. 2) que permite aproximar o punho P_1 do ombro E, de modo que praticamente entram em contato em P_2, enquanto o cotovelo é flexionado de C_1 até C_2. Dessa forma, a mão atinge facilmente a região deltóidea e a boca.

Se imaginarmos um **modelo de encaixe** (Fig. 3), em uma outra solução mecânica teórica, a mão não consegue de forma alguma chegar à boca porque a distância mínima entre a mão e a boca é o somatório do comprimento L do segmento encaixado no tubo de encaixe. É preciso considerar também o comprimento mínimo e necessário para manter a rigidez da armação.

Portanto, a **solução do "compasso"** para o cotovelo é mais lógica e melhor do que a **solução de encaixe**, supondo-se que esta última fosse biologicamente possível.

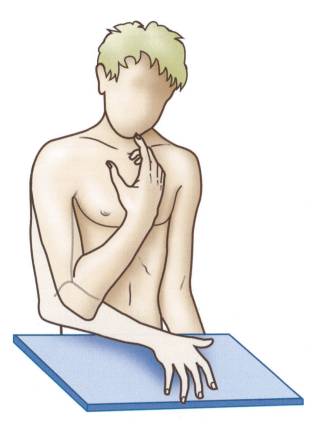

Fig. 1

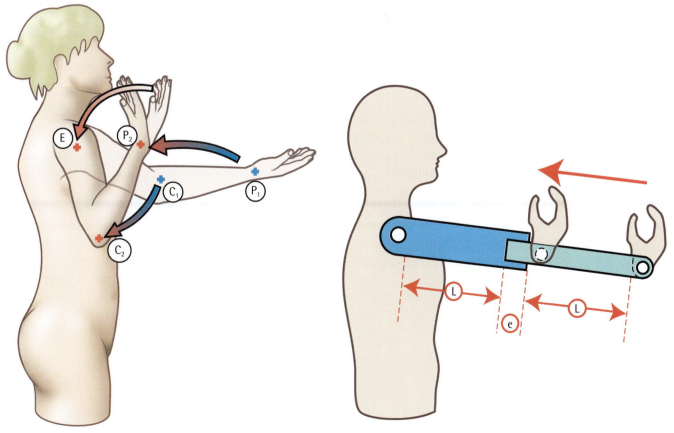

Fig. 2

Fig. 3

As superfícies articulares

Ao nível da extremidade distal do úmero existem duas superfícies articulares (Fig. 4 segundo Rouvière):
- A **tróclea do úmero 2** na forma de roldana ou carretel (Fig. 4), com um sulco **1** localizado no plano sagital, circundado por duas faces **2** convexas;
- O **capítulo do úmero**, superfície esférica **3** lateral à tróclea.

O conjunto capítulo-tróclea pode ser comparado (Fig. 5) à associação de um carretel e uma bola, colocados em um mesmo eixo T. Este eixo representa – na primeira aproximação – **o eixo de flexão-extensão do cotovelo**. Duas observações devem ser mencionadas:
- **O capítulo não é uma esfera completa, mas um hemisfério** (porção anterior da esfera) localizado adiante na extremidade inferior do úmero, se articulando com a cabeça do rádio. Conseqüência: o capítulo, ao contrário da tróclea, não está presente na porção posterior; termina na extremidade inferior do osso sem voltar-se para trás. Esta superfície não permite apenas a flexão-extensão, mas também a rotação longitudinal ao redor do eixo L (seta azul);
- Entre o capítulo e a tróclea (Fig. 5) existe uma zona de transição **4**, um **sulco capítulo-troclear** (Fig. 4) em forma de cone cuja grande base se apóia sobre a face lateral da tróclea. Nós veremos a utilidade da área capítulo-troclear.

Esta ilustração (Fig. 5) explica que a parte medial da articulação apresenta apenas um grau de liberdade – a flexão-extensão –, enquanto a parte lateral apresenta dois graus de liberdade: **flexão-extensão e rotação longitudinal**.

Na extremidade superior de ambos os ossos do antebraço estão localizadas duas superfícies correspondentes:
1) **A incisura troclear** (Fig. 4), que se articula com a tróclea; portanto, com formato oposto, isto é, apresenta uma crista longitudinal **10** que termina na extremidade do olécrano **11** e embaixo na extremidade do processo coronóide **12**; a cada lado dessa crista, que corresponde a um sulco na tróclea, encontramos duas superfícies **13** que correspondem às faces da tróclea. A forma geral desta superfície articular é comparável à superfície de um segmento de uma folha ondulada (seta vermelha dupla): uma dobra **10** e dois sulcos **11**;
2) **A fóvea articular** (Fig. 4), superfície superior da cabeça do rádio, cuja concavidade 14 apresenta a mesma curvatura do capítulo 3 sobre o qual se adapta. A fóvea articular é limitada pela circunferência articular 15 que se articula com a zona capítulo-troclear **4**.

Juntas, essas duas superfícies formam uma única, graças ao ligamento anular do rádio 16 que as mantém uma contra a outra.

O encaixe das superfícies articulares pode ser observado anteriormente (Fig. 6) e posteriormente (Fig. 7). A vista anterior (Fig. 6: à direita) mostra a fossa coronóidea **5** acima da tróclea, a fossa radial **6**, o epicôndilo medial **7** e o epicôndilo lateral **8**.

A vista posterior (Fig. 7: à esquerda) mostra a fossa do olécrano **21**, que abriga a extremidade do olécrano **11**.

No **corte frontal da articulação** (Fig. 8, segundo Testut), observa-se que a cápsula **17** forma uma única cavidade articular para as duas articulações funcionais (Fig. 9: corte esquemático):
1) **A articulação da flexão-extensão** (em azul-claro) com o espaço trócleo-ulnar **18** (Fig. 8) e o espaço capítulo-radial **19**;
2) **A articulação radiulnar proximal 20** (em azul-escuro) para a prono-supinação, completada pelo ligamento anular **16**.

Além disso, podemos visualizar a extremidade do olécrano **11** na fossa do olécrano durante a extensão.

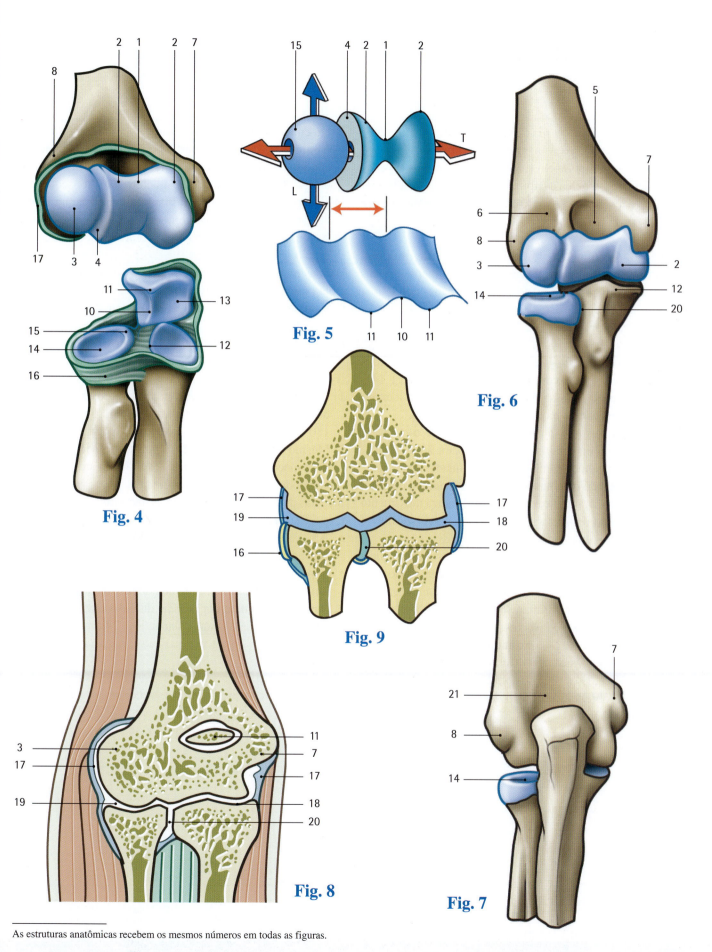

Fig. 4

Fig. 5

Fig. 6

Fig. 7

Fig. 8

Fig. 9

As estruturas anatômicas recebem os mesmos números em todas as figuras.

O côndilo do úmero

O **côndilo do úmero** é a sua extremidade inferior (Figs. 13: vista posterior e 14: vista anterior), que é pressionada continuamente e que suporta em sua margem inferior as superfícies articulares, **tróclea e capítulo**. É importante conhecer a estrutura e a forma do côndilo do úmero para compreender a fisiologia do cotovelo.

1) O côndilo do úmero apresenta a **estrutura de uma forquilha**, suportando entre seus dois ramos o eixo das superfícies articulares (Fig. 15), mais ou menos como uma forquilha de bicicleta.

Na verdade, na sua porção média, o côndilo do úmero apresenta duas depressões:
- Anteriormente, a **fossa coronóidea**, que recebe a extremidade do processo coronóide na flexão (Figs. 12 e 14);
- Posteriormente, a **fossa do olécrano**, que recebe a extremidade do olécrano na extensão (Figs. 10 e 13).

Essas duas fossas são indispensáveis para que o cotovelo apresente a amplitude normal de flexão-extensão: essas fossas retardam o momento em que as extremidades dos processos coronóide e do olécrano vão se chocar contra o côndilo. Sem elas, a incisura troclear da ulna, que realiza movimento de 180°, poderia realizar apenas um curto percurso sobre a tróclea, ao redor da posição mediana (Fig. 23).

Ocasionalmente, essas duas fossas são tão profundas que a delicada lamela óssea que as separa é perfurada; então, elas se comunicam entre si como uma forquilha de bicicleta.

De qualquer forma, a estrutura sólida do côndilo do úmero está situada de cada lado das fossas, formando dois pilares divergentes (Figs. 13, 14, 15), que terminam nos epicôndilos medial e lateral, sustentando entre si o conjunto articular capítulo-tróclea. Essa estrutura em forquilha torna delicada a redução e, sobretudo, a fixação das fraturas na extremidade distal do úmero.

2) No conjunto, o côndilo do úmero está **inclinado para a frente** (Fig. 16: vista de perfil dos dois ossos). O plano do côndilo do úmero forma um ângulo de 45° com o eixo da diáfise. Esta configuração resulta em uma conseqüência mecânica: a tróclea está situada totalmente para a frente do eixo da diáfise. É isto que se deve visualizar em um Rx de perfil após a redução das fraturas do côndilo do úmero.

Da mesma forma, a incisura troclear, orientada para a frente e para cima, seguindo um eixo inclinado a 45° na horizontal, também está situada totalmente à frente do eixo da diáfise da ulna (Fig. 16).

Essa inclinação das superfícies articulares para a frente e sua orientação em 45° favorecem a flexão por dois motivos (Fig. 21):

1) O choque do processo coronóide só ocorre quando os dois ossos estão praticamente paralelos (flexão teórica: 180°);
2) Mesmo em flexão completa, observa-se a persistência de um espaço (seta dupla) entre os dois ossos, que permite a acomodação das massas musculares.

Se essas duas condições mecânicas não estiverem presentes (Fig. 22), será fácil observar que:
- A flexão estará limitada a 90° pelo contato do processo coronóide (Fig. 23);
- Supondo-se que este contato não existisse, por causa de uma perfuração importante no côndilo, os dois ossos entrariam em contato por ocasião da flexão, sem deixar espaço para as massas musculares (Fig. 24).

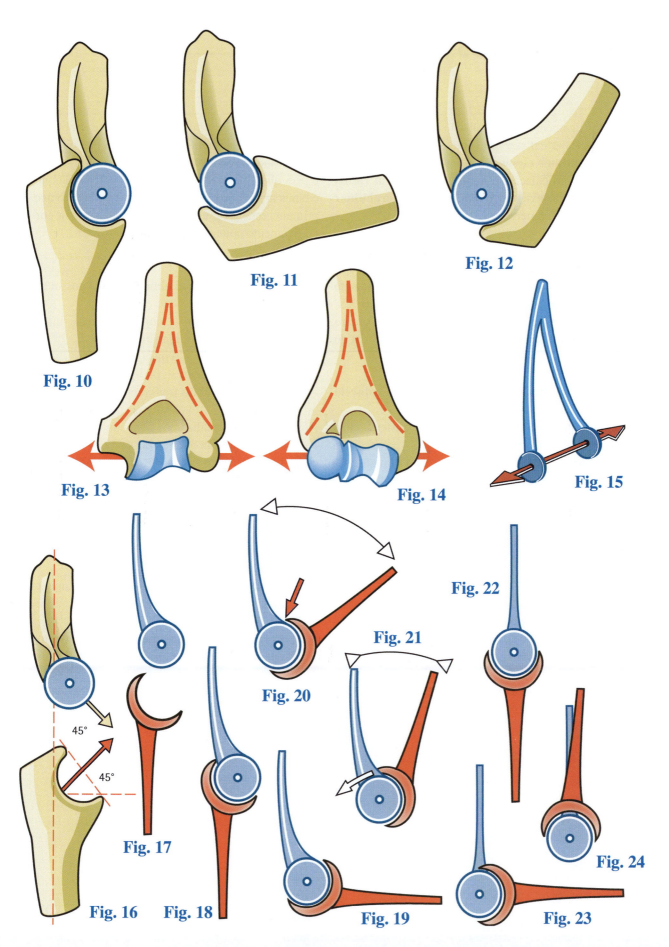

Os ligamentos do cotovelo

A função dos ligamentos da articulação do cotovelo é manter as superfícies articulares em contato e orientar o movimento. Os ligamentos são os verdadeiros apoios, dispostos de cada lado da articulação: o **ligamento colateral radial** (Fig. 25, segundo Rouvière) e o **ligamento colateral ulnar** (Fig. 26, segundo Rouvière).

Juntos, apresentam a forma de um leque fibroso que se estende desde uma das duas projeções pararticulares – epicôndilo lateral e epicôndilo medial – cujo vértice se fixa em um ponto que corresponde aproximadamente ao eixo XX' da flexão-extensão (Fig. 27, segundo Rouvière), até o contorno da incisura troclear da ulna, onde se insere a borda do leque.

Podemos então imaginar o **modelo mecânico do cotovelo** (Fig. 28):
- Em cima, a forquilha do côndilo do úmero, sustentando a roldana articular;
- Embaixo, um semi-anel (incisura troclear) forma a alavanca do antebraço e se encaixa na roldana;
- O sistema de ligamentos é representado por dois cabos (em verde), que formam a "haste" que representa o antebraço e que se ligam às duas extremidades do eixo XX' da roldana.

É fácil entender que esses "tensores" laterais têm um duplo papel (Fig. 29):
- Manter o semi-anel encaixado na roldana (coaptação articular);
- Impedir qualquer movimento de lateralidade.

O rompimento de um dos cabos, por exemplo, o medial (seta verde) é suficiente (Fig. 30) para que os movimentos de lateralidade ocorram para o lado oposto (seta vermelha) e para que as superfícies articulares percam o contato; este é o mecanismo habitual de luxação do cotovelo que, no seu primeiro estágio, é uma entorse grave causada por ruptura do ligamento colateral radial.

Nas figuras:
- O **ligamento colateral ulnar (L.C.U.)** possui três feixes (Fig. 25):
  1) **Um feixe anterior 1**, cujas fibras mais anteriores reforçam (Fig. 27) o ligamento anular **2**;
  2) **Um feixe médio 3**, o mais forte;
  3) **Um feixe posterior 4**, ou ligamento de Bardinet,* reforçado pelas fibras transversais do ligamento de Cooper.*

Neste esquema visualizamos também: o epicôndilo medial **6**, de onde se origina o leque do L.C.U. – o olécrano **7** – a corda oblíqua (de Weitbrecht)* **8** – o tendão do bíceps **9**, inserido na tuberosidade do rádio;

- O **ligamento colateral radial (L.C.R.)** (Fig. 26) também é formado por três feixes que saem do epicôndilo lateral **13**:
  1) **Um feixe anterior 10** que reforça o ligamento anular na frente;
  2) **Um feixe médio 11** que reforça o ligamento anular atrás;
  3) **Um feixe posterior 12**.
- A **cápsula** é reforçada na frente pelo ligamento anterior **14** e pelo ligamento oblíquo anterior **15**. A cápsula é reforçada atrás pelas fibras transversais umeroumerais e pelas fibras umeroolecranianas.

---

*N.R.T.: Esses três epônimos, bem como os ligamentos de reforço da cápsula, não são listados pela FCAT, embora sejam empregados por diversos autores.

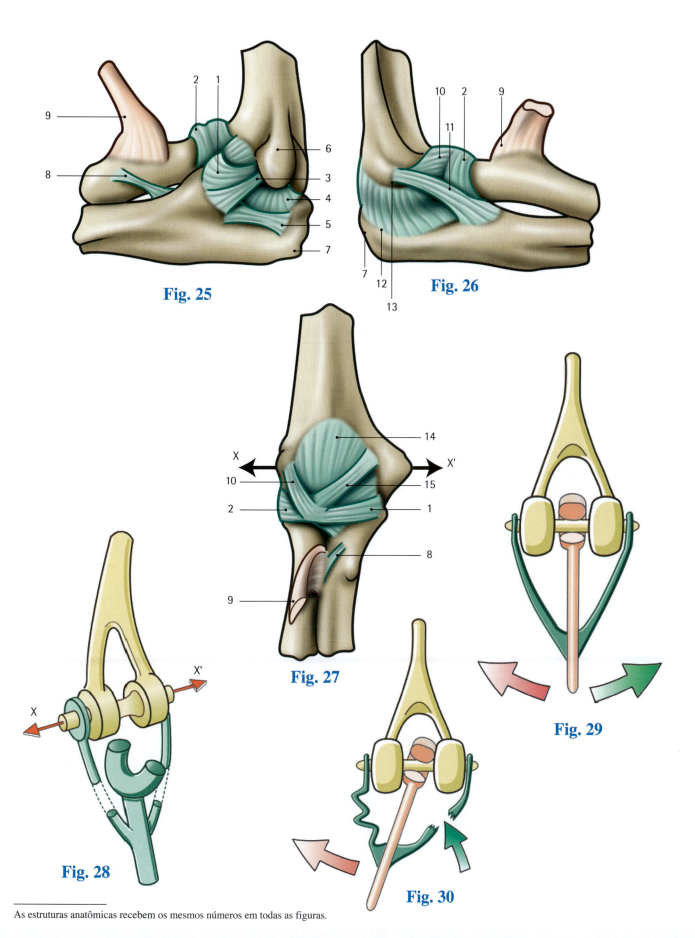

Fig. 25 Fig. 26 Fig. 27 Fig. 28 Fig. 29 Fig. 30

As estruturas anatômicas recebem os mesmos números em todas as figuras.

A cabeça do rádio

A forma da cabeça do rádio é totalmente condicionada por sua função articular.
- **Função de rotação axial** (ver adiante: *prono-supinação*): a torna consideravelmente cilíndrica;
- **Função de flexão-extensão ao redor do eixo XX' do capítulo:**
  – A cabeça do rádio deve primeiro se adaptar (Fig. 31) à forma esférica do capítulo do úmero **A**: sua face superior **B** é, portanto, côncava, esta é a **fóvea articular do rádio**. Para isso será suficiente retirar **C**, uma calota esférica, cujo raio de curvatura é igual ao do capítulo; por ocasião da prono-supinação a fóvea articular do rádio pode, portanto, girar sobre o côndilo do úmero independentemente do grau de flexão-extensão do cotovelo;
  – Contudo, o capítulo do úmero é ladeado (Fig. 32), no interior, por uma superfície tronco-cônica, **a zona capítulo-troclear A**, de modo que a adaptação da cabeça do rádio durante a flexão-extensão exige a abrasão de uma extremidade **C** da parte medial de sua circunferência articular, como se um plano **B** tangente ao tronco do cone tivesse retirado uma porção da margem da sua cúpula;
  – Por fim, a cabeça do rádio simplesmente desliza sobre o capítulo e sobre a zona capítulo-troclear girando ao redor do eixo XX'. Ao mesmo tempo, a cabeça do rádio pode girar sobre seu eixo vertical (Fig. 33) durante a prono-supinação **B**: a espessura desigual esculpida na circunferência articular **C** se estende, portanto, sobre uma porção da mesma, como se durante esta rotação **B** uma navalha tivesse retirado uma apara da margem.

Relações articulares da fóvea articular do rádio nas posições extremas:
- **Em extensão completa** (Fig. 34), apenas a porção anterior da fóvea se articula com o capítulo; na verdade, a superfície cartilaginosa do côndilo pára ao nível do limite inferior e não se volta para trás;
- **Em flexão completa** (Fig. 35), a circunferência da cabeça do rádio ultrapassa a superfície do capítulo e se introduz na fossa radial (Fig. 6), muito menos profunda que a fossa coronóidea.

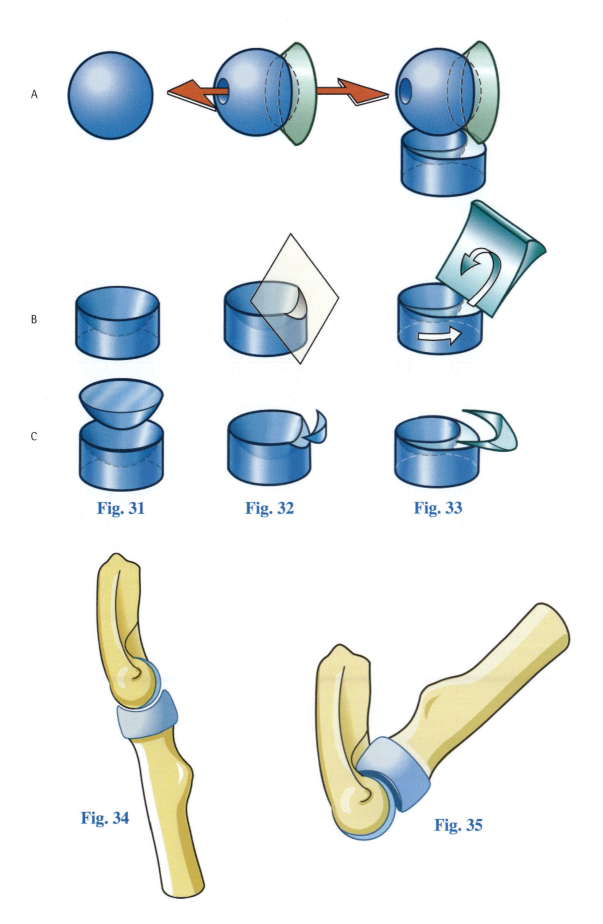

Fig. 31 Fig. 32 Fig. 33

Fig. 34 Fig. 35

A tróclea do úmero

Quando o úmero está em extensão total, o eixo do antebraço forma um ângulo obtuso com o eixo do braço. Este ângulo não prolonga exatamente o ângulo do braço. Este ângulo, notavelmente acentuado nas mulheres (Fig. 36), é denominado **valgo fisiológico do cotovelo** ou **ulna valga**.
Este ângulo depende da inclinação do sulco da tróclea que não está situado, conforme já mencionado (pág. 86), no plano sagital. A realidade é um pouco mais complexa. Na verdade, o sulco da tróclea não é vertical, mas oblíquo; além disso, esta obliqüidade apresenta variação individual. As figuras (Figs. 39 a 43) resumem essas eventuais diferenças e todas as suas conseqüências fisiológicas.

Caso mais freqüente (distribuição superior A)

- **Vista frontal** (Fig. 39: vista anterior da tróclea), o sulco é vertical (seta preta): na vista posterior (Fig. 40), a porção posterior do sulco é oblíqua para baixo e para fora (seta preta).
- **No conjunto** (Fig. 41) o sulco da tróclea gira em espiral ao redor do eixo, como é mostrado na figura com as variações do eixo (Fig. 37). Ao nível fisiológico são observadas as seguintes conseqüências:
- **Na extensão** (Fig. 42) (diagrama sugerido por Roud), é a porção posterior do sulco que está em contato com a incisura troclear; portanto, sua inclinação se prolonga no eixo do antebraço, tornando o antebraço discretamente oblíquo para baixo e para fora com o eixo não prolongando o do braço, formando com este o **ângulo de valgo fisiológico** (Figs. 36 e 37);
- **Na flexão** é a porção anterior do sulco que determina a direção do antebraço; como esta parte do sulco é vertical, o antebraço vai se projetar exatamente adiante do braço na flexão (Fig. 43).

Caso menos freqüente (distribuição mediana B)

- **Vista frontal** (Fig. 39), o sulco da tróclea é oblíquo para cima e para fora. A porção posterior do sulco (Fig. 40) é oblíqua para baixo e para fora.
- **No conjunto** (Fig. 41), o sulco exibe uma verdadeira espiral ao redor do eixo.

- **Na extensão** (Fig. 42), a obliqüidade é para baixo e para fora do antebraço; é a **ulna valga fisiológica**, como no caso anterior.
- **Na flexão** (Fig. 43), a obliqüidade da porção anterior do sulco determina a obliqüidade do antebraço que projeta discretamente para fora do braço.

Caso raro (distribuição inferior C)

- **Vista frontal** (Fig. 39), o sulco da tróclea é oblíquo para cima e para dentro.

A porção posterior do sulco (Fig. 40) é oblíqua para baixo e para fora.

- **No conjunto** (Fig. 41), o sulco da tróclea exibe um círculo cujo plano é oblíquo para baixo e para fora, ou uma espiral muito fechada e inclinada para dentro. As conseqüências fisiológicas são as seguintes:
    - **Na extensão** (Fig. 42): valgo fisiológico;
    - **Na flexão** (Fig. 43): o antebraço vai se projetar medialmente ao braço.

Outra conseqüência dessa forma espiralada do sulco é que não existe um eixo da tróclea, mas uma seqüência de eixos instantâneos entre as duas posições extremas (Fig. 37):

- **Um eixo na flexão** f: é perpendicular à direção do antebraço flexionado F (nós mostramos o caso mais freqüente);
- **Um eixo na extensão** e: é perpendicular ao eixo do antebraço estendido E.

A direção do eixo de flexão-extensão varia de forma contínua entre essas duas posições extremas durante os movimentos de flexão-extensão do cotovelo; diz-se que o eixo é evolutivo, com toda uma série de **eixos instantâneos** entre as duas posições extremas e e f relacionadas ao esqueleto (Fig. 38).

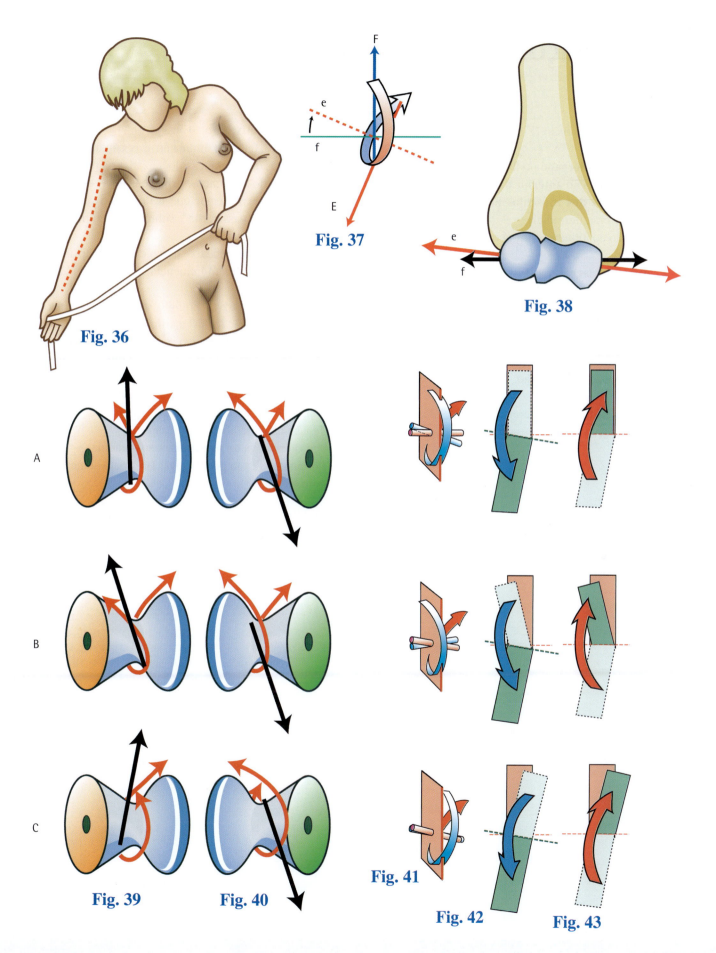

As limitações da flexão-extensão

A **limitação da extensão** (Fig. 44) é decorrente de três fatores:
1) O **encaixe do olécrano** no fundo da fossa do olécrano;
2) **Tensão na porção anterior da cápsula articular**;
3) A **resistência dos músculos flexores** (bíceps braquial, braquial e braquiorradial).

Se a extensão continuar, ocorrerá o rompimento de um desses freios:
- **Fratura do olécrano** 1 (Fig. 45), seguida por laceração da cápsula 2;
- O olécrano 1 resiste (Fig. 46), mas a cápsula 2 e os ligamentos se rompem, ocorrendo luxação posterior 3 do cotovelo. Em geral, os músculos permanecem intactos. Em contrapartida, a artéria braquial pode se romper ou, no mínimo, sofrer contusão.

A **limitação da flexão** é diferente, dependendo de a flexão ser ativa ou passiva.

Se a flexão for ativa (Fig. 47):
- O primeiro fator de limitação é o contato das massas musculares (setas brancas) localizadas na porção anterior do braço e do antebraço, enrijecidas pela contração. Este mecanismo explica por que a flexão ativa dificilmente consegue ultrapassar 145°, sobretudo se o indivíduo for muito musculoso;
- Os outros fatores, encaixe ósseo e tensão capsular, praticamente não exercem influência.

Se a flexão for passiva (Fig. 48) sob a ação de uma força (seta vermelha) que "fecha" a articulação:
- As massas musculares não contraídas podem se comprimir umas contra as outras e a flexão ultrapassa 145°;
- É, então, que surgem outros fatores de limitação;
- Encaixe da cabeça do rádio na fossa radial e do processo coronóide na fossa coronóidea;
- Tensão na parte posterior da cápsula;
- Tensão passiva do músculo tríceps braquial;
- Portanto, a flexão pode atingir **160°** pelo aumento do ângulo a (Fig. 47).

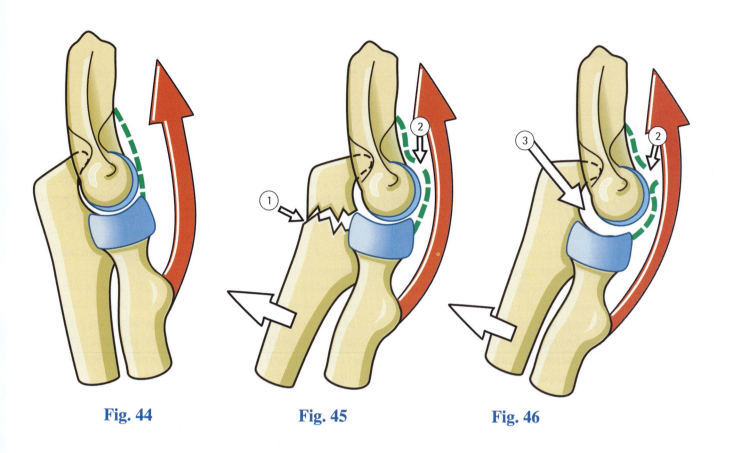

Fig. 44　　　　Fig. 45　　　　Fig. 46

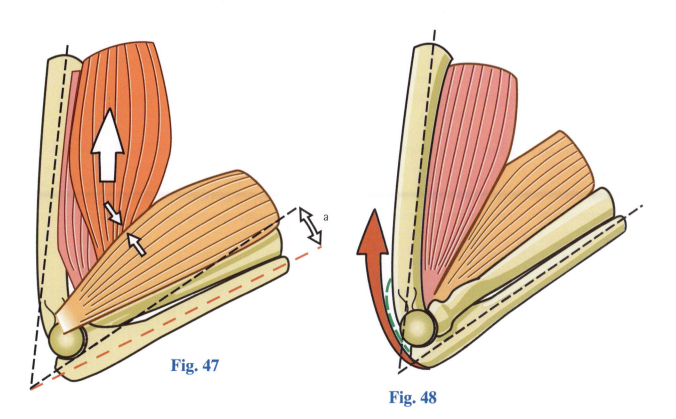

Fig. 47

Fig. 48

Os músculos da flexão

Os músculos da flexão do cotovelo são **três**:
1) O *músculo braquial* 1, que se estende desde a tuberosidade da ulna até a face anterior do úmero (Fig. 49); monoarticular, é exclusivamente flexor do cotovelo, sendo um dos raros músculos do corpo que tem apenas uma função;
2) O *músculo braquiorradial* 2, que se estende desde o processo estilóide do rádio até a margem lateral do úmero (Fig. 49); seu principal papel é a flexão do cotovelo. De forma acessória e apenas em pronação extrema, este músculo realiza supinação; este músculo chega a ser pronador com o antebraço em supinação extrema;
3) O *músculo bíceps braquial* 3 é o principal músculo flexor (Fig. 50). Sua inserção inferior é na tuberosidade do rádio. Suas inserções superiores não se situam no úmero (é, portanto, um músculo biarticular), mas sim, na escápula por meio de **duas cabeças**:
 – A cabeça longa 4 inserida no tubérculo supraglenoidal da escápula após atravessar a articulação (Capítulo 1: O ombro);
 – A cabeça curta 5 inserida no processo coracóide.

Por meio de suas duas inserções superiores, o músculo bíceps braquial funciona na coaptação do ombro e como abdutor através de sua porção longa.

Sua principal função é a flexão do cotovelo.

Sua ação secundária, mas importante, é a supinação (Capítulo 3: A prono-supinação). A supinação é máxima com o cotovelo em flexão a 90°.

Com o cotovelo em flexão, observa-se uma ação de luxação no rádio (pág. 102).

A eficácia dos músculos de flexão é máxima com o cotovelo em flexão de 90°.

Na verdade, quando o cotovelo está estendido (Fig. 51), a direção da força muscular é quase paralela (seta rosa) à direção do braço de alavanca. O componente centrípeto C dirigido para o centro da articulação é preponderante, mas ineficaz. O componente tangencial ou transversal T, o único eficaz, é relativamente fraco, quase nulo, se a extensão for completa.

Em contrapartida, na meia flexão (Fig. 52), a força muscular torna-se perpendicular à direção do braço da alavanca (seta rosa: bíceps braquial, seta verde: braquiorradial), o componente centrípeto torna-se nulo e o componente tangencial se confunde com a própria força muscular: portanto, toda a força muscular é utilizada para a flexão.

O ângulo de eficácia máxima é de 80 a 90° no caso do bíceps braquial.

No músculo *braquiorradial*, aos 90° a força muscular ainda não é suficiente para ser confundida com o componente tangencial; isto só ocorre com ângulo de 100 a 110°; portanto, em flexão mais acentuada do que no caso do bíceps.

A ação dos músculos flexores ocorre de acordo com o diagrama das alavancas do terceiro tipo. Portanto, a ação favorece a amplitude e a rapidez dos movimentos em detrimento de sua força.

Existem músculos flexores secundários:
- O *músculo extensor radial longo do carpo*: abaixo do braquiorradial;
- O *músculo ancôneo* 6 (Fig. 49), principal estabilizador lateral ativo do cotovelo;
- O *músculo pronador redondo:* sua retração durante a síndrome de Volkmann forma uma corda que impede a extensão completa do cotovelo.

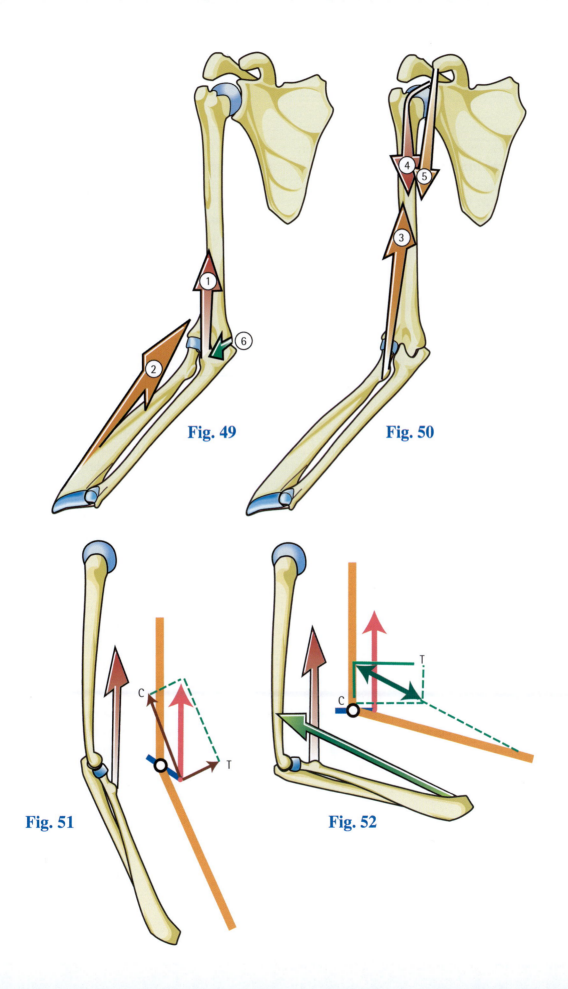

Fig. 49

Fig. 50

Fig. 51

Fig. 52

Os músculos da extensão

A extensão do cotovelo é devida praticamente à ação de um único músculo, o **tríceps braquial** (Figs. 53 e 54). Efetivamente (Fig. 60), a ação do *ancôneo* **4**, considerada significativa por Duchenne de Boulogne, é ínfima ao nível fisiológico por causa da fraqueza de seu momento de ação. Entretanto, alguns lhe atribuem um papel de estabilizador lateral ativo do cotovelo.

O músculo tríceps *braquial* (Fig. 53: vista posterior e Fig. 54: vista lateral) é formado por **três ventres musculares** que terminam em um único tendão comum fixado ao olécrano.

Os três ventres musculares do tríceps apresentam inserção superior diferente:
- A *cabeça medial* **1** se fixa na face posterior do úmero abaixo do sulco do nervo radial;
- A *cabeça lateral* **2** se fixa na margem lateral da diáfise do úmero, basicamente acima do sulco do nervo radial;

Portanto, esses dois músculos são **monoarticulares**.
- A *cabeça longa* **3** não está inserida no úmero, mas sim na escápula, ao nível do tubérculo infraglenoidal: esta porção é, portanto, um **músculo biarticular**.

A eficácia do músculo tríceps braquial varia de acordo com o grau de flexão do cotovelo:
- **Na extensão completa** (Fig. 55), a força muscular se divide em um componente centrífugo **C**, que apresenta tendência a causar luxação posterior do rádio e um componente tangencial ou transversal **T**, o único eficaz, que é preponderante;
- **Na flexão discreta** (Fig. 56), entre 20° e 30°, o componente radial (ou centrípeto) é anulado, e o componente eficácia é confundido com a força muscular: é nesta posição que o músculo apresenta eficácia máxima;
- Conseqüentemente (Fig. 57), quanto mais a flexão aumenta mais diminui a eficácia do componente **T** em benefício do componente centrípeto **C**;

- **Na flexão completa** (Fig. 58), o tendão tricipital se reflete sobre a face superior do olécrano como sobre uma roldana; isto contribui para compensar sua perda de eficácia. Por outro lado, as fibras musculares estão em estado de tensão máxima, sua força de contração está aumentada, o que é outro fator de compensação.

A **eficácia da porção longa do tríceps** e, conseqüentemente, a de todo o músculo tríceps braquial, também depende da posição do ombro: isto é resultado de sua natureza biarticular (Fig. 59).

É fácil constatar que a distância que separa os dois pontos de inserção da porção longa é maior na posição de flexão a 90° do ombro do que na posição vertical do braço (o cotovelo permanecendo no mesmo grau de flexão). Na verdade, os centros dos dois círculos 1 e 2 percorridos pelo úmero **1** e pela porção longa do tríceps **2** estão desalinhados. Se o comprimento do músculo tríceps permanecer inalterado, em 0', e se o olécrano estiver em 0_2, obrigatoriamente o músculo deverá se estender passivamente da distância 0'-0_2.

Portanto, a força do músculo tríceps braquial é **maior** quando o ombro está em flexão (alguns diriam anteposição). Dessa forma, a porção longa do tríceps transfere para a extensão do cotovelo uma parte da força dos músculos flexores do ombro (feixes claviculares dos músculos peitoral maior e deltóide), que é uma das ações dos músculos biarticulares. A força também é maior no movimento que associa a extensão do cotovelo com a extensão do ombro (a partir da posição de flexão a 90°), por exemplo, o movimento do lenhador cortando lenha com um machado.

Pelo mesmo motivo, a força do músculo tríceps braquial é aumentada pela flexão do ombro que exerce tensão prévia na porção longa do tríceps. Portanto, o ato de dar um soco para a frente é mais eficaz, devido à transferência de uma parte da força dos músculos flexores do ombro para o cotovelo.

Não podemos esquecer que a porção longa do tríceps forma com o latíssimo do dorso um conjunto de adução do ombro.

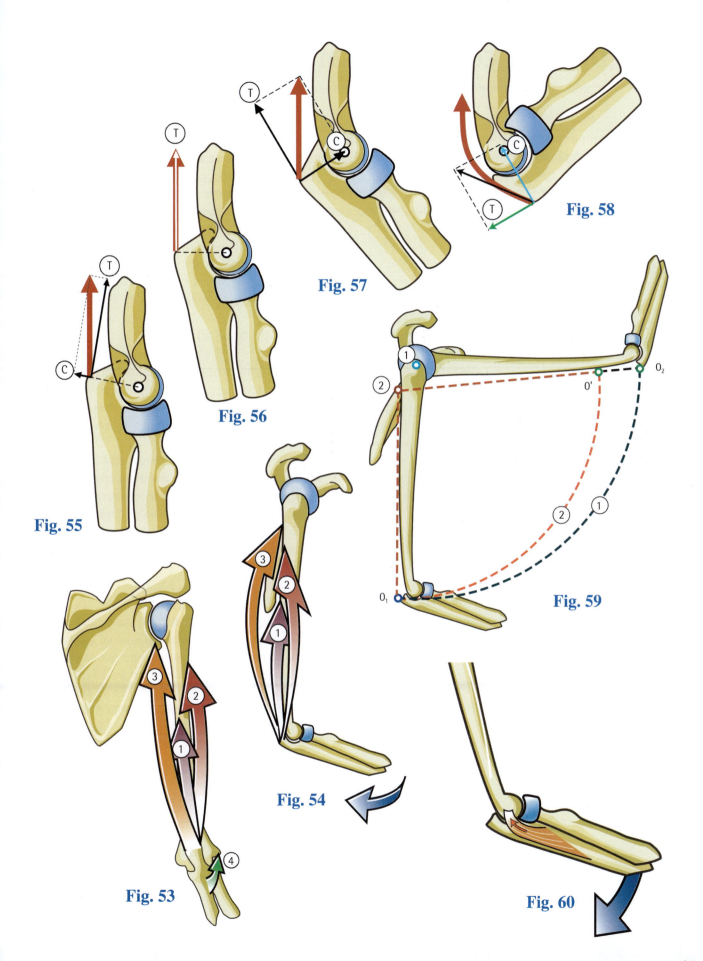

Fig. 57

Fig. 58

Fig. 56

Fig. 55

Fig. 59

Fig. 54

Fig. 53

Fig. 60

Os fatores da coaptação articular

A coaptação longitudinal impede o deslocamento da articulação do cotovelo durante a extensão, seja quando é exercida uma força de baixo, como quando se carrega um balde de água, por exemplo, seja quando é exercida uma força para cima, como quando alguém cai com as mãos para a frente e o cotovelo estendido.

Resistência à tração longitudinal (Figs. 61 e 62)

Como a amplitude de movimento na incisura troclear não ultrapassa 180°, a manutenção mecânica da tróclea não ocorre na ausência das partes moles. A coaptação é assegurada pelos:
- **Ligamentos**: o ligamento colateral ulnar (L.C.U.) **1** e o ligamento colateral radial (L.C.R.) **2**;
- **Músculos**: não apenas os do braço: *tríceps braquial* **3**, *bíceps braquial* **4** e *braquial* **5**, mas também os do antebraço: *braquiorradial* **6**, músculos *epicondilianos laterais* **7** e músculos *epicondilianos mediais* **8**.

Em extensão completa (Fig. 62), o olécrano se choca com a fossa do olécrano, o que dá à articulação umeroulnar uma certa resistência mecânica no sentido longitudinal.

Em contrapartida (Fig. 61), é necessário observar que a configuração da articulação capitulorradial não é boa para resistir aos esforços da tração. Nada existe que impeça a luxação inferior da cabeça do rádio em relação ao ligamento anular: este é o mecanismo citado na "pronação dolorosa em crianças". O único elemento que impede a luxação inferior do rádio em relação à ulna é a **membrana interóssea**.

Resistência à compressão longitudinal

Apenas a resistência óssea atua mecanicamente:
- Do lado radial, é a **cabeça do rádio** que transmite os esforços da compressão e que sofre fratura (Fig. 65): aqui observa-se fratura por compressão do colo contra a cabeça;
- Do lado ulnar (Fig. 66), é o **processo coronóide** que transmite as pressões, daí o nome **processo-suporte** determinado por **Henlé**. A fratura ocorre por choque, permitindo a luxação posterior da ulna. Neste caso, a luxação não pode ser controlada, ou seja, é instável.

A coaptação durante a flexão

A ulna, em flexão a 90°, é perfeitamente estável (Fig. 63) porque a incisura troclear está circundada pelas duas fortes inserções musculares dos músculos *tríceps braquial* **3** e *braquial* **5** que aplicam as superfícies articulares umas contra as outras (coaptação). Certamente o *músculo ancôneo* também participa desta função.

Por outro lado, o rádio (Fig. 64) apresenta tendência a sofrer luxação para cima sob tração do *músculo bíceps braquial* **4**. Somente o ligamento anular impede a ocorrência desta luxação. Quando ocorre rompimento deste ligamento, a luxação do rádio para cima e para a frente é instável: ocorre à menor tentativa de flexão do cotovelo devido à contração do músculo bíceps braquial.

A síndrome de Essex-Lopresti

O estado da articulação radiulnar proximal influencia obrigatoriamente a função da articulação radiulnar distal: quando a cabeça do rádio é fraturada ou comprimida (Fig. 67), ou quando a mesma é submetida à ressecção (Fig. 68), ocorre encurtamento do rádio levando à **luxação da articulação radiulnar distal**, que dá origem a problemas funcionais.

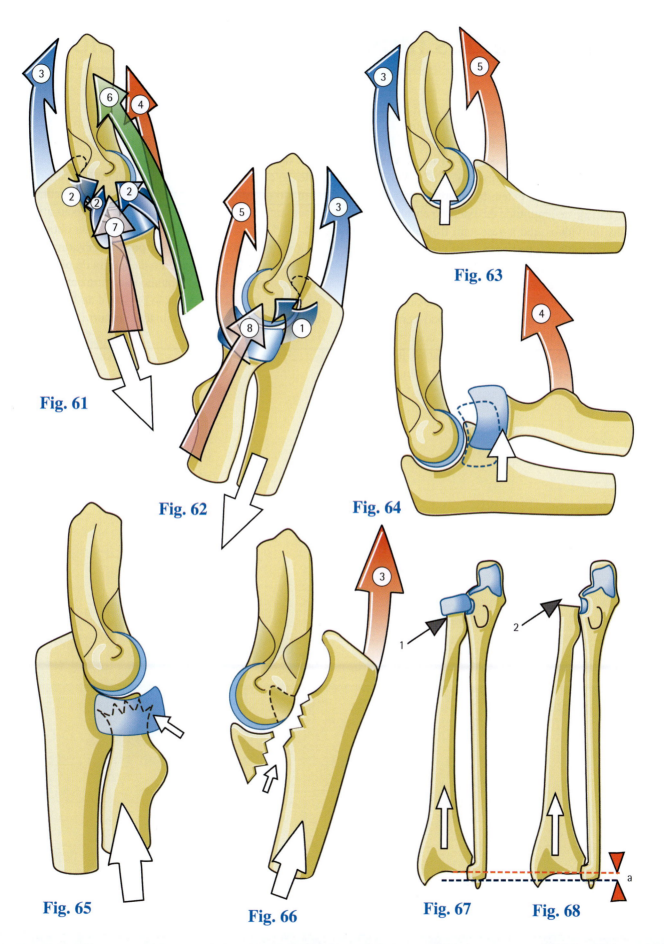

Fig. 61　Fig. 62　Fig. 63　Fig. 64　Fig. 65　Fig. 66　Fig. 67　Fig. 68

A amplitude dos movimentos do cotovelo

A posição de referência (Fig. 69) para mensuração da amplitude é definida da seguinte forma: o eixo do antebraço está situado no prolongamento do eixo do braço. **A extensão** é o movimento que leva o antebraço para trás. A posição de referência corresponde à extensão completa (Fig. 69), por definição não existe amplitude de extensão absoluta, exceto em alguns indivíduos que apresentam frouxidão dos ligamentos, como mulheres e crianças, que conseguem realizar hiperextensão **hE** de 5 a 10° do cotovelo **z** (Fig. 70).

Em contrapartida, a extensão relativa sempre é possível independentemente da posição do cotovelo flexionado.

A extensão é cotada negativamente quando permanece incompleta: por exemplo, a extensão de –40° corresponde a um déficit de extensão de 40°, o cotovelo permanece flexionado a 40° quando o indivíduo tenta estendê-lo por completo.

Na Fig. 70 o déficit da extensão é **–y**, a flexão é **+x**. Portanto, o ângulo Dr representa o déficit da flexão e o curso útil da flexão-extensão é x–y.

A flexão é o movimento que leva o antebraço para a frente, de modo que a face anterior do antebraço se encontra com a face anterior do braço. A amplitude de flexão ativa é de 140-145° (Fig. 71). Esta medida é fácil de ser obtida, sem o goniômetro, graças ao **teste do punho cerrado**: na verdade, observa-se um espaçamento da largura do punho entre o ombro e o punho, porque o punho não entra em contato com o ombro. A amplitude da flexão passiva é de 160°. Esta medida é obtida quando o examinador empurra o punho contra o ombro.

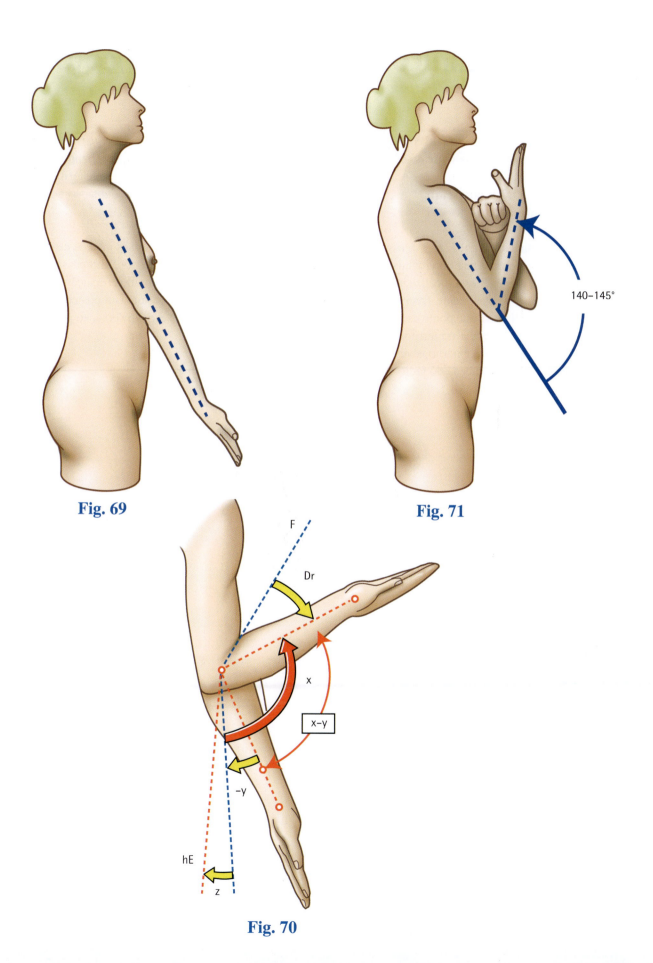

Fig. 69

Fig. 71

140–145°

Fig. 70

Os marcos clínicos da articulação do cotovelo

Os três marcos visíveis e palpáveis do cotovelo são:
1) **O olécrano 2, ponto mais saliente do cotovelo na linha mediana**;
2) **O epicôndilo medial 1**, por dentro;
3) **O epicôndilo lateral 3**, por fora.

Na **posição de extensão** (Figs. 72 e 75), esses três marcos estão alinhados sobre uma linha horizontal. Entre o olécrano 2 e o epicôndilo medial 1 está localizado o **sulco do nervo ulnar** onde passa verticalmente (seta branca) o **nervo ulnar**: um choque violento neste ponto causa dor como uma descarga elétrica que se irradia no território da ulna (margem medial da mão). Do lado externo, abaixo do epicôndilo lateral 3, podemos sentir a cabeça do rádio girar durante os movimentos de prono-supinação.

Na **posição de flexão** (Figs. 73 e 76), os três marcos formam um triângulo eqüilátero, localizado no plano de delimitação frontal tangente à face posterior do braço (Fig. 74); as Figs. 75 e 76 mostram a posição desses marcos no osso a olho nu.

Nas luxações do cotovelo esses marcos estão alterados:
- Na extensão, o olécrano sobe, ultrapassando a linha horizontal que une os epicôndilos (luxação posterior);
- Na flexão, o olécrano se afasta posteriormente ao plano frontal mostrado na Fig. 73 (luxação posterior).

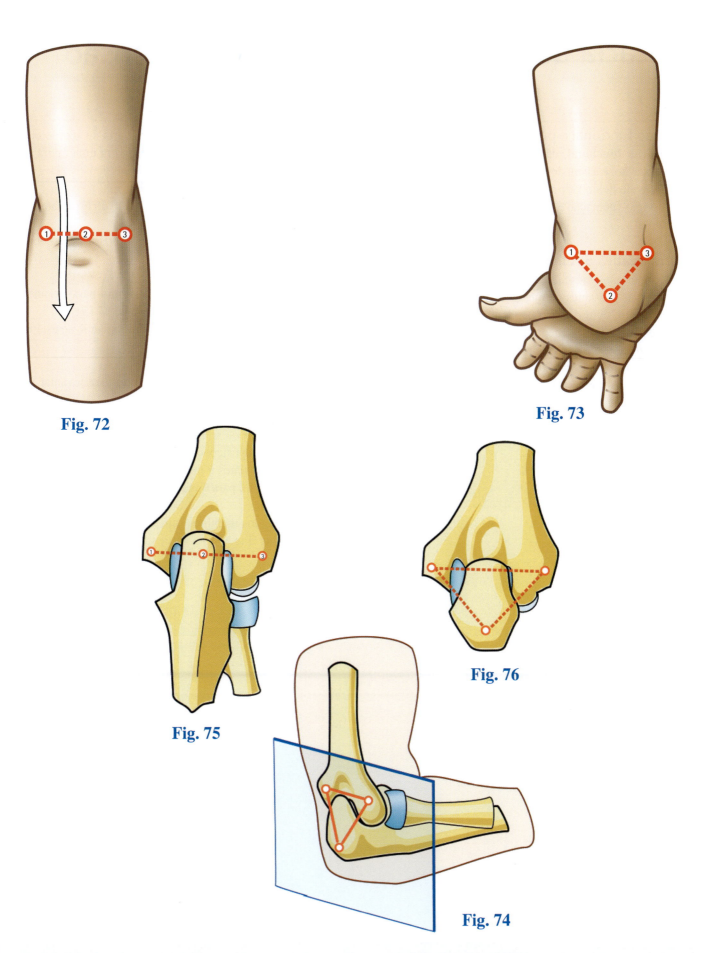

Fig. 72

Fig. 73

Fig. 75

Fig. 76

Fig. 74

Eficácia dos grupos de flexão e de extensão

Posição funcional e posição de imobilização

A **posição funcional**, da mesma forma que a posição de imobilização, é assim definida (Fig. 77):
- Cotovelo flexionado a 90°;
- A prono-supinação é neutra (a mão está incluída no plano sagital).

Força relativa dos músculos

No conjunto, os músculos flexores do cotovelo são ligeiramente mais possantes do que os extensores: em posição de relaxamento, com o braço pendente ao longo do corpo, o cotovelo está discretamente flexionado, tanto mais quanto **mais musculoso** é o indivíduo.

A força dos músculos flexores varia de acordo com a posição da prono-supinação: a força de flexão em pronação é maior do que a força de flexão em supinação. Na verdade, o músculo bíceps braquial está mais alongado; portanto, mais eficaz quando o antebraço está em pronação.

A relação entre essas duas forças é de 5:3 (pronação/supinação).

Enfim, a força dos grupos musculares varia de acordo com a posição do ombro. Isso é demonstrado em uma figura esquemática (Fig. 78):

- **Braço vertical acima do ombro H**
  – O esforço da extensão (seta **1**), como no levantamento de halteres, é de 43 kg;
  – O esforço da flexão (seta **2**), como para suspender o corpo, é de 83 kg.
- **Braço em flexão de 90° AV**
  – O esforço da extensão (seta **3**), como para empurrar um objeto pesado para a frente, é de 37 kg;
  – O esforço da flexão (seta **4**), como quando se está remando, é de 66 kg.
- **Braço ao longo do corpo B**
  – O esforço da flexão (seta **5**), como para levantar um objeto pesado, é de 52 kg;
  – O esforço da extensão (seta **6**), como quando se faz força para se elevar sobre as barras paralelas, é de 51 kg.

Portanto, existem posições preferenciais nas quais a eficácia dos grupos musculares é máxima: em extensão, para baixo (seta **6**), em flexão, para cima (seta **2**).

A musculatura dos membros superiores é, portanto, adaptada para **escalar** (Fig. 79).

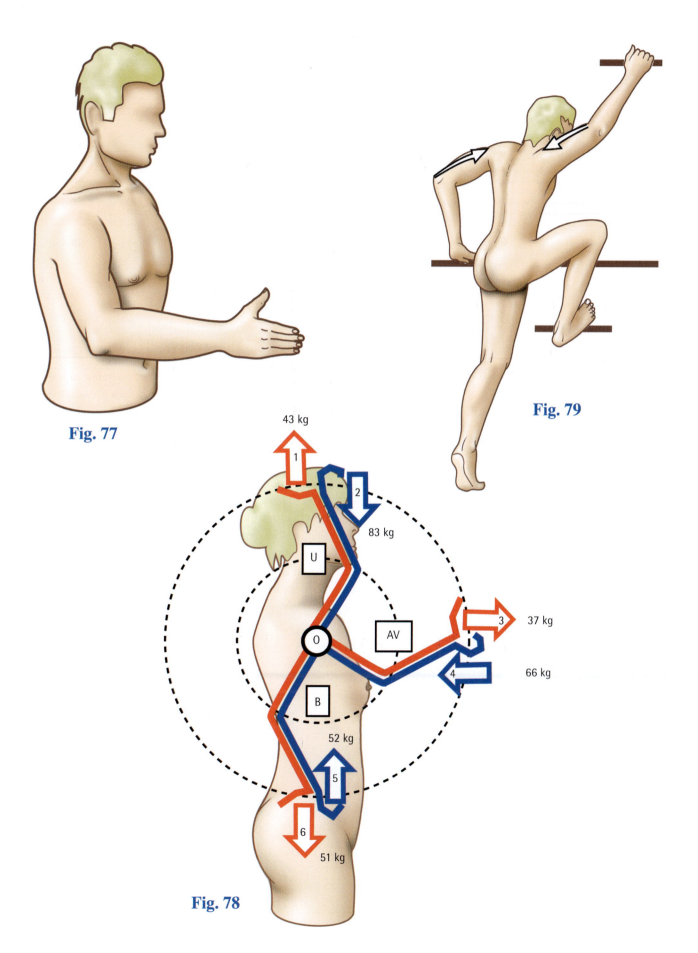

Fig. 77

Fig. 79

Fig. 78

Capítulo 3

A PRONO-SUPINAÇÃO

A prono-supinação é o movimento de rotação do antebraço ao redor de seu eixo longitudinal.

O movimento exige a ação de duas articulações mecanicamente relacionadas:
- **A articulação radiulnar proximal**, que pertence anatomicamente à articulação do cotovelo;
- **A articulação radiulnar distal**, que é anatomicamente distinta da articulação radiocarpal.

Essa rotação longitudinal do antebraço fornece **um terceiro grau de movimento** no complexo articular do punho.

Dessa forma, a mão, que é a **extremidade efetora do membro superior**, pode, independentemente do ângulo, segurar ou sustentar um objeto. Este dispositivo anatômico é substituído, ao nível do punho, por uma articulação semelhante a uma esferóidea, com três graus de movimento (como o ombro) que, conforme veremos adiante, tem sido a causa de graves complicações mecânicas.

A rotação longitudinal do rádio é, portanto, **a solução lógica e elegante**, cuja conseqüência é a presença de um segundo osso, o rádio, que sustenta sozinho a mão e gira ao redor do primeiro osso, a ulna, graças às duas articulações radiulnares.

Essa arquitetura do segundo segmento, tanto para o membro superior quanto para o inferior, surgiu há 400 milhões de anos, na filogênese, quando alguns peixes, ao deixar o mar, colonizaram a terra firme, se transformando em **anfíbios tetrápodes**, graças à modificação de suas nadadeiras. Nosso ancestral distante, que saiu do mar, o crossopterígio, era dotado dessa disposição.

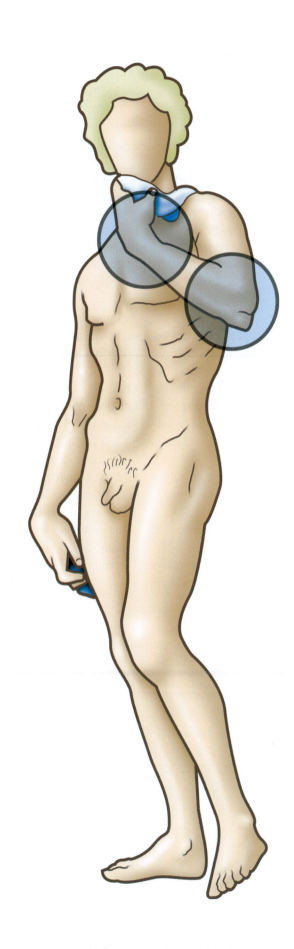

Condições para a mensuração da prono-supinação

A prono-supinação só pode ser estudada com o cotovelo flexionado a 90° e próximo do corpo.

Na verdade, se o cotovelo estiver estendido, o antebraço estará no prolongamento do braço e a rotação do braço sobre seu eixo longitudinal, graças aos movimentos de rotação lateral-medial do ombro, aumenta a rotação longitudinal do antebraço.

Com o cotovelo flexionado a 90°:
- A **posição de referência** (Fig. 1), ou **posição neutra**, ou ainda **posição zero** é definida pela direção do polegar para cima e da palma da mão para dentro, nem em pronação nem em supinação. A amplitude dos movimentos de prono-supinação é mensurada a partir da posição zero.
- A **posição de supinação** (Fig. 2) é aquela na qual a palma da mão está voltada para cima e o polegar está direcionado para fora;
- A **posição de pronação** (Fig. 3) é aquela na qual a palma da mão está voltada para baixo e o polegar para dentro.

Na verdade, quando observamos o antebraço e a mão "de cima", isto é, no prolongamento do eixo longitudinal:
- A mão, **na posição neutra** (Fig. 4), está situada no plano sagital, paralelo ao plano mediano, plano de simetria do corpo;
- A mão, **na posição de supinação** (Fig. 5), está localizada no plano horizontal; portanto, a amplitude do movimento de supinação é de 90°;
- A mão, **na posição de pronação** (Fig. 6), não fica totalmente no plano horizontal; a amplitude do movimento de pronação é de 85° (veremos adiante por que a mão não atinge 90°).

Resumindo, a amplitude total da prono-supinação verdadeira, isto é, atuando apenas na rotação axial do antebraço, é de aproximadamente 180°.

Quando são somados os movimentos de rotação do ombro com o cotovelo completamente estendido, a amplitude total atinge:
- 360° quando o membro superior está vertical, pendendo ao longo do corpo;
- 270° quando o membro superior está em abdução de 90°;
- 270° em flexão de 90°;
- Pouco ultrapassa 180°, quando o membro superior está na vertical, elevado em abdução completa. Isto confirma que, quando o braço está em abdução a 180°, a rotação axial do ombro é quase nula.

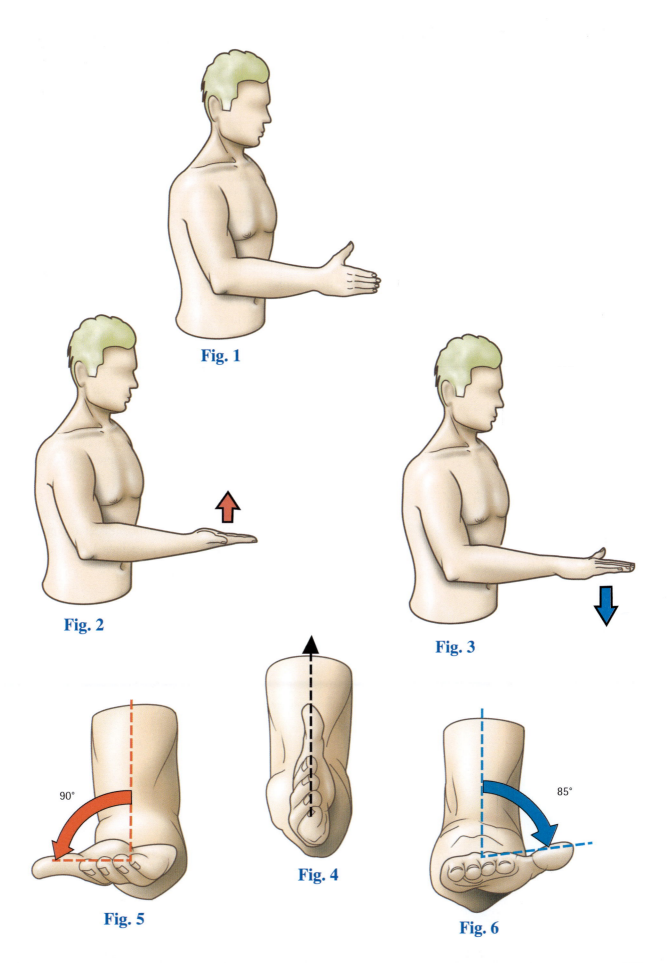

Fig. 1

Fig. 2

Fig. 3

Fig. 4

Fig. 5

Fig. 6

Objetivo da prono-supinação

Entre os sete graus de movimento que formam a cadeia articular do membro superior, desde o ombro até a mão, a prono-supinação é um dos mais importantes porque é indispensável para o controle da posição da mão, permitindo seu posicionamento ideal para segurar um objeto em uma zona esférica do espaço centralizada no ombro e levá-lo até a boca: portanto, a prono-supinação é indispensável para a **função de alimentação**. A prono-supinação permite também que a mão atinja qualquer ponto do corpo com o objetivo de proteção ou de higiene: esta é a **função de limpeza**. A prono-supinação desempenha um outro papel fundamental em todas as funções da mão, **o trabalho**.

Graças à prono-supinação, a mão pode (Fig. 7) sustentar um prato ou um objeto em supinação, ou mesmo em pronação, comprimir um objeto para baixo, ou até mesmo apoiar-se sobre um objeto estável.

A prono-supinação também permite a realização de um movimento de rotação com a preensão centrada e rotatória, como quando se utiliza uma chave de fenda (Fig. 8), em que o eixo do instrumento coincide com o eixo da prono-supinação. Graças à obliqüidade da preensão com toda a palma da mão (Fig. 9), a prono-supinação modifica a orientação da ferramenta por meio da rotação cônica, conseqüência da assimetria da mão, permitindo ao cabo estar situado no espaço de um segmento do cone centralizado no eixo da prono-supinação. Portanto, o martelo irá bater no prego em uma incidência ajustável.

Aqui descobrimos um dos aspectos do **conjunto funcional entre a prono-supinação e a articulação radiocarpal**, cujo outro exemplo é o fato de a abdução-adução do punho variar em função da prono-supinação: a posição habitual da mão em pronação ou em posição neutra é a inclinação ulnar que "centraliza" a pinça tridigital sobre o eixo da prono-supinação, enquanto na supinação a mão se coloca mais em inclinação radial, favorecendo a preensão de sustentação, como ao se segurar um prato.

Esse conjunto funcional obriga, portanto, a integração da fisiologia da articulação radiulnar distal à do punho, embora mecanicamente ela esteja associada à articulação radiulnar proximal.

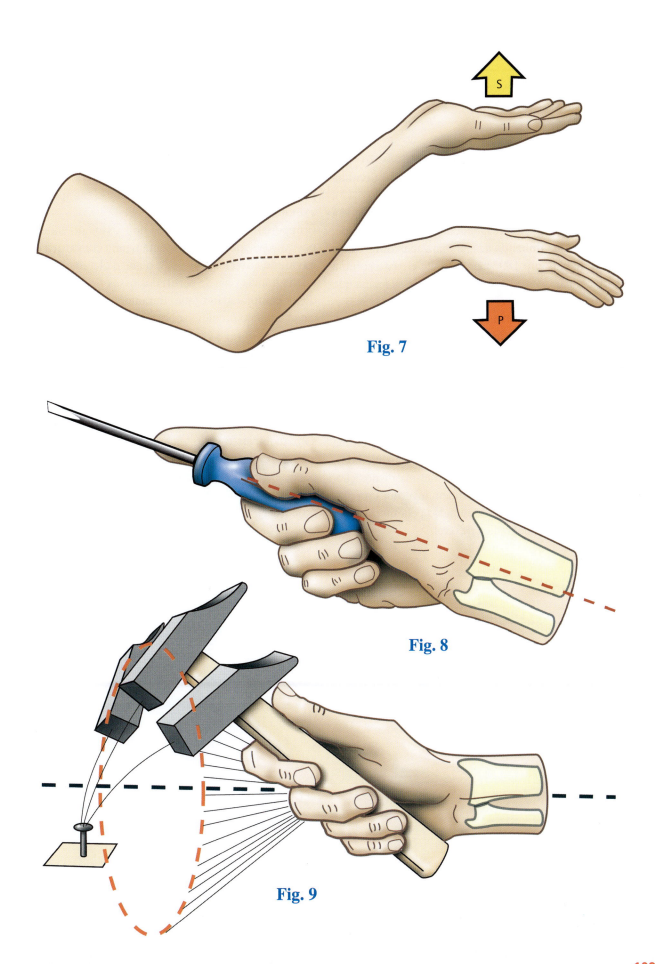

Fig. 7

Fig. 8

Fig. 9

109

A estrutura radiulnar

Disposição geral

Considera-se que os dois ossos do antebraço (Fig. 10) formam uma **estrutura radiulnar** (Fig. 11) retangular dividida por uma diagonal oblíqua para baixo e para dentro (Fig. 12), que a divide em duas partes: uma medial, que corresponde à ulna, e outra lateral, que corresponde ao rádio. Na verdade, essa diagonal é uma **dobradiça** (Fig. 13) que permite que a parte lateral, radial, gire 180° para a frente e passe sobre a parte medial, ulnar (Fig. 14). Resumindo, é dessa forma que ocorre a pronação.

Mas essa disposição não leva em conta a **ulna valga** (Fig. 36, pág. 89); a correção dos ângulos ocorre ao nível da interlinha do cotovelo (Fig. 15) que, conforme já vimos, é oblíqua, o que torna a dobradiça uma vertical (Fig. 16) e corrige a **ulna valga** (seta vermelha) em extensão e supinação.

Na posição anatômica, que corresponde à supinação total, os dois ossos, vista anterior (Fig. 17), estão dispostos lado a lado em um mesmo plano, paralelos entre si. O diagrama (Fig. 18) mostra suas curvaturas discretamente exageradas. A vista posterior (Fig. 19) mostra essa mesma disposição, mas invertida, com as curvaturas também invertidas no diagrama (Fig. 20). Os dois ossos são unidos pela **membrana interóssea**, verdadeira dobradiça flexível.

Quando o rádio gira **em pronação** (Fig. 21), cruza a ulna pela frente, o que é bem mostrado no diagrama (Fig. 22). Na vista posterior (Fig. 23) ocorre o inverso: a ulna oculta parcialmente o rádio, do qual podemos ver apenas as duas extremidades no diagrama (Fig. 24).

É importante observar que os dois ossos do antebraço, em posição de supinação, apresentam uma **curvatura com concavidade anterior** (Fig. 25), o que é claramente observado no diagrama (vista de perfil) dos ossos (Fig. 26). O interesse dessa configuração é que, durante a pronação (Fig. 27), o cavalgamento do rádio sobre a ulna, conforme mostrado no diagrama (Fig. 28), permite que a extremidade inferior do rádio se coloque nitidamente mais para trás, em relação à ulna, graças à correspondência face a face das duas concavidades.

Portanto, essa dupla concavidade permite maior amplitude de pronação, por isso seu restabelecimento é tão importante, sobretudo para o rádio, quando se corrigem os deslocamentos nas fraturas de ambos os ossos do antebraço. Permitir a persistência de angulação no vértice anterior da diáfise do rádio é o mesmo que aceitar de antemão uma limitação na pronação.

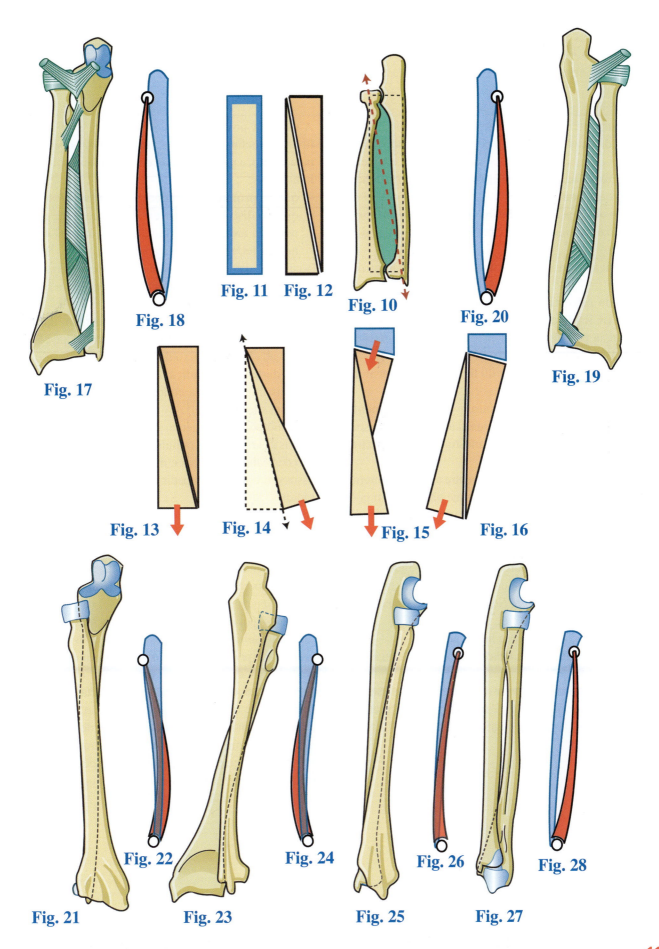

A membrana interóssea

A membrana interóssea é **fundamental** na coaptação dos dois ossos do antebraço entre si, portanto, na prono-supinação (Fig. 29, vista anterior; Fig. 30, vista posterior). A membrana interóssea não é o único elemento de união; também é preciso considerar:
- A **corda oblíqua da membrana interóssea do antebraço 8**, feixe fibroso entre a extremidade superior dos dois ossos;
- O **ligamento anular** da articulação radiulnar proximal **9**;
- Reforçado pelo **feixe anterior do ligamento colateral radial (LCR) do cotovelo 10**; e
- A distância pelo **feixe anterior do ligamento colateral ulnar (LCU) do cotovelo 11**;
- Por trás pelo **feixe posterior do ligamento colateral ulnar do cotovelo 12**;
- Ao **nível da articulação radiulnar distal,** o **ligamento anterior* 13** e o **ligamento posterior* 14**, do mesmo modo que o disco articular (não mostrado), unem a extremidade inferior dos dois ossos.

A **membrana interóssea** se estende entre a margem interna do rádio e a margem lateral da ulna. A membrana é composta de duas camadas formadas por **fibras oblíquas com direções cruzadas**. A descrição de suas fibras é baseada, entre outros, em trabalhos recentes de L. Poitevin (2001).
- A **camada anterior** é formada de fibras oblíquas para baixo e para dentro a partir do rádio, sendo mais oblíquas quanto mais distais forem. Nesta camada contínua podemos diferenciar três feixes de reforço:
  - o **feixe proximal 1**, quase horizontal;
  - o **feixe intermediário descendente 2**, a base central de Hotchkiss;**
  - o **feixe distal descendente 3**, o mais oblíquo. Esta camada, devido à direção de suas fibras (setas pretas e vermelhas), impede a migração para o alto do rádio (seta branca).

- A **camada posterior**, menos uniforme, é formada por fibras de inclinação inversa, isto é, oblíquas para cima e para dentro, a partir do rádio, com **dois feixes** claramente individuais:
  - o **feixe proximal ascendente 4**, constante e sólido;
  - o **feixe distal ascendente 5**, separado do precedente por uma área translúcida **6**, através da qual observamos os feixes da camada anterior.

Esta camada, devido à direção de suas fibras (setas preta e vermelha), impede o deslocamento do rádio para baixo do rádio (seta branca).

Os dois feixes proximais se inserem na margem interóssea do rádio ao nível de uma proeminência claramente observável **7**, situada 8,4 cm abaixo da interlinha do cotovelo.

Esta **verdadeira dobradiça flexível** (Fig. 31) garante a parte mais importante da conexão mecânica, nos sentidos transversal e longitudinal:
- Esta dobradiça é suficiente, após seção dos ligamentos de ambas as articulações radiulnares e mesmo após a ressecção das cabeças da ulna e do rádio, para manter os dois ossos em contato e impedir a translação longitudinal do rádio;
- Impede o deslizamento do rádio para baixo (Fig. 32) por meio de suas fibras posteriores. Nessa direção, não há nenhum limite ósseo que impeça o deslizamento;
- O movimento para cima (Fig. 33) estira as fibras anteriores. Com o cotovelo estendido, o rádio transmite 60% da pressão, enquanto recebe 82% ao nível do punho. Nesse sentido, o movimento é bloqueado pelo **choque da cabeça do rádio sobre o capítulo do úmero**. Um traumatismo muito forte pode causar **fratura da cabeça do rádio**.

As **lacerações da membrana interóssea** (Figs. 34 e 35) são raras, e freqüentemente não são detectadas. As fibras anteriores só se rompem no caso de luxação da articulação radiulnar proximal ou de fratura da cabeça do rádio, porque normalmente o movimento para cima é limitado pelo choque (Fig. 34) sobre o capítulo do úmero. Após a ruptura das fibras posteriores (Fig. 35), o movimento para baixo não é limitado por nenhuma estrutura óssea.

---

*N.R.T.: Esses ligamentos não são listados pela FCAT, embora sejam citados e ilustrados em diversos livros (Netter, Moore).
**N.R.T.: Esse epônimo não é listado pela FCAT.

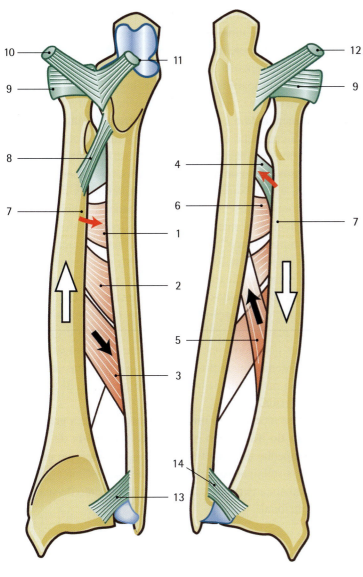

Fig. 29   Fig. 30

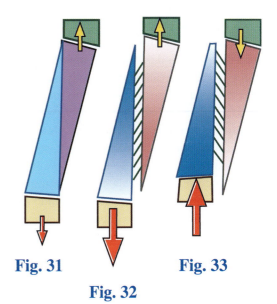

Fig. 31   Fig. 33
     Fig. 32

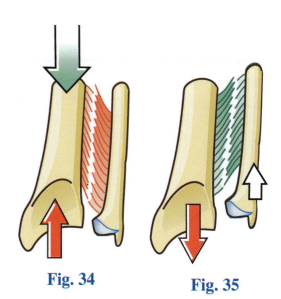

Fig. 34   Fig. 35

113

Os limites de deslocamento do rádio em relação à ulna não são dados apenas pela membrana interóssea, mas também pelos **músculos longitudinais** da mão e dos dedos, que se fixam no epicôndilo medial (Fig. 36) como os músculos flexores (*flexor superficial dos dedos, palmar longo* e *flexor radial do carpo*) e no epicôndilo lateral **b** como os extensores (*extensor comum dos dedos, extensor radial longo do carpo, extensor radial curto do carpo* e *extensor radial do carpo*). Três músculos do cotovelo, o *supinador*, o *pronador redondo* e o *braquiorradial* (Fig. 37), participam dessa ação.

A contração desses músculos, **quando se seguram objetos pesados, ou quando há tendência de deslizamento vertical sob o peso do corpo**, contribui para a estabilidade longitudinal do rádio, assim como para a coaptação do cotovelo. O **papel mecânico das fibras da membrana interóssea** se explica quando consideramos o movimento de uma única fibra elementar (Fig. 38): a partir de sua posição inicial **1**, sua extremidade lateral só pode se mover em um círculo de centro **0**, ponto de sua fixação na ulna. Seja este movimento **s** para cima **2** ou para baixo **3**; obrigatoriamente a seguir ocorre a aproximação **n** do rádio em direção à ulna, portanto, ocorre aumento da coaptação transversal. A disposição das fibras obliquamente no sentido da tração torna essa disposição ainda mais eficaz. Portanto, podemos dizer que **a associação de duas camadas de fibras oblíquas e cruzadas é muito mais eficaz do que uma única camada de fibras transversais**.

Um **outro fator de coaptação transversal** é formado pela inserção de uma parte dos músculos do antebraço, sobretudo os flexores, na superfície da membrana interóssea (Fig. 39). Em repouso **a**, a distância entre os dois ossos é máxima. Em contrapartida, a tração dos músculos flexores **b** alonga a membrana, aproximando suas duas margens e, portanto, aumentando a coaptação transversal das duas articulações radiulnares no momento em que é mais necessária.

Enfim, se considerarmos que os esforços da rotação são intensos — o conjunto da pronação, no homem, é de 70 kg/cm, e o da supinação é de 85 kg/cm; nas mulheres esses valores representam 50% dos citados —, constatamos que a membrana interóssea também desempenha um papel de **batente "fraco"** para limitar a pronação graças aos músculos de localização anterior. A partir da supinação (Fig. 40), os músculos flexores nela inseridos (Fig. 41) são cada vez mais comprimidos (Fig. 42), o que a estira e aumenta, dessa forma, a coaptação. No primeiro momento, a interposição das massas musculares impede o contato do rádio com a ulna, podendo causar uma fratura. É na posição de referência, denominada posição zero, que as fibras da membrana estão mais estiradas; portanto, é a posição de imobilização preferida.

Até o momento, a membrana interóssea é a **grande incógnita do antebraço**, porque não há dúvida de que ela desempenhe um papel essencial. É possível que as pesquisas mais seletivas realizadas por meio das técnicas de imagem venham a permitir o melhor conhecimento de sua anatomia funcional.

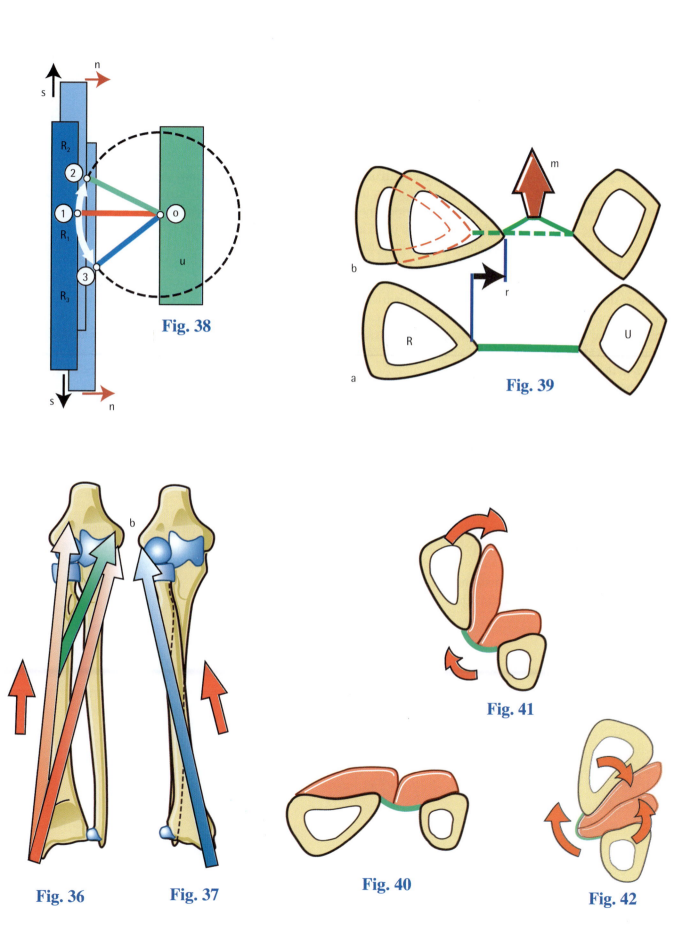

Fig. 38

Fig. 39

Fig. 36

Fig. 37

Fig. 40

Fig. 41

Fig. 42

Anatomia fisiológica da articulação radiulnar proximal

A **articulação radiulnar proximal (RUP)** é uma **trocóidea**: suas superfícies são cilíndricas e possui **apenas um grau de movimento**: a rotação ao redor do eixo longitudinal de ambos os cilindros encaixados. A mecânica desta articulação pode ser comparada a um anel simples, ou melhor, a um rolamento de esferas (Fig. 44). Portanto, inclui duas superfícies aproximadamente cilíndricas.

A cabeça do rádio (Fig. 45), com sua forma cilíndrica **1**, recoberta de cartilagem, maior na frente e por dentro, e que corresponde ao anel central **1** do rolamento de esferas. Na sua superfície superior encontra-se uma superfície côncava, a **fóvea articular 2**, que se articula (Fig. 49: corte sagital) com o **capítulo do úmero 9**. O capítulo, pouco proeminente para trás, entra em contato com a fóvea apenas na porção anterior de sua superfície. Sua margem é ocupada por um **bisel** 3, cujo significado já discutimos na pág. 87.

Um anel osteofibroso (Fig. 43, segundo Testut), bem visível após a ablação da cabeça. Este anel corresponde ao anel externo **5** e **6** do rolamento de esferas (Fig. 44). Este anel é formado pela **incisura troclear 6**, recoberta por cartilagem, côncava, separada da **incisura troclear 8** (Figs. 46, 47, 48) por uma **crista 7** ântero-posterior, e pelo **ligamento anular 5** (intacto nas figuras 43 e 49 — cortado nas figuras 46 e 47). Este é um feixe fibroso fixo nas margens anterior e posterior da incisura radial, com sua face interna côncava revestida por uma cartilagem contínua com a da incisura radial, sendo **ao mesmo tempo um meio de união**, pois circunda a cabeça do rádio e a mantém contra a incisura radial, **e uma superfície articular**, já que se articula com a superfície da circunferência da cabeça do rádio. Ao contrário da incisura radial, este feixe é deformável.

O **ligamento quadrado 4**, que representa um segundo meio de união, é mostrado secionado na Fig. 47 (segundo Testut: o ligamento anular foi secionado e o rádio foi basculado). Na vista superior, com o olécrano e o ligamento anular cortados (Fig. 48, segundo Testut), o ligamento está intacto. O ligamento quadrado é um feixe fibroso inserido na margem inferior da incisura radial da ulna e abaixo da circunferência da cabeça do rádio (Fig. 50: corte frontal). Suas duas margens são reforçadas pelas fibras que se originam da margem inferior do ligamento anular. Sua inserção medial está entrelaçada com as fibras que se originam da margem inferior do ligamento anular. Abaixo da inserção radial do ligamento quadrado está situada a tuberosidade do rádio, na qual está inserida o tendão do músculo *bíceps braquial* **11**.

O ligamento quadrado representa um reforço da parte inferior da cápsula; o restante da cápsula **10** reúne em um único conjunto anatômico as articulações do cotovelo: umeroulnar e umerorradial.

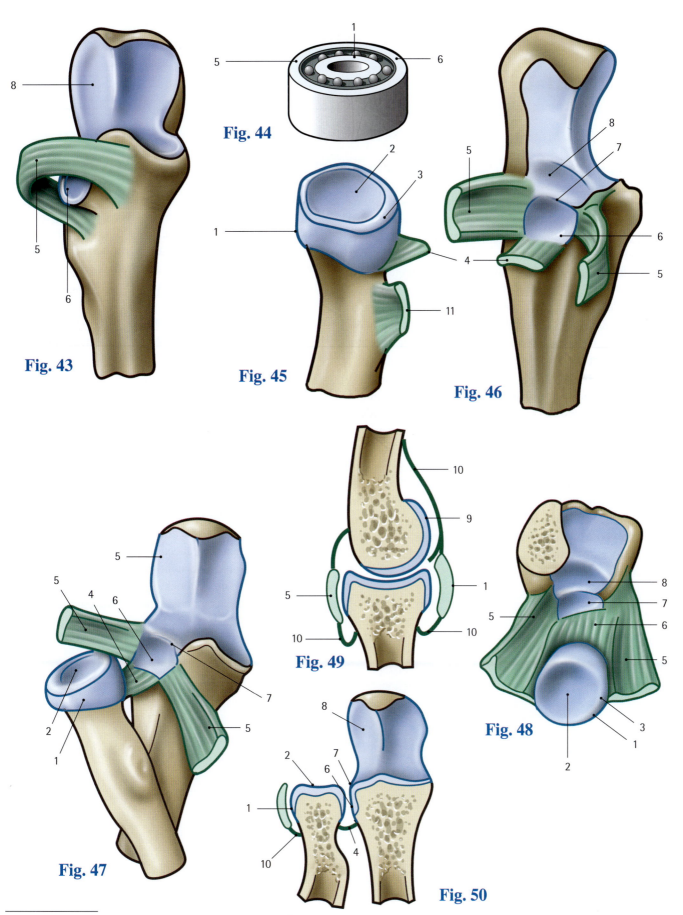

As estruturas anatômicas recebem os mesmos números em todas as figuras.

117

Anatomia fisiológica da articulação radiulnar distal

Arquitetura e constituição mecânica da extremidade inferior da ulna

Como sua homóloga, a articulação radiulnar distal é uma **trocóidea**: suas superfícies são aproximadamente cilíndricas e possui apenas um grau de movimento: rotação ao redor do eixo longitudinal de ambos os cilindros encaixados. A primeira dessas superfícies cilíndricas é sustentada pela cabeça da ulna. A extremidade inferior da ulna pode ser considerada como sendo formada (Fig. 51) pelo encaixe do cilindro diafisário **1** no cone epifisário **2**. Mas é preciso observar que o eixo do cone está deslocado para fora em relação ao eixo do cilindro. Neste composto sólido (Fig. 52), um plano horizontal **3** separa um tronco de cone (Fig. 53); o corte inferior forma a superfície inferior da cabeça da ulna **4**. Em seguida (Fig. 54), um cilindro secantóide **5** faz um corte em meia-lua **6** e, dessa forma, determina (Fig. 55) a formação da circunferência articular da cabeça da ulna **7**. É necessário observar que o cilindro secantóide **5** não é concêntrico ao cilindro diafisário **1**, nem ao cone epifisário **2**: está deslocado para fora. Isso explica a forma da circunferência articular: meia-lua "enrolada" sobre um cilindro, com uma ponta anterior e uma ponta posterior, que "abraçam" o processo estilóide da ulna 8 na parte póstero-medial da epífise.

Na verdade, esta superfície não é exatamente cilíndrica: é mais cônica (Fig. 56): este cone com o vértice voltado para baixo apresenta um eixo **x** paralelo ao eixo diafisário da ulna **y**. Sua geratriz **h** é discretamente convexa para fora, dando sua forma em barrilete (Fig. 57). Definitivamente, em vez de um cilindro trata-se de um barrilete cônico. A circunferência articular da cabeça da ulna, na vista frontal e de perfil, apresenta sua altura máxima (h) para a frente e discretamente para fora.

A porção inferior da cabeça da ulna (Fig. 58), relativamente plana, apresenta uma superfície articular em meia-lua, cuja largura máxima corresponde ao ponto máximo de altura **h** da circunferência articular. Dessa forma, estão alinhados no plano sagital (seta): a inserção no processo estilóide da ulna, do ligamento colateral ulnar (medial) da articulação radiocarpal (quadrado verde), a inserção principal do vértice do disco articular (estrela vermelha) entre a superfície articular e o processo estilóide, o centro da curvatura da circunferência articular (cruz preta) e o ponto máximo de altura da circunferência articular.

Na porção medial da epífise distal do rádio (Fig. 59) está situada a **incisura ulnar**, que corresponde à superfície da circunferência articular da cabeça da ulna. A superfície côncava desta incisura apresenta configuração inversa, em relação à cabeça da ulna, isto é, côncava nos dois sentidos, contida na superfície de um cone com o ápice para baixo, cujo eixo x é vertical. Sua altura na região média é igual à altura **h** da circunferência articular da cabeça da ulna.

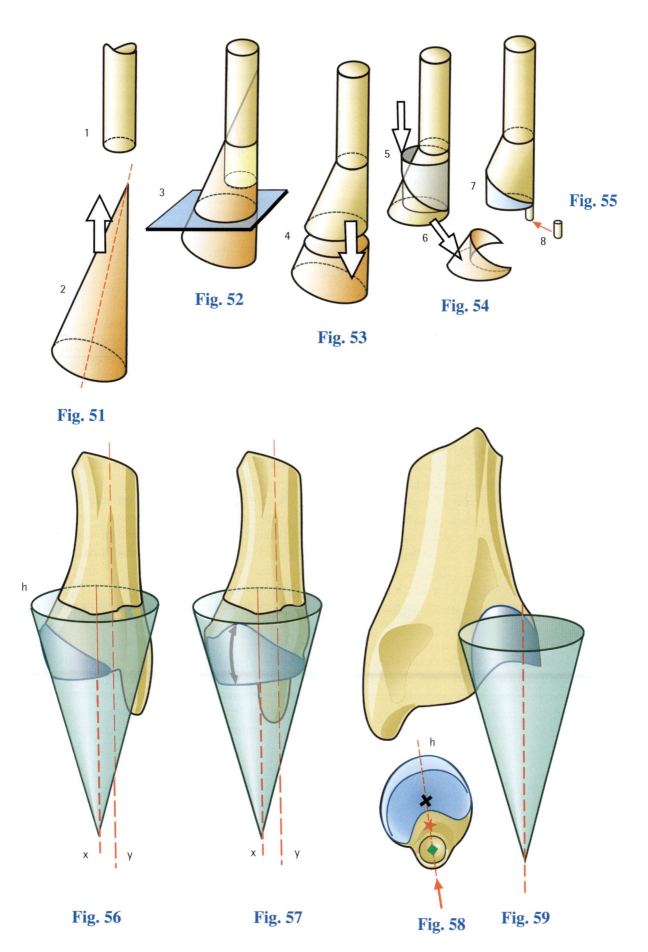

Fig. 51

Fig. 52

Fig. 53

Fig. 54

Fig. 55

Fig. 56

Fig. 57

Fig. 58

Fig. 59

119

Constituição da articulação radiulnar distal

A epífise distal do rádio possui **duas superfícies articulares** (Figs. 60 e 61):

- A **primeira**, situada na sua porção inferior, é a **face articular carpal**, com uma área para o escafóide **8** e outra para o semilunar **16**. Esta cavidade ampla é limitada lateralmente pelo processo estilóide do rádio **1**. Nós a discutiremos ao abordar a articulação radiocarpal;
- A **segunda**, a **incisura ulnar 3**, está situada na margem medial **2** do osso. Esta cavidade é côncava (Fig. 61), de frente para trás, e de cima para baixo. Conforme já vimos, está inserida na superfície do cone de vértice inferior. Esta cavidade apresenta sua altura máxima na parte média e se articula com a circunferência articular **4** da cabeça da ulna.

Na sua margem inferior está inserido o **disco articular 5** situado no plano horizontal (Fig. 62: corte frontal). Em condições normais existe uma fenda **6** na porção média da inserção lateral do disco. Seu vértice se insere:

- Na fóvea situada entre o processo estilóide **9** e a superfície inferior da cabeça da ulna;
- Na face lateral do processo estilóide da ulna;
- E na porção profunda do ligamento colateral ulnar (medial) da articulação radiocarpal.
- Dessa forma, o disco articular preenche o espaço entre a cabeça da ulna e o piramidal, formando um coxim elástico, comprimido durante a adução do punho. Suas margens anterior **10** e posterior são espessadas por verdadeiros ligamentos, embora seja bicôncavo ao corte (Fig. 61). Sua porção superior, recoberta de cartilagem, se articula com a superfície inferior **7** da cabeça da ulna (Fig. 60). Sua porção inferior, recoberta de cartilagem, prolonga-se na face articular do rádio e se articula com o côndilo do carpo.*

Portanto, o disco articular é:

- **Um meio de união** da articulação radiulnar distal;
- **Uma superfície articular**, para cima, com a cabeça da ulna, e para baixo, com o carpo.

A cabeça da ulna não se articula diretamente com os ossos do carpo, porque o disco articular forma um **septo** entre a articulação radiulnar distal (em cima) e a articulação radiocarpal (embaixo) (Fig. 63) que, portanto, são anatomicamente distintas, exceto quando a biconcavidade do disco articular é muito acentuada, perfurada em seu centro (a perfuração também pode ser traumática).

Uma pequena fenda **6** na sua base, considerada como uma falha de inserção, é mais freqüente com o envelhecimento, o que em alguns casos seria a prova de sua origem degenerativa.

O disco articular, considerado como um **"disco suspenso"**, forma com a incisura ulnar do rádio uma cavidade de recepção para a cabeça ulnar (Fig. 65), com uma porção deformável. Portanto, o disco articular é submetido aos importantes esforços de **tração** (seta horizontal azul), de **compressão** (setas verticais vermelhas) e de **cisalhamento** (setas horizontais verdes), que geralmente ocorrem combinados, o que explica sua lesão freqüente nos traumatismos do punho.

Embora o disco articular forme o principal meio de união da articulação radiulnar distal, não é o único (Fig. 66). O disco é auxiliado pelo ligamento anterior **14** da articulação radiulnar distal, pelo ligamento posterior (não mostrado) e, sobretudo, por dois elementos anatômicos cujo papel foi recentemente evidenciado:

- **A expansão palmar do ligamento anular dorsal*** do carpo **13**, que contorna a margem interna do punho;
- **O tendão do** *músculo extensor ulnar do carpo* **15**, protegido por uma **sólida bainha fibrosa** no sulco situado ao lado do processo estilóide da ulna, na face posterior da sua cabeça.

Esses elementos formam o que denominamos **junção fibro-aponeurótica interna** do punho.

A direção da interlinha radiulnar pode variar de acordo com os indivíduos. Na grande maioria dos casos (Fig. 62: corte frontal) sua direção é oblíqua para baixo e discretamente para dentro (seta vermelha); mais raramente (Fig. 63), a interlinha é vertical; e apenas excepcionalmente (Fig. 64) é oblíqua para baixo e discretamente para fora.

---

*N.R.T.: Côndilo do carpo é uma denominação antiga para o conjunto dos ossos escafóide, semilunar e piramidal.

*N.R.T.: Esse ligamento não consta na relação do FCAT.

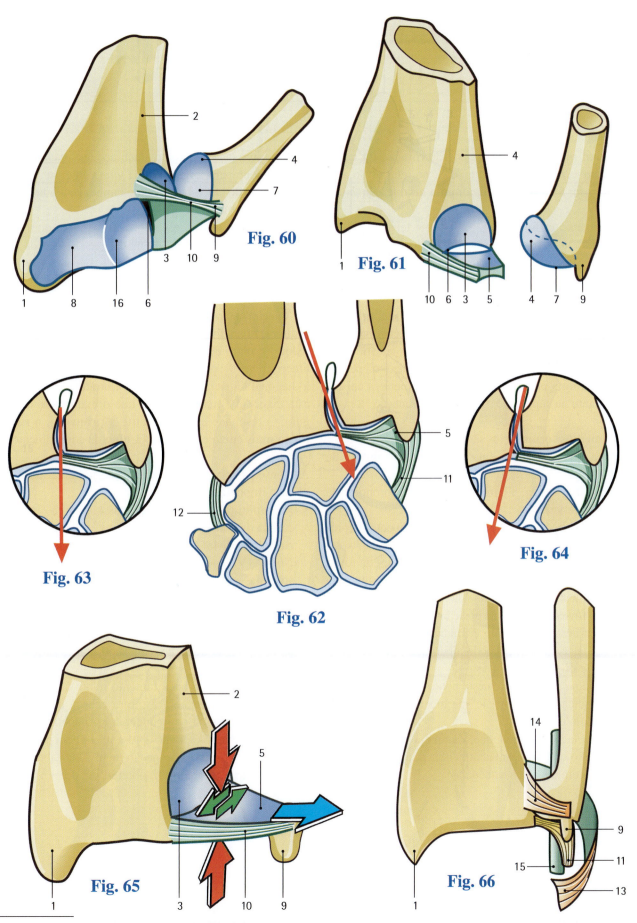

As estruturas anatômicas recebem os mesmos números em todas as figuras.

Dinâmica da articulação radiulnar proximal e o IRUD

O principal movimento (Fig. 67) é de **rotação da cabeça do rádio 1**, ao redor de seu eixo X, no interior do anel **2** osteofibroso, formado pelo **ligamento anular** e **incisura radial**.

Este movimento é limitado (Fig. 68) pela tensão do ligamento quadrado **3**, que também atua como freio, tanto na supinação **A** quanto na pronação **B**.

Por outro lado, a cabeça do rádio não é regularmente cilíndrica, mas discretamente oval (Fig. 69): seu eixo maior, oblíquo para a frente e para fora, mede 28 mm; o eixo menor mede 24 mm. Isto explica por que o anel que envolve a cabeça do rádio não pode ser ósseo e rígido. Sua constituição, três quartos formados pelo ligamento anular flexível, permite que se deforme para acomodar adequadamente a cabeça do rádio, tanto na supinação **A** quanto na pronação **B**.

Os movimentos secundários são os seguintes:
1) A fóvea do rádio **1** gira em contato com o capítulo do úmero (Fig. 71).
2) O bisel radial **4** (pág. 87) *desliza* sob a zona coronóide da tróclea do úmero.
3) O eixo da cabeça do rádio se move lateralmente na pronação (Fig. 70). Isto é decorrente da configuração "oval" da cabeça do rádio: na pronação **B** o eixo maior da fóvea torna-se transversal, movendo o eixo lateralmente para uma distância **e** igual à metade da diferença entre os dois eixos da fóvea, de 2 mm na posição **X'**.

A vantagem deste movimento é fundamental: permite que o rádio se afaste da ulna de modo a permitir a passagem da tuberosidade do rádio pela crista do supinador da ulna (*o músculo supinador* se insere neste ponto). A seta branca da figura 67 indica essa "projeção" da tuberosidade do rádio "entre" o rádio e a ulna.

4) Por outro lado, já vimos que, durante a pronação (**Fig. 72**), o rádio que se situa lateral à ulna **a**, a sobrepõe pela frente **b**, com duas conseqüências:

– por um lado, o eixo do antebraço que era ligeiramente oblíquo para fora, devido à *ulna valga*, se alinha com o eixo do braço **b**, causando também o alinhamento do eixo da mão;
– por outro lado, o eixo do rádio se torna oblíquo para baixo e para dentro, de modo que o plano da porção superior da cabeça do rádio se inclina para baixo e para fora, na pronação (Fig. 73, b) de um ângulo **y** igual ao ângulo de inclinação do rádio, de onde ocorre uma alteração na orientação do plano da fóvea do rádio.

A alteração na direção do eixo da diáfise do rádio ocorre ao redor do centro de rotação situado no centro do capítulo do úmero (Fig. 74); portanto, este se sobrepõe (linha vermelha) à diagonal da estrutura radiulnar. Entretanto, sabemos que esta diagonal é mais longa do que o maior lado do retângulo. O resultado é que, **durante a pronação, o rádio se torna mais curto em relação à ulna** de comprimento **r**.

As conseqüências sobre a articulação radiulnar distal (Fig. 75) são **importantes**:
- Na **supinação a**, o rádio ultrapassa a porção inferior da cabeça da ulna em 1,5 a 2 mm; isto é denominado **índice radiulnar distal** (IRUD), sendo denominado "*Variância Ulnar*" (VU) pelos anglófonos. Essa disposição, bem visível nas radiografias frontais do punho em supinação, corresponde ao espessamento do disco articular. O IRUD pode sofrer variações patológicas: pode passar de seu valor normal −2 a 0, ou mesmo +2 (ou mais), no caso de compressão do rádio, causando graves problemas na função do punho;
- Na **pronação b**, o encurtamento relativo do rádio **r** faz com que ultrapasse em 2 mm a cabeça da ulna, o que não tem nenhuma conseqüência no punho normal. Em contrapartida, se o punho apresenta alguma patologia e o IRUD já é positivo, a projeção relativa da cabeça da ulna irá agravar os problemas, sobretudo as dores.

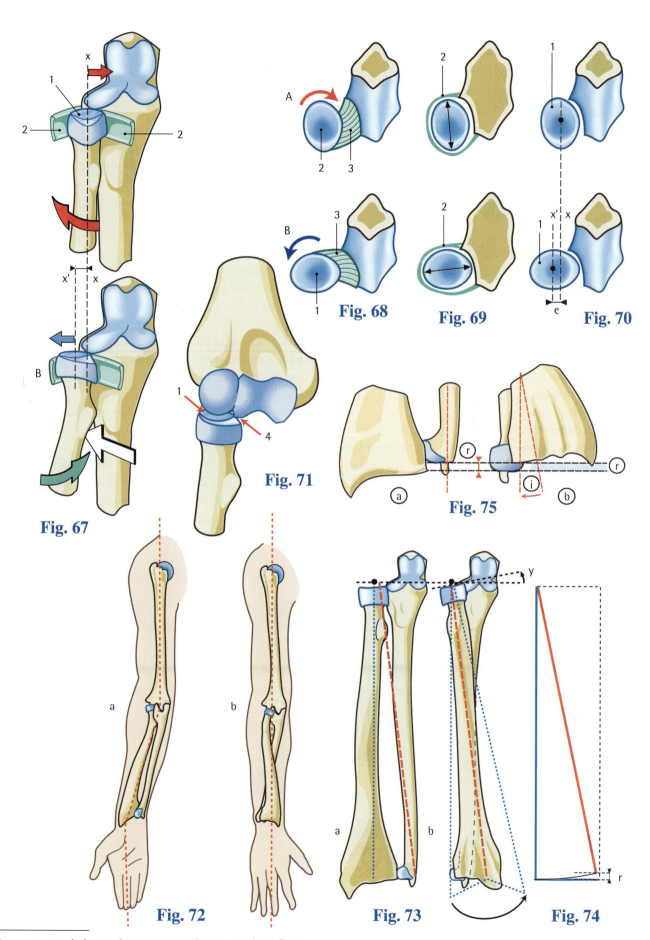

Fig. 67 Fig. 68 Fig. 69 Fig. 70 Fig. 71 Fig. 75 Fig. 72 Fig. 73 Fig. 74

As estruturas anatômicas recebem os mesmos números em todas as figuras.

Dinâmica da articulação radiulnar distal

Vamos supor que a **ulna permaneça fixa** e que apenas **o rádio seja móvel**. Neste caso (Fig. 76), o eixo da prono-supinação passa, na mão, ao nível da margem ulnar e do quinto dedo (o eixo está marcado com uma cruz vermelha). Este evento ocorre quando o antebraço descansa sobre uma mesa, executando os movimentos de prono-supinação sem perder o contato com a mesa: o polegar permanece em contato com a mesa graças à sua face dorsal na supinação **S**, e por meio de sua face palmar na pronação **P**.

O principal movimento (Fig. 77) é uma **translação** da extremidade inferior do rádio ao redor da ulna. A vista inferior mostra o rádio e a ulna através de sua superfície articular inferior após a ablação do carpo e do disco articular. A epífise do rádio gira ao redor da cabeça da ulna, supostamente circular e fixa, porque o processo estilóide da ulna (em amarelo) permanece imóvel:

- A amplitude da supinação S é de 90°;
- A amplitude da pronação P é discretamente menor: 85°.

O movimento de translação circunferencial é bem mostrado quando comparamos o rádio a uma manivela: começando pela **supinação** (Fig. 78), o ramo superior, o cabo da manivela representando a cabeça do rádio, realiza uma rotação sobre o eixo longitudinal (linha vermelha tracejada); portanto, durante a pronação (Fig. 76), o movimento do ramo inferior é uma **translação circunferencial**, a saber, **rotação combinada com movimento sobre uma trajetória circular** (seta rosa). O ramo inferior da manivela gira ao redor de um cilindro, que corresponde à cabeça da ulna, e sua rotação sobre si mesmo é evidenciada pela alteração na direção da seta vermelha (Fig. 78) em direção da azul (Fig. 79): o processo estilóide do rádio se dirige lateralmente na supinação e medialmente na pronação. Esta translação circunferencial é bem semelhante à da Lua, que gira em torno da Terra, permanecendo sempre com a mesma face orientada para a Terra; só há pouco tempo conhecemos a face oculta do nosso satélite.

Quando o rádio gira ao redor da ulna, passando da supinação para a pronação, a congruência articular, isto é, a concordância geométrica das superfícies, é variável (Fig. 80). Isto ocorre porque

- por um lado, as superfícies articulares não são superfícies de revolução; seu raio de curvatura varia: é mais curto nas extremidades do que no centro;
- por outro lado, o raio de curvatura de incisura ulnar do rádio (círculo azul do centro **r**) é discretamente maior do que o da cabeça da ulna (círculo vermelho do centro **u**). É na posição intermediária, também denominada "posição zero", que a congruência é máxima.

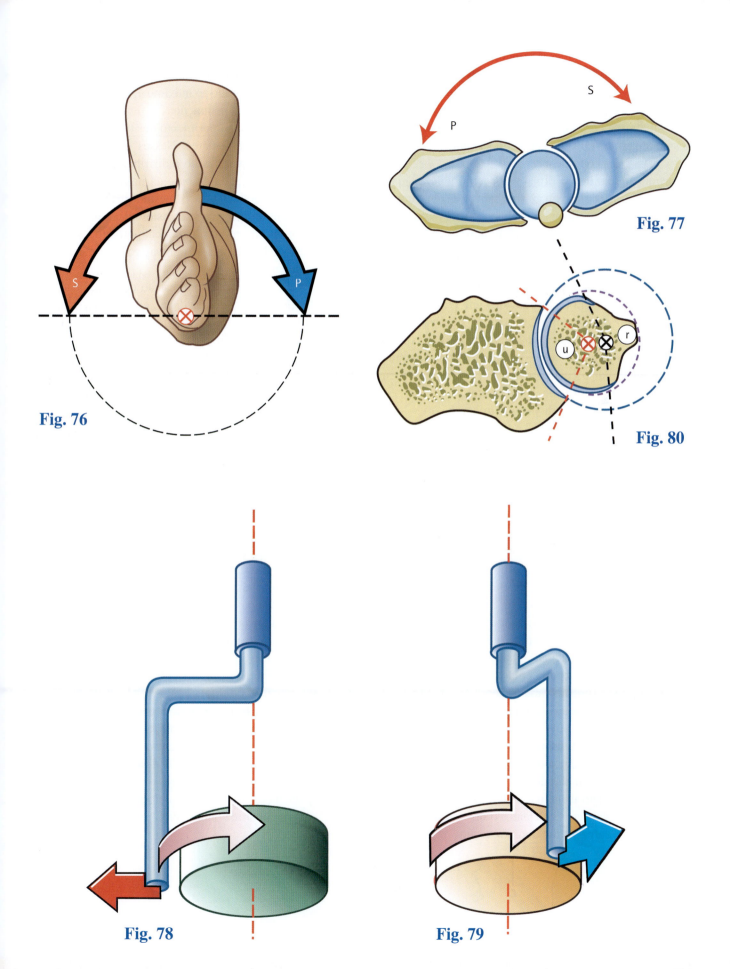

Fig. 76

Fig. 77

Fig. 80

Fig. 78

Fig. 79

125

A congruência articular é máxima apenas na **posição intermediária** (Fig. 81). Portanto, a supinação (Fig. 82) e a pronação (Fig. 83) são posições de incongruência relativa nas quais a cabeça da ulna só entra em contato com a incisura radial através da porção mais fraca de sua superfície; ao mesmo tempo, os raios de curvatura são pouco concordantes — daí a fraca congruência.

Na **pronação máxima** ocorre a verdadeira subluxação posterior da cabeça da ulna (Fig. 88). A cabeça da ulna apresenta tendência para "deslizar" dorsalmente (seta preta), sendo mantida pelo ligamento radiulnar posterior (em verde): o elemento estabilizador essencial é formado pelo **tendão** *do músculo extensor ulnar do carpo* (**EUC**) que, mantido em seu sulco por uma **bainha fibrosa** sólida, "leva" de volta a cabeça para a incisura ulnar do rádio (seta branca); o *músculo pronador quadrado* (**MPQ**) tem papel ativo idêntico. Na posição de congruência máxima, a altura máxima da circunferência articular coincide com a altura máxima da incisura ulnar, daí o contato máximo entre as superfícies, quando os raios de curvatura estão concordantes.

Durante os movimentos de prono-supinação (Figs. 85, 86 e 87), o disco articular "varre" a porção inferior da cabeça da ulna literalmente como um limpador de pára-brisa. Na porção inferior (Fig. 84) estão alinhados **três pontos** sobre o maior diâmetro: o centro do processo estilóide da ulna (quadrado verde), o ponto de inserção do disco articular (estrela vermelha) no seu vértice, na fóvea situada entre o processo estilóide e a superfície articular e o centro de curvatura da circunferência da cabeça (cruz preta). Devido à descentralização de seu ponto de inserção ulnar, a **tensão do disco articular varia** notavelmente de acordo com a posição: a tensão é mínima na supinação (Fig. 87) e na pronação (Fig. 86) completas, devido ao encurtamento relativo **e**. Isto se explica pelo fato de que, quando o raio do maior círculo (uma fibra do disco articular) "varre" a superfície do menor círculo, este se comporta como uma secante do círculo menor, cujo comprimento varia de acordo com sua posição: isto leva em consideração a variação na tensão das fibras do disco articular.

Conseqüentemente, a **tensão é máxima na posição de congruência máxima**, aquela que corresponde à maior altura da circunferência articular da cabeça da ulna, porque o disco percorre o trajeto mais longo entre sua inserção e a circunferência da cabeça. Entretanto, o disco articular inclui **dois feixes de reforço**, um anterior e outro posterior, que só estão igualmente estirados na posição intermediária (Fig. 85); portanto, sua tensão é média. **Na supinação** (Fig. 87), o feixe anterior está estirado ao máximo e o feixe posterior relaxado ao máximo. **Na pronação** (Fig. 86), ocorre o inverso devido à diferença no comprimento dos trajetos percorridos por esses feixes ligamentares. Nesses esquemas também podemos observar que, devido à distribuição diferente das tensões, a pequena fenda da base da inserção do ligamento sofre deformações. Isto é o mesmo que se observa na deiscência central, que pode ser fisiológica, ou decorrente de uma perfuração central traumática; portanto, esta última apresentará tendência para se agravar com os movimentos de prono-supinação.

Podemos, então, falar de uma posição de estabilidade máxima da articulação radiulnar distal, correspondendo à posição intermediária da prono-supinação. Esta é a *"posição fechada" de* Mac Conaill: o máximo de congruência das superfícies associado ao máximo de tensão ligamentar. Aqui, não se trata de uma posição de "fechamento", visto que é intermediária, mas podemos observar a divisão de funções entre o disco articular e a membrana interóssea:

- **Na pronação e na supinação completas**, o disco articular está parcialmente relaxado, enquanto a membrana interóssea está tensionada. Observe que os ligamentos anterior e posterior da articulação radiulnar distal, fracos espessamentos capsulares, não participam da coaptação articular nem da limitação dos movimentos;
- **Na posição de estabilidade máxima**, posição intermediária, o ligamento triangular está tenso e a membrana interóssea relaxada, exceto quando é tensionada pela contração dos músculos que ali se inserem.
- Portanto, podemos observar que a coaptação na articulação radiulnar distal é garantida por duas estruturas anatômicas: a **membrana interóssea**, cujo papel é fundamental, porém subestimado, e o **disco articular**.

A pronação é limitada pelo encontro do rádio com a ulna, daí a importância da discreta concavidade da diáfise do rádio para a frente, o que retarda o contato, assim como a interposição dos músculos de localização anterior.

A supinação é limitada pelo encontro da margem posterior da incisura ulnar com o processo estilóide da ulna por intermédio do tendão do músculo extensor ulnar do carpo. Nenhum ligamento ou barreira óssea bloqueia este movimento que é, em contrapartida, amortecido pelo tônus dos músculos pronadores.

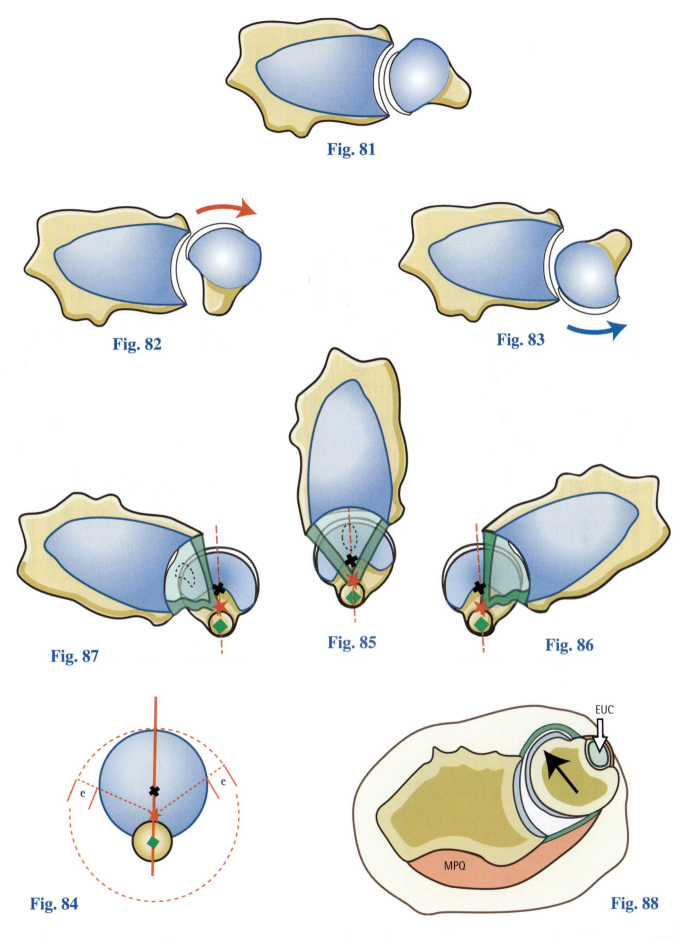

Fig. 81

Fig. 82

Fig. 83

Fig. 85

Fig. 87

Fig. 86

Fig. 84

Fig. 88

127

O eixo da prono-supinação

Até o momento, discutimos isoladamente a fisiologia da articulação radiulnar distal, mas é fácil compreender que existe um **conjunto funcional entre as duas articulações radiulnares**: elas estão **mecanicamente conectadas** porque uma não pode funcionar sem a outra. Essa interação funcional ocorre em dois níveis, o dos eixos e o da congruência (ver adiante).

As duas articulações radiulnares são **coaxiais**, sua função normal exige imperativamente que o eixo de uma seja o prolongamento do eixo da outra (Fig. 89) sobre uma mesma linha reta XX' que forma a dobradiça da prono-supinação e passa pelo centro da cabeça da ulna e do rádio. Por exemplo, uma porta (Fig. 90) não pode ser aberta com facilidade se os eixos das duas dobradiças não estiverem perfeitamente alinhados (**a**), isto é, uma no prolongamento da outra. Se, por uma alteração, os eixos **1** e **2** não estiverem concordantes (**b**), a porta não poderá mais ser aberta, exceto se for cortada em duas partes, que poderão ser abertas separadamente. Isto ocorre com essas duas articulações quando, após uma fratura mal reduzida em um ou em ambos os ossos do antebraço, os dois eixos deixam de estar alinhados: **a perda da configuração coaxial** compromete a prono-supinação.

Se considerarmos o movimento do rádio em relação à ulna (Fig. 89), ao redor do eixo comum **XX'** das articulações radiulnares, o rádio se move sobre um segmento de superfície cônica **C**, aberta para trás, na base inferior, e cujo vértice está localizado ao nível da articulação umerorradial, no centro do capítulo do úmero.

Supondo-se que a cabeça da ulna esteja fixa, a prono-supinação ocorre através da rotação da epífise distal radial ao redor do eixo da articulação radiulnar distal, comum à articulação radiulnar proximal. Neste caso, o eixo da prono-supinação é confundido com a dobradiça da prono-supinação.

Se a prono-supinação ocorrer ao redor de um eixo que passa pela coluna do polegar, o rádio gira ao redor do processo estilóide radial (Fig. 91), ao redor de um eixo que não é a dobradiça da prono-supinação, e a extremidade inferior da ulna sofre translação após um meio-círculo, levando-a para baixo e para fora e, a seguir, para cima e para fora, permanecendo paralela a si mesma. O componente vertical desse movimento pode ser explicado pelo movimento de extensão seguido da flexão na articulação umerorradial, ao nível do cotovelo. Quanto ao movimento para fora, parece difícil explicar sua amplitude de quase o dobro da largura do punho, como foi feito até agora, através de um movimento de lateralidade em uma articulação tipo gínglimo tão comprimida quanto a umeroulnar. Recentemente, M.C. Djbay propôs uma explicação mecânica mais satisfatória: uma rotação lateral (rl) associada do úmero sobre seu eixo longitudinal causaria o movimento lateral da cabeça da ulna (Fig. 92), enquanto o rádio gira sobre si mesmo (Fig. 93) ao redor de um centro de rotação (Fig. 94) situado na epífise do rádio. Esta teoria, que supõe a rotação lateral na articulação escapulotorácica, poderia ser verificada registrando-se potenciais de ação dos músculos rotadores do úmero durante os movimentos da prono-supinação.

É preciso lembrar que a alteração na orientação do rádio deverá causar (Fig. 95) a inclinação do eixo da mão no sentido medial (seta vermelha). Entretanto, devido à *ulna valga* fisiológica (Fig. 96), o eixo articular do cotovelo está discretamente oblíquo para baixo e para dentro, de modo que a dobradiça da prono-supinação torna-se longitudinal. Portanto, a pronação do rádio leva de volta o eixo da mão exatamente para o sentido longitudinal (seta preta).

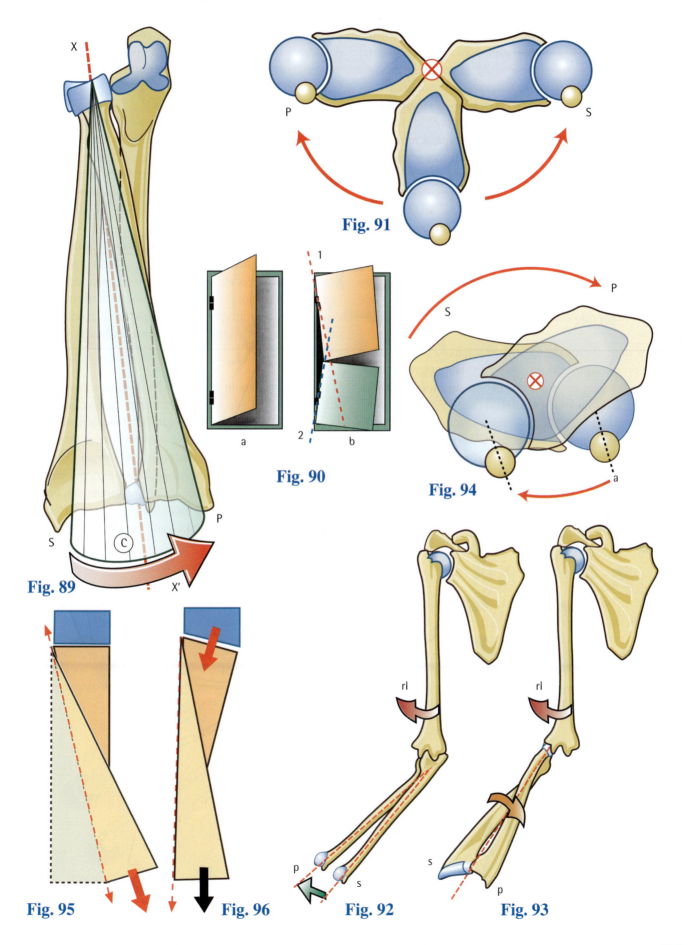

Fig. 89 Fig. 90 Fig. 91 Fig. 92 Fig. 93 Fig. 94 Fig. 95 Fig. 96

Se esta hipótese for confirmada através de radiografias específicas ou por registros eletromiográficos, a rotação lateral do úmero seria da ordem de 5° a 20° e atuaria apenas na prono-supinação com o cotovelo flexionado em ângulo reto. Com o cotovelo completamente estendido, a ulna é imobilizada pelo encaixe do olécrano na sua fossa e, se o cotovelo for fortemente imobilizado, percebe-se que a pronação é quase nula, enquanto a supinação é totalmente preservada. A substituição da pronação perdida ocorre através da rotação medial do úmero. Portanto, durante a extensão do cotovelo existirá um "ponto de transição" no qual a rotação associada do úmero se torna nula. E o que dizer também da limitação da pronação a até 45° no cotovelo completamente flexionado? O úmero parece impossibilitado de girar sobre seu eixo longitudinal e é necessário explicar o deslocamento lateral da cabeça da ulna através do movimento no sentido lateral na tróclea do cotovelo.

Entre os dois casos extremos já mencionados, nos quais o eixo de prono-supinação passa através da margem ulnar ou da margem radial do punho, **a prono-supinação habitual centralizada na pinça tridigital** (Fig. 97) ocorre ao redor de um eixo intermediário que passa através do **terceiro dedo**, através da epífise distal do rádio (Fig. 98), próximo da incisura ulnar: o rádio gira sobre si mesmo aproximadamente 180° — esta é uma rotação verdadeira — e a ulna se move, sem rotação sobre ela mesma, através de uma trajetória em arco de mesmo centro, integrando um componente de extensão **ext** e um componente da lateralidade **lat**. O centro da cabeça da ulna passa da posição **O** para a posição **O'**, descrevendo uma **translação circunferencial** sobre o arco **OO'**.

Portanto, a prono-supinação torna-se um **movimento complexo** (Fig. 99), no qual o eixo de prono-supinação **ZZ'** é completamente distinto da dobradiça de prono-supinação, que passa do eixo **X** ao eixo **Y** através da cabeça da ulna, descrevendo um segmento de superfície cônica (não mostrado) cuja concavidade "olha", desta vez, para a frente.

Portanto, não existe uma prono-supinação, mas sim prono-supinações, com a mais freqüente delas ocorrendo sobre um eixo que passa através do rádio e ao redor do qual "giram" os dois ossos, como se fosse um **verdadeiro balé**. O *eixo* da prono-supinação, em geral, distinto da dobradiça da prono-supinação, é um **eixo não-materializado, variável e evolutivo**.

O fato de este eixo de prono-supinação não ser nem materializável nem fixo não implica de forma alguma que ele não exista, senão o eixo de rotação da Terra também não existiria. Como a prono-supinação é uma rotação, pode-se deduzir com certeza que o eixo da prono-supinação existe, bem real, mesmo que imaterial, e que ele é excepcionalmente confundido com a dobradiça da prono-supinação, mas que sua posição em relação ao esqueleto depende tanto do tipo de prono-supinação quanto de cada um de seus estágios.

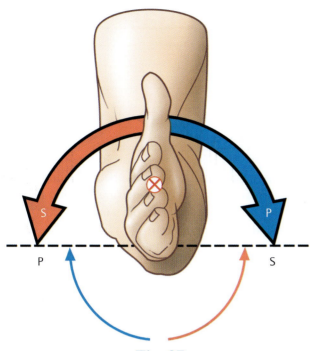

Fig. 97

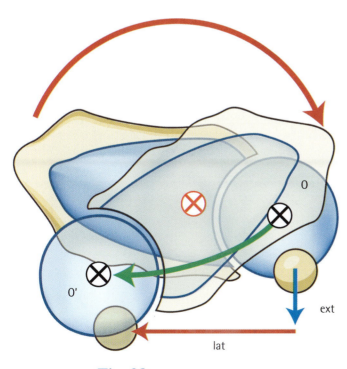

Fig. 98

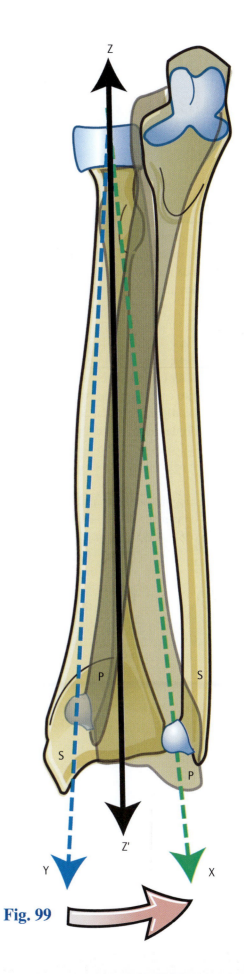

Fig. 99

131

A congruência simultânea das duas articulações radiulnares

O conjunto funcional das articulações radiulnares também é enfatizado por sua congruência simultânea: as posições de estabilidade máxima da articulação radiulnar proximal e da articulação radiulnar distal são produzidas para a mesma posição de prono-supinação (Fig. 100). Em outras palavras, quando a cabeça da ulna (Fig. 101) apresenta sua altura máxima **h** na incisura ulnar do rádio, a circunferência articular do rádio (Fig. 102) também apresenta sua altura máxima **i** na incisura radial da ulna.

O plano de simetria (Fig. 100) da incisura ulnar do rádio **s** e o plano de simetria da cabeça do rádio **c**, passando pelo ponto de maior altura da circunferência, formam um diedro voltado para dentro e para a frente (seta vermelha) ou **ângulo de torção do rádio**, que é igual ao **ângulo de torção da ulna** determinado da mesma forma pelo plano de simetria da cabeça da ulna (passando pelo ponto de maior altura da circunferência) e pelo plano da incisura radial da ulna.

Entretanto, este ângulo pode variar de indivíduo para indivíduo. Para se convencer disso basta observar a ulna "em fuga" em sua extremidade inferior.

Na posição intermediária (Fig. 103), a congruência é perfeita se os dois ângulos de torção forem idênticos. Assim, constatamos que quando a cabeça da ulna apresenta seu maior diâmetro dentro da incisura ulnar do rádio, a cabeça do rádio entra em contato com a incisura radial da ulna através de seu maior diâmetro.

Mas se os ângulos dos dois ossos não forem idênticos, pode ocorrer atraso ou avanço na pronação.

Dessa forma, na pronação (Fig. 104) o "avanço" pode causar o contato da cabeça do rádio por seu menor diâmetro.

Da mesma forma, na supinação (Fig. 105) o "atraso" pode causar o contato com um segmento inadequado da cabeça do rádio.

Portanto, não podemos esquecer que a congruência simultânea das duas articulações radiulnares depende da igualdade do ângulo de torção dos dois ossos, e que isto nem sempre acontece. Não há dúvida de que a realização de um estudo estatístico com grande amostragem revelaria as variações e as divisões desses ângulos.

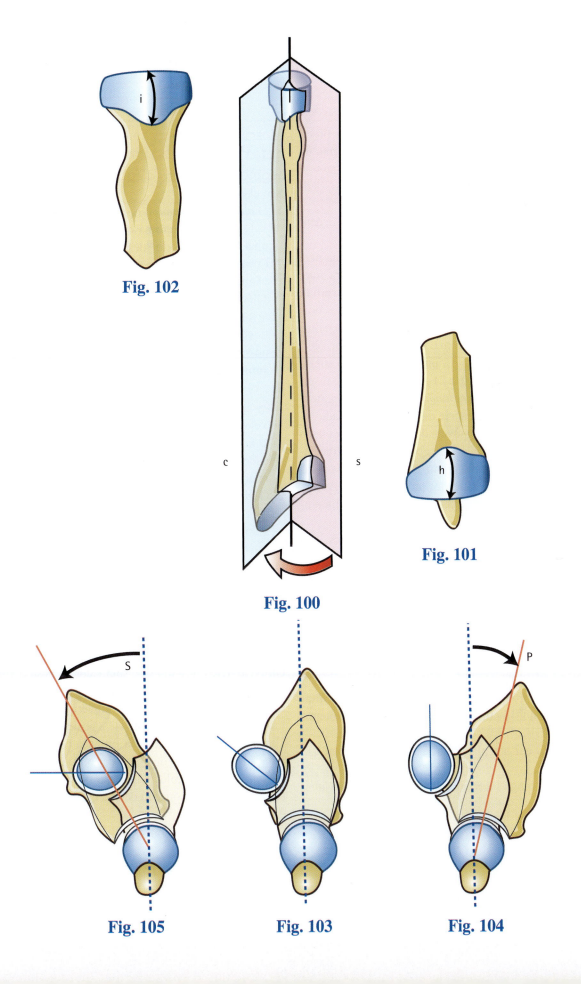

Fig. 102

Fig. 101

Fig. 100

Fig. 105

Fig. 103

Fig. 104

133

Os músculos da prono-supinação

Para compreender o modo de ação destes músculos precisamos considerar, do ponto de vista mecânico, a forma do rádio (Fig. 106).

O rádio apresenta **três segmentos** que, em conjunto, definem aproximadamente uma **manivela m**:

1) **O colo**, segmento superior oblíquo para baixo e para dentro, forma com
2) O segmento médio, parte média da diáfise, oblíqua para baixo e para fora, um ângulo obtuso aberto para fora, cujo vértice (seta **1**) corresponde à **tuberosidade radial**, inserção do *músculo bíceps braquial*. Juntos esses dois segmentos definem a **curvatura de supinação** do rádio;
3) O segmento médio forma, com o segmento inferior, oblíquo para baixo e para dentro, um ângulo obtuso aberto para dentro, cujo vértice (seta **2**) corresponde ao de inserção do *músculo pronador redondo* **3**. Esses dois segmentos definem juntos a **superfície de pronação** do rádio.

É preciso observar que a "manivela do rádio" está inclinada sobre seu eixo **m**. Na verdade, este eixo XX' (linha tracejada vermelha), que é o eixo da prono-supinação, passa pelas extremidades das hastes e não pelas próprias hastes. Assim, os vértices das duas curvaturas estão dispostos em diferentes partes deste eixo.

O eixo XX' é comum às duas articulações radiulnares; esta coincidência é indispensável para a prono-supinação. Isto implica a ausência de ruptura, conjunta ou isolada, desses dois ossos. Esta manivela pode ser girada de duas formas (Fig. 107):

1) **Girando uma de suas hastes**, como ao "desenrolar" um cabo de tração (seta **1**);
2) **Puxando o vértice** de uma das suas curvaturas (seta **2**).

Este é o modo de ação dos músculos da prono-supinação.

Os músculos da prono-supinação são em número de **quatro**, associados dois a dois. Para cada um dos movimentos existe:

1) Um músculo curto e plano, que atua pelo "desenrolar" (seta **1**);
2) Um músculo longo inserido no vértice de uma curvatura (seta **2**).

Músculos da supinação (Figs. 108: vista frontal; e 111, 112: cortes do lado direito, vista superior do segmento inferior do corte)

São eles:

1) O *músculo supinador* 1, enrolado no colo do rádio (Fig. 111) e que se insere na crista do músculo supinador da ulna: atua através do "desenrolar".
2) O *músculo bíceps braquial* **2**, inserido no vértice da curvatura supinadora ao nível da tuberosidade radial (Fig. 112): atua através de tração no ângulo superior da manivela e sua eficácia é máxima quando o cotovelo está flexionado a 90°. Este é o músculo mais potente da prono-supinação (Fig. 108), o que explica que seja **visto na supinação** com o cotovelo flexionado.

Músculos da pronação (Figs. 109 e 110)

São eles:

1) O *músculo pronador quadrado* **4**, enrolado na extremidade distal da ulna: atua através do desenrolar da ulna em relação ao rádio (Fig. 109).
2) O *músculo pronador redondo* **3**, inserido no vértice da curvatura de pronação, atua através da tração sobre o ângulo inferior da manivela, mas seu momento de ação é fraco, sobretudo no cotovelo em extensão.

Os músculos pronadores são menos potentes do que os supinadores: quando se deseja afrouxar um parafuso apertado, é necessário auxiliar a pronação com a abdução do ombro.

O *músculo braquiorradial*, apesar de sua denominação em francês ser supinador longo, não é supinador, mas **flexor do cotovelo**. Este músculo só é supinador e, mesmo assim, até a posição zero, a partir da pronação completa. Paradoxalmente, é a partir da supinação completa que este músculo se torna pronador, mas somente até a posição zero.

Um único nervo dedica-se à pronação: o mediano. A supinação necessita de dois nervos: o radial para o *músculo supinador* e o musculocutâneo para o bíceps braquial. Portanto, a perda da pronação ocorre mais facilmente do que a da supinação.

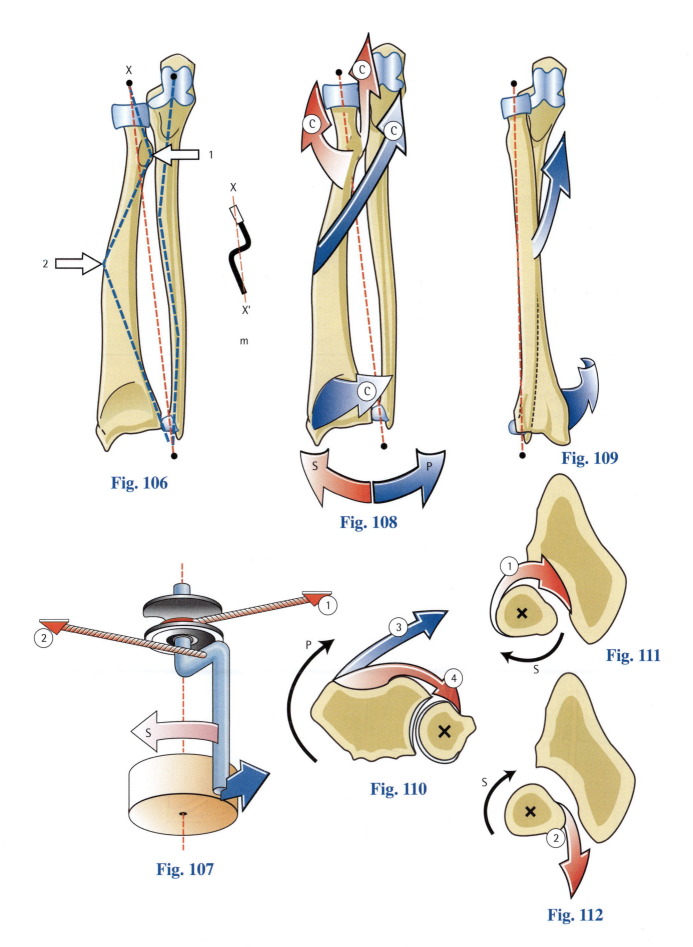

Fig. 106

Fig. 108

Fig. 109

Fig. 107

Fig. 110

Fig. 111

Fig. 112

Por que o antebraço tem dois ossos?

O esqueleto do antebraço e da perna de todos os vertebrados terrestres possui dois ossos.
Esta é uma evidência, mas bem poucos anatomistas se perguntam: Por que dois ossos?
Para tentar achar uma explicação lógica é necessário utilizar um **raciocínio absurdo**, imaginando um antebraço biomecânico fictício: como a mão poderia realizar todas as suas ações se o antebraço tivesse apenas um osso, o **UlRádio**?
Para segurar os objetos, a mão precisa apresentar muitas e variadas posições, o que implica que a cadeia articular, a partir do ombro, tenha **sete graus de liberdade**: nem mais nem menos! Definindo minuciosamente: três graus para que o ombro possa orientar o membro superior em todos os setores do espaço, um grau ao nível do cotovelo, cujo efeito é afastar ou aproximar a mão do ombro e, portanto, da boca... **e três graus para que o punho** possa orientar a mão. A solução poderia ser, então, logicamente, uma articulação esferóidea (enartrose) como o ombro, situada na extremidade do UlRádio. Vamos então imaginar as conseqüências biomecânicas dessa estrutura.

Em primeiro lugar, vamos imaginar duas possibilidades considerando que o componente esférico é distal (Fig. 113), sustentado pelo carpo, ou proximal (Fig. 114), na extremidade do UlRádio. A primeira solução causaria menos complicações na estrutura do carpo? Entretanto, vamos imaginar a segunda. O inconveniente de uma articulação esferóidea neste nível é evidente: a rotação entre as duas partes, em um espaço muito curto, impõe esforços de cisalhamento em todas as estruturas que passam pela articulação, começando pelos tendões (Fig. 115): um esquema em perspectiva do carpo **a** evoca um efeito de encurtamento **r** causado por toda a rotação do segmento distal. Na vista em corte superior **b**, a rotação em um sentido **c** ou em outro **d** obriga o tendão a percorrer um trajeto muito longo, ocorrendo um encurtamento relativo, com efeito parasita de pseudocontração muscular, difícil de compensar, sobretudo se, a partir da posição reta (Fig. 116), se realiza um movimento de lateralidade (Fig. 117). Neste caso, o efeito de encurtamento é duplicado e é impossível compensar os movimentos parasitas que este efeito causa. O problema mecânico seria o mesmo nos vasos sangüíneos, o que é fácil de visualizar na vista em perspectiva (Fig. 118): as artérias também sofrem com o encurtamento relativo associado a uma torção, porém mais fácil de compensar pelo trajeto helicoidal da artéria em repouso. Na solução com "dois ossos" (Fig. 119) a artéria radial é conduzida por toda sua extensão pela rotação do rádio.

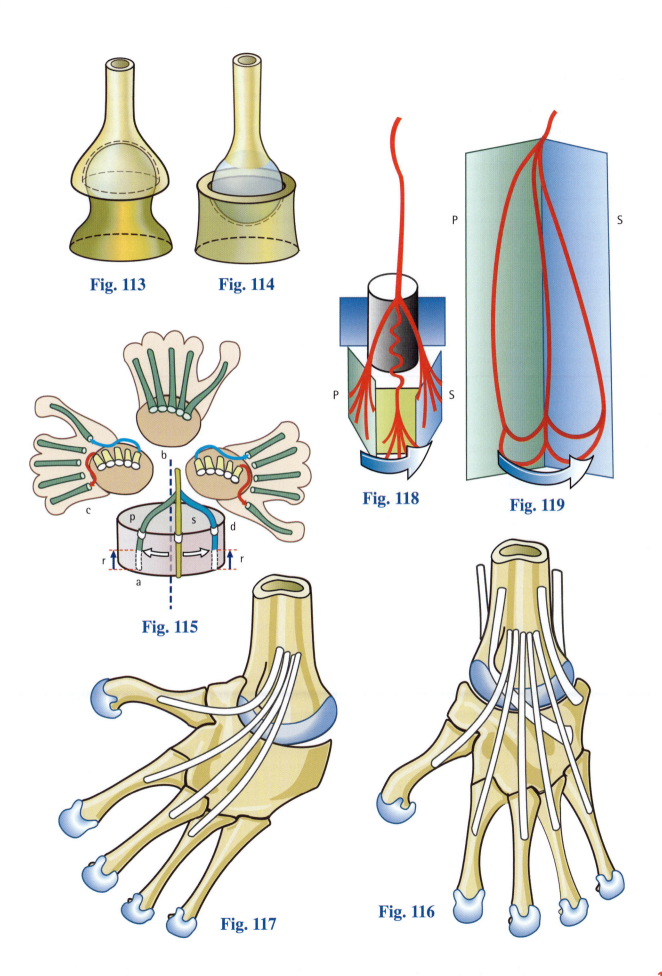

Os problemas do encurtamento relativo dos tendões impedem a instalação dos **músculos de força**, extensores e, sobretudo, flexores dos dedos, ao nível do antebraço: esses músculos, denominados **extrínsecos**, precisariam estar situados **na mão, portanto, tornando-se intrínsecos**: as conseqüências são consideráveis, podemos dizer quase catastróficas, porque a força de um músculo é proporcional ao seu volume. É suficiente imaginar a quantidade de massa de músculos flexores localizados na palma necessária para obter força igual (Fig. 121), para compreender que a **mão tornar-se-ia quase inutilizável** para a preensão com toda a palma, como na mão normal (Fig. 120), que permite alojar um objeto relativamente grande.

Os contornos e o volume da mão sofreriam modificações significativas (Fig. 122): tornar-se-ia uma "*pá*" **a – b** volumosa, desajeitada, perdendo praticamente todo seu valor funcional, sem falar na estética **c – d**!

Esse tipo de estrutura repercutiria no conjunto da anatomia do corpo, devido ao aumento da extremidade do membro superior (Fig. 123). O **centro de gravidade parcial do membro superior** — ou baricentro — normalmente situado próximo ao cotovelo (seta azul), iria mudar para perto da extremidade distal, **próximo ao punho** (seta vermelha). O aumento do momento de ação do membro superior causaria o **reforço do cíngulo dos membros superiores** e, conseqüentemente, do cíngulo dos membros inferiores. Portanto, teríamos um novo tipo de ser humano, conforme mostrado na figura composta, no qual o lado esquerdo permanece normal, enquanto o direito está modificado devido à simples transformação do punho em uma articulação esferóidea. Nós estamos longe do homem (Fig. 126) que conhecemos!

A solução UlRádio não se mostra prática; aquela de dois ossos parece ser a única viável: o UlRádio se divide em ulna e rádio. Portanto, temos outra pergunta: **Como organizar a disposição dos dois ossos (Fig. 124)?** A disposição sucessiva, em série, um após o outro **a**, parece pouco prática, porque essa articulação intermediária parece pouco sólida, pouco encaixada; impossível de levantar um piano ou até mesmo colocar um saco nas costas! Portanto, resta a solução de dois ossos lado a lado, paralelos, mas aqui também existem duas possibilidades: um na frente do outro **b** ou um ao lado do outro **c**. Se o rádio estivesse localizado na frente da ulna **b**, existiria o risco de a flexão do cotovelo ser limitada. O rádio no mesmo plano da ulna é a solução mais prática, sobretudo se estiver localizado lateral à ulna — e não medial — porque esta disposição fornece as vantagens da *ulna valga*, a saber, a mudança na orientação do eixo da mão.

A **solução com dois ossos** complica indiscutivelmente a estrutura das articulações do cotovelo e do punho, ao introduzir **duas articulações suplementares**, as radiulnares proximal e distal, mas resolve bem os problemas: o dos vasos, que não são mais tortuosos em um segmento curto, e, ao mesmo tempo, o dos nervos. Fornece, sobretudo, uma solução para os problemas dos músculos: os **músculos de força** podem ser instalados no antebraço, como **músculos extrínsecos**, o que permite um volume suficiente e aproxima o baricentro da raiz do membro; os músculos da mão, os **intrínsecos**, são **músculos de precisão**, portanto, pouco fortes e pequenos. A maioria dos músculos inseridos no rádio *giram ao mesmo tempo* que ele e não sofrem alteração de comprimento: não existe o efeito parasita nos dedos durante a rotação do punho. Os raros músculos flexores inseridos na ulna sofrem rotação em todo seu comprimento, portanto, sem efeito parasita.

O aparecimento desses dois ossos no segmento intermediário dos quatro membros data de 400 milhões de anos (Fig. 125) quando, na época do período Devoniano Médio, nosso ancestral distante, um obscuro peixe crossopterígio, o Eustenoptero, saiu do mar após uma transformação de suas nadadeiras peitorais para tornar-se um tetrápode, semelhante a um lagarto ou ao crocodilo atual. As irradiações de suas nadadeiras se reorganizaram progressivamente **a – b – c**, incluindo, imediatamente após uma irradiação única para o úmero **h**, duas irradiações lado a lado, os futuros rádio **r** e ulna **u**, seguidos dos ossos do carpo e das cinco irradiações dos dedos. A partir desse momento, **o protótipo do vertebrado terrestre apresenta dois ossos no antebraço e na perna**. Apenas de forma progressiva e tardia a prono-supinação assumiu toda a sua importância nos vertebrados superiores, nos primatas e, finalmente no *Homo sapiens* (Fig. 126), atingindo sua eficácia máxima.

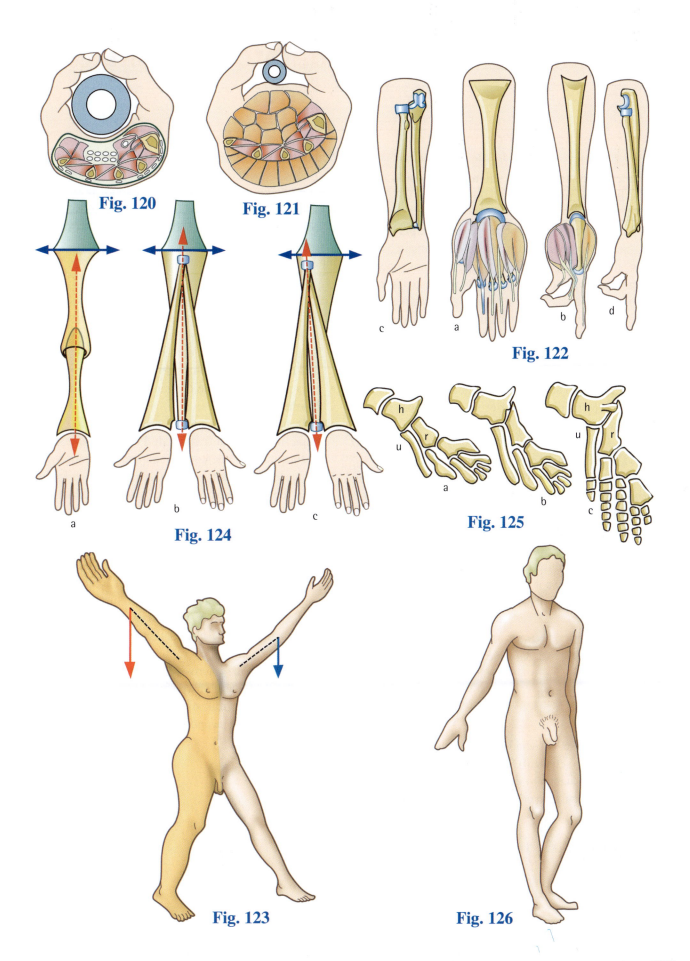

Fig. 120

Fig. 121

Fig. 122

Fig. 124

Fig. 125

Fig. 123

Fig. 126

139

Os distúrbios mecânicos da prono-supinação

As fraturas dos dois ossos do antebraço (Figs. 127 e 128, segundo Merle d'Aubigné)

O movimento dos fragmentos, diferente de acordo com o local das linhas de fratura, é condicionado pelas ações musculares.

a) Se a linha de fratura radial ocorre **no terço superior** (Fig. 127), separa os fragmentos sobre os quais atuam os músculos antagonistas: supinadores no fragmento superior e pronadores no fragmento inferior. Neste caso o intervalo (denomina-se dessa forma a rotação dos fragmentos um em relação ao outro) será máximo; o fragmento superior estará em supinação extrema, o inferior em pronação máxima.

b) Se a linha radial de fratura ocorre **na porção média** (Fig. 128), o intervalo será menos acentuado. Na verdade, a pronação do fragmento inferior se deve apenas ao pronador quadrado, e a supinação do fragmento superior é controlada pela ação do músculo pronador redondo. O intervalo será globalmente reduzido à metade.

A redução precisa corrigir não apenas esse intervalo angular, mas também restabelecer as curvaturas naturais dos dois ossos e, sobretudo, do rádio:

- Curvatura no plano sagital, com concavidade anterior: se for diminuída ou invertida, a pronação será menos ampla;
- Curvatura no plano frontal: na prática a curvatura da pronação, cuja alteração leva à pronação limitada pela ineficácia do músculo pronador redondo.

As luxações das articulações radiulnares

Raramente ocorrem isoladamente por causa da solidariedade dos dois ossos entre si. Portanto, estão naturalmente associadas a uma fratura:

Luxação da articulação radiulnar distal

Com freqüência está associada a uma fratura sobrejacente à diáfise do rádio (seta azul). Esta é a **fratura de Galeazzi** (Fig. 129). Seu tratamento é difícil devido à instabilidade persistente da articulação com luxação.

Luxação da articulação radiulnar proximal

Seu homólogo "simétrico" é a **fratura de Monteggia** (Fig. 130), que associa fratura da diáfise da ulna (seta azul), através de choque direto (golpe de bastão ou porrete), e uma luxação anterior da cabeça do rádio (seta vermelha). É indispensável assentar esta cabeça instável por causa da tração do bíceps **B** na posição normal e reparar o ligamento anular.

Os efeitos do encurtamento relativo do rádio

A função da articulação radiulnar distal pode ser comprometida pelo encurtamento relativo do rádio:

- Seja pelo desenvolvimento insuficiente após **fratura na infância que não tenha sido percebida** (Fig. 132);
- Seja por malformação congênita do rádio, na **doença de Madelung** (Fig. 131);
- Seja por fratura na porção distal do rádio, cuja forma mais freqüente é a **fratura de Pouteau-Colles**. Esta é a fratura mais freqüente da patologia traumática, atingindo preferencialmente o indivíduo idoso. Esta fratura cria uma verdadeira luxação da articulação radiulnar distal, às vezes no plano frontal e às vezes no plano sagital;
  - **no plano frontal**, o movimento de báscula lateral da epífise do rádio (Fig. 133) causa incongruência articular pela "abertura" da interlinha para baixo. A tração do disco articular (Fig. 134) com freqüência arranca o processo estilóide da ulna, fraturado na base; esta é a **fratura de Gérard-Marchant**. A seguir, ocorre o afastamento (diástase) das superfícies articulares, que pode se agravar pela ruptura mais ou menos estendida da membrana interóssea e pela ruptura do ligamento colateral ulnar do carpo.
  - **no plano sagital**, o movimento de báscula posterior do fragmento da epífise também é prejudicial à prono-supinação.

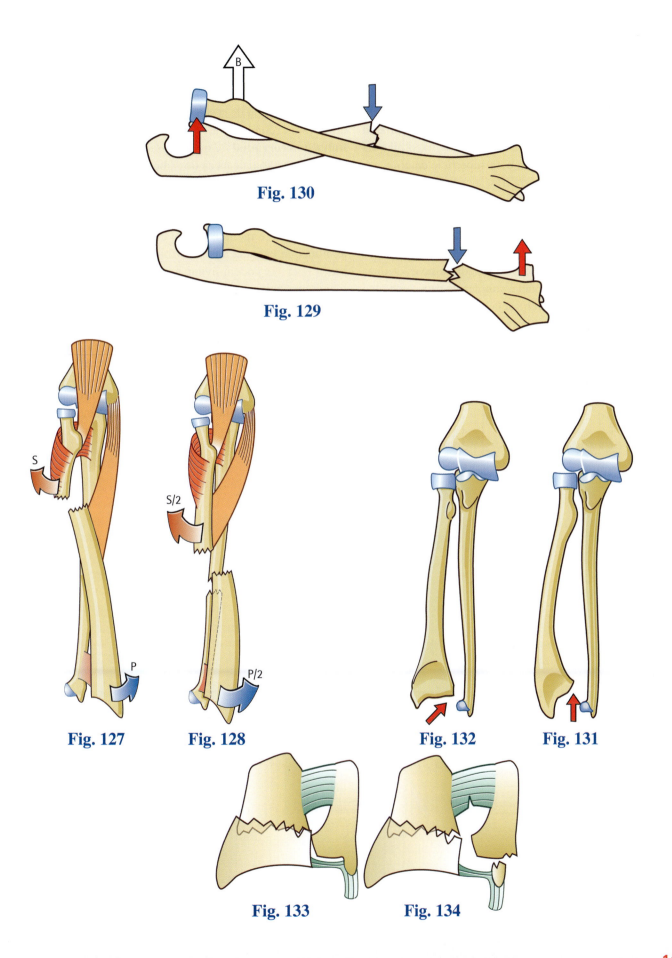

Fig. 130

Fig. 129

Fig. 127 Fig. 128 Fig. 132 Fig. 131

Fig. 133 Fig. 134

Em condições normais (Fig. 135), os eixos das superfícies do rádio e da ulna são confundidos: os dois ossos mostrados separados (**a**) apresentam suas superfícies em concordância. Quando estão reunidos (**b**) se sobrepõem perfeitamente.

Quando o fragmento epifisário distal do rádio realiza o movimento de báscula para trás (Fig. 136 a), o eixo da superfície do rádio forma, com o da superfície da ulna, um ângulo aberto para baixo e para trás: a congruência das superfícies articulares é perdida, conforme mostrado no diagrama **b**, no qual são mostrados apenas as superfícies articulares e seus eixos. As luxações permanentes da articulação radiulnar distal causam, com freqüência, problemas graves da prono-supinação, que podem ser tratados através de duas cirurgias: seja a ressecção pura e simples da cabeça da ulna (**cirurgia de Moore-Darrach**), seja sua artrodese definitiva (bloqueio), que exige, para o restabelecimento da prono-supinação normal, a ressecção segmentar sobrejacente da diáfise da ulna. Este é o princípio da **cirurgia de Kapandji-Sauvé** (Fig. 137).

Os distúrbios funcionais da articulação radiulnar distal também podem ser conseqüência de lesões na articulação radiulnar proximal, como na **síndrome de Essex-Lopresti** (Fig. 138). Na verdade, o encurtamento relativo do rádio pode ser resultado de **ressecção da cabeça do rádio a**, após uma fratura cominutiva, ou do **atrito anormal da interlinha umerorradial b**, ou a conseqüência de uma fratura por compressão da cabeça do rádio com pressão do colo do rádio sobre a cabeça **c**. Isto é seguido por luxação para cima da articulação radiulnar distal **d** com protrusão anormal em direção à cabeça da ulna, que pode ser avaliada pela positivação do índice radiulnar distal (*Variância Ulnar*). Apenas as fibras da camada anterior (rosa) da membrana interóssea (Fig. 139) podem evitar a ascensão do rádio. Se esta membrana estiver rompida ou for insuficiente, a articulação radiulnar distal apresentará luxação, estabelecendo a síndrome de Essex-Lopresti, de difícil tratamento.

O estudo dos problemas funcionais da articulação radiulnar distal está em desenvolvimento e sofre alterações permanentes. A conclusão a que podemos chegar é que as lesões mais freqüentes, as fraturas da extremidade inferior do rádio, podem ser perfeitamente tratadas precocemente.

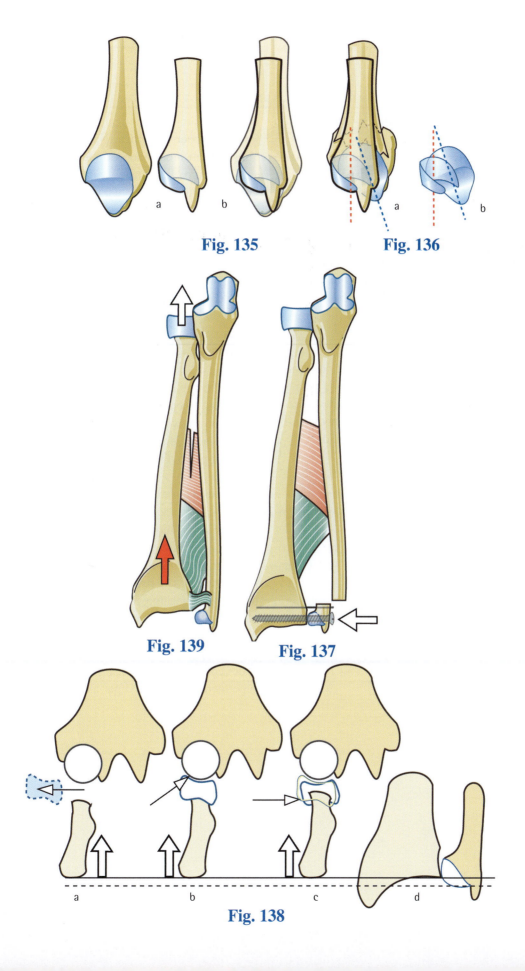

Substituições e posição de função

"A supinação é realizada com o antebraço" como quando se gira uma chave na fechadura (Fig. 140).

Na verdade, com o membro superior alinhado ao longo do corpo, cotovelo flexionado, só existe uma possibilidade para realizar este movimento pela rotação sobre o eixo longitudinal do antebraço, ao nível das articulações radiulnares. Este movimento pode ser denominado supinação verdadeira porque o ombro não pode interferir no movimento. Isto explica por que a perda da supinação é difícil de ser compensada. Esta dificuldade é atenuada pelo fato de a supinação raramente ser completamente perdida, porque o músculo bíceps braquial possui um comando neural diferente (nervo musculocutâneo) daquele do supinador (nervo radial).

"A pronação é realizada com o ombro" (Fig. 141)

Em contrapartida, na pronação, a ação dos músculos pronadores pode ser facilmente ampliada ou substituída pela abdução do ombro. Este movimento é realizado para esvaziar o conteúdo de uma panela. Com o ombro em abdução de 90°, obtemos uma pronação normal de 90° da mão.

A posição funcional

Na prono-supinação esta posição está situada entre:
- A posição intermediária (Fig. 142), adotada, por exemplo, quando se segura um martelo;
- E a posição de semipronação, quando se segura uma colher (Fig. 143) ou quando escrevemos (Fig. 144), correspondendo à pronação de 30°-45°.

A posição funcional corresponde a um estado de equilíbrio natural entre os grupos musculares antagonistas, portanto, com o menor custo muscular possível.

O movimento de prono-supinação é **indispensável para levar o alimento à boca**. Na verdade, quando pegamos o alimento em um plano horizontal, da mesa ou mesmo do solo, a mão realiza sua aproximação em pronação, para segurar o objeto por cima, e o cotovelo se estica. Para levar o alimento à boca, às vezes é necessário flexionar o cotovelo e apresentar o alimento em supinação, portanto, o bíceps é o músculo mais bem adaptado para este **movimento de alimentação**, porque ele é ao mesmo tempo flexor do cotovelo e supinador.

Além disso, podemos constatar que **a supinação poupa a flexão do cotovelo**: se a mão não conseguir levar o objeto à boca mantendo a posição de pronação, o gesto exige uma flexão mais significativa do cotovelo.

Teste do garçom

Como ocorre com o ombro, podemos explorar totalmente a função do cotovelo através de um **movimento de prova**, um teste, como dizem os anglófonos, o **movimento do garçom ou do copeiro**. Quando o garçom carrega a bandeja acima do ombro (Fig. 145), seu cotovelo está flexionado e seu antebraço está em extensão completa e em pronação. Quando ele coloca a bandeja cheia de copos na sua mesa (Fig. 146), ele realiza um movimento triplo de extensão do cotovelo, de flexão do punho até a posição reta e, **sobretudo, de supinação**. A amplitude deste movimento é completa, e podemos dizer que o **"Teste do garçom"** permite estabelecer o diagnóstico, mesmo por telefone, de supinação completa: se você consegue segurar uma bandeja com um copo cheio sem o derrubar, tenha certeza de que não existe nenhum déficit de supinação, movimento importante para muitas atividades cotidianas, a começar por pegar seu troco na caixa do supermercado (ou mendigar na porta das igrejas!).

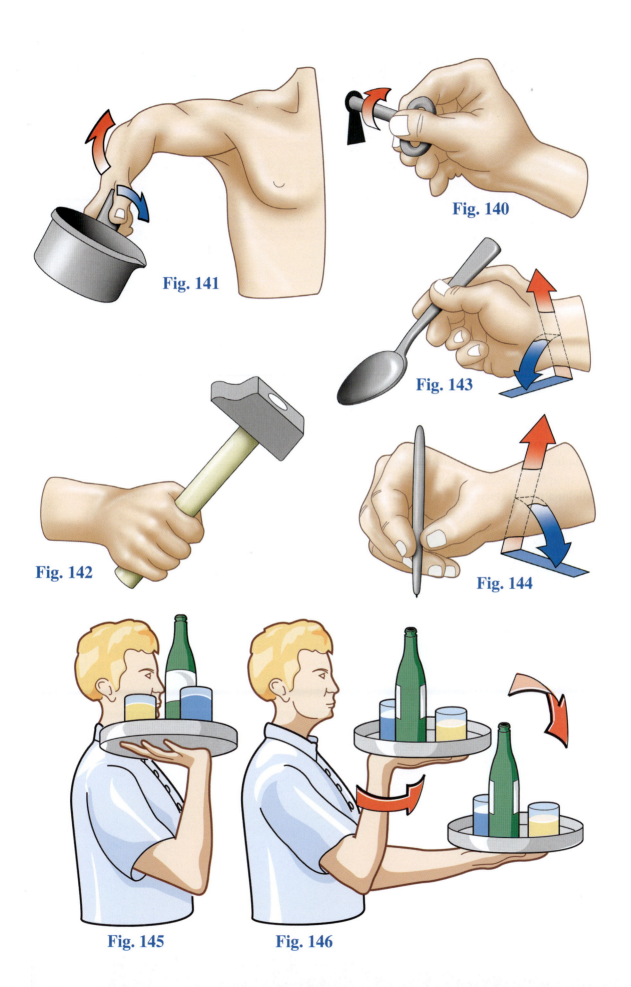

Fig. 140

Fig. 141

Fig. 143

Fig. 142

Fig. 144

Fig. 145

Fig. 146

Capítulo 4

O PUNHO

O punho, a **articulação distal do membro superior**, permite que a mão — segmento efetuador — **se apresente na posição ideal para a preensão**.

Na verdade, o complexo articular do punho possui **dois graus de liberdade**. Graças à **prono-supinação** do antebraço, ou seja, a rotação do antebraço sobre seu eixo longitudinal, **que adiciona um terceiro grau de movimento ao punho**, a mão pode ser orientada em qualquer ângulo para apanhar ou segurar um objeto.

O **núcleo central** do punho é o **carpo**, formado por **oito pequenos ossos**, que nos últimos 30 anos têm sido objeto de pesquisa dos anatomistas, mas sobretudo de cirurgiões de mão, que atuam diariamente sobre o punho. Além disso, foram registradas várias descobertas, permitindo a melhor compreensão da fisiologia bastante complexa desse conjunto de articulações no plano mecânico. Porém, o estudo e a compreensão da fisiologia do punho ainda exigem muito esforço.

Na verdade, o **complexo articular do punho** apresenta duas articulações, incluídas no conjunto funcional da **articulação radiulnar distal**:
- **A articulação radiocarpal**, conectando a superfície articular do antebraço e o carpo;
- **A articulação mediocarpal**, que articula as duas linhas de ossos do carpo.

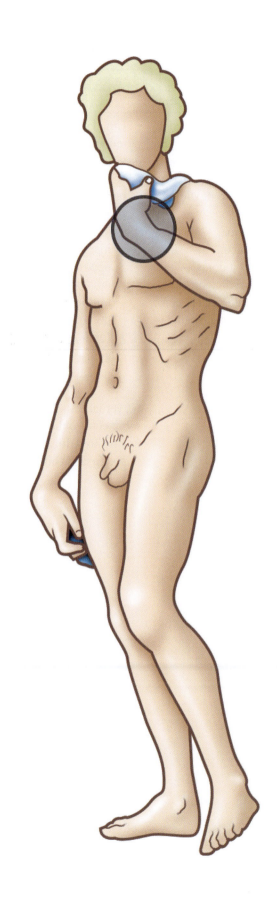

Definição dos movimentos do punho

Os movimentos do punho (Fig. 1) são executados ao redor de dois eixos, com a mão em posição anatômica, isto é, em supinação completa:

- Um eixo **AA'**, **transversal**, no plano frontal **T**. Ao redor deste eixo são realizados os **movimentos de flexão-extensão** no plano sagital:
  - **flexão** (seta **1**): a face anterior — ou palmar — da mão se aproxima da face anterior do antebraço;
  - **extensão** (seta **2**): a face posterior — ou dorsal — da mão se aproxima da face posterior do antebraço. É preferível não utilizar os termos flexão dorsal, em contradição com os músculos extensores e, menos ainda, flexão palmar, que é redundante.

- Um eixo **BB'**, **ântero-posterior**, no plano sagital **S**. Ao redor deste eixo, no plano frontal, são realizados os **movimentos de adução-abdução**, que alguns denominam, como os anglo-saxões, de inclinação ou desvio ulnar ou radial (*Desvio Ulnar* e *Desvio Radial*):
  - **adução** — ou desvio ulnar (seta **3**): a mão se aproxima do eixo do corpo e sua margem medial — ou margem ulnar (aquela onde está localizado o quinto dedo) — forma com a margem medial do antebraço um ângulo obtuso aberto para dentro;
  - **abdução** — ou desvio radial (seta **4**): a mão se afasta do corpo e sua margem lateral — ou margem radial (onde está localizado o polegar) — forma, com a margem lateral do antebraço, um ângulo obtuso aberto para fora.

Na verdade, os movimentos naturais do punho se combinam sobre eixos oblíquos:
- **Flexão/Adução**; e
- **Extensão/Abdução**.

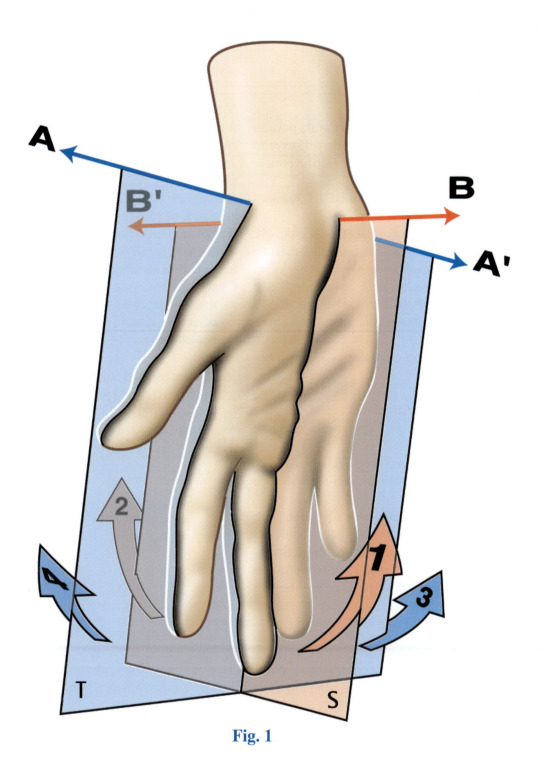

Fig. 1

Amplitude dos movimentos do punho

Movimentos de abdução-adução

A amplitude dos movimentos é medida a partir da **posição de referência** (Fig. 2): o eixo da mão, formado pelo terceiro osso metacarpal e pelo terceiro dedo, está situado no prolongamento do eixo do antebraço.

A amplitude do movimento de **abdução** ou desvio radial (Fig. 3) não ultrapassa 15°.

A amplitude da **adução** ou desvio ulnar (Fig. 4) é de 45°, quando se mede o ângulo entre a linha que liga o meio do punho à extremidade do terceiro dedo (linha azul tracejada). Entretanto, esta amplitude é diferente de acordo com o eixo considerado: eixo da mão, 30°; ou eixo do dedo médio, 55°. Não devemos esquecer que, junto com a adução da mão, ocorre adução dos dedos.

Na prática, podemos considerar o ângulo de 45° para a amplitude da adução.

Outros fatores precisam ser enfatizados:
- A adução ou desvio ulnar é duas a três vezes maior do que o desvio radial.
- A adução ou desvio ulnar é mais ampla na supinação do que na pronação (Sterling Bunnell), não ultrapassando 25 a 30°.

Em geral, a amplitude dos movimentos de adução-abdução é mínima durante a flexão ou extensão significativas do punho, posições nas quais os ligamentos carpais estão **tensionados**. A amplitude é máxima na posição de referência ou na flexão discreta, posições que relaxam os ligamentos.

Movimentos de flexão-extensão

A amplitude dos movimentos é mensurada a partir da **posição de referência** (Fig. 5); com o punho reto, a face dorsal da mão situada no prolongamento da face posterior do antebraço.

A amplitude da **flexão ativa** (Fig. 6) é de 85°, ou seja, a amplitude não atinge exatamente 90°.

A amplitude da **extensão ativa** (Fig. 7) — inadequadamente denominada flexão dorsal — também é de 85°. A extensão ativa também não atinge 90°.

Como nos movimentos no sentido lateral, a amplitude dos movimentos depende do grau de relaxamento dos ligamentos do carpo: a flexão-extensão é máxima quando a mão está em posição neutra.

Movimentos passivos de flexão-extensão

A amplitude da **flexão passiva** (Fig. 8) é maior do que 90° em pronação (100°).

A amplitude da **extensão passiva** (Fig. 9) também é maior do que 90° na pronação do que na supinação (95°).

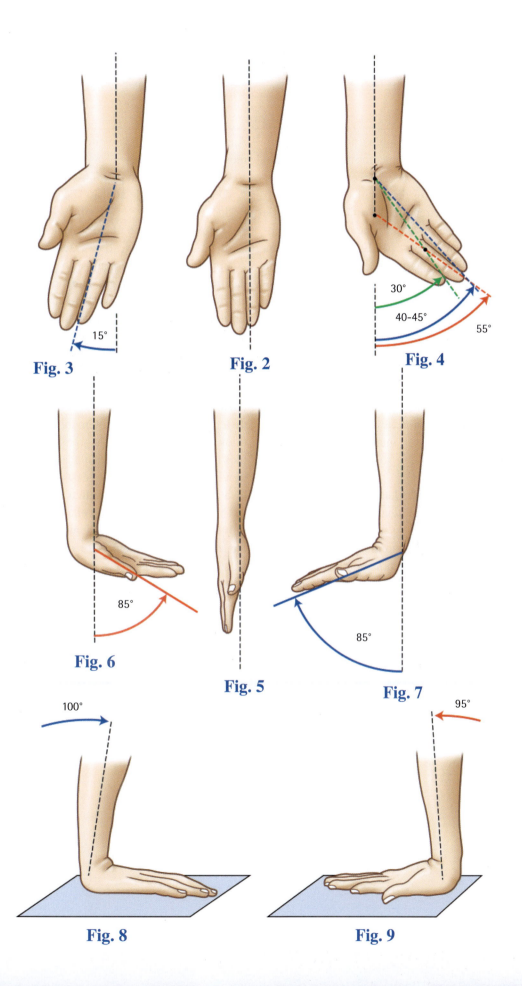

O movimento de circundução

O movimento de circundução é a combinação dos movimentos de flexão-extensão com os movimentos de adução-abdução. Portanto, é um movimento que se realiza simultaneamente em relação aos dois eixos de articulação do punho. Quando o movimento de circundução está em amplitude máxima, o eixo da mão descreve um cone no espaço denominado cone de circundução (Fig. 10). Este cone apresenta altura **O**, localizada no centro do punho, e uma base definida na figura pelos pontos **F, R, E, C**, que representam a trajetória percorrida pela extremidade do dedo médio quando se realiza o movimento de circundução máxima.

Este cone não é regular, porque sua base não é circular. Isto ocorre porque a amplitude dos diferentes movimentos elementares não é simétrica em relação ao prolongamento do eixo do antebraço **OO'**. O cone está achatado transversalmente e sua base se assemelha a uma elipse (Fig. 11) com grande eixo ântero-posterior **FE**, porque a amplitude é máxima no plano sagital **FOE** e mínima no plano frontal **ROC**.

A própria elipse se deforma para dentro (Fig. 12) por causa da maior amplitude do desvio ulnar. Conseqüentemente, o eixo do cone de circundução **AO** não é confundido com **OO'**, mas está localizado em desvio ulnar de 15°. Aliás, a posição da mão em adução de 15° corresponde à posição de equilíbrio entre os músculos que realizam adução/abdução. Esse é um elemento da posição funcional.

Além da base do cone de circundução (Fig. 11), diferenciamos:
- O corte do cone no plano frontal (Fig. 12) com a posição de abdução **R** e de adução **C** e o eixo do cone de circundução **AO**;
- O corte do cone no plano sagital (Fig. 13) com a posição de flexão **F** e a posição de extensão **E**.

A amplitude dos movimentos do punho é menos acentuada em pronação do que em supinação, resultando na menor abertura do cone de circundução em pronação.

Entretanto, graças aos movimentos associados da pronação-supinação, a retificação do cone de circundução pode ser compensada dentro de um determinado limite e o eixo da mão pode ocupar todas as posições no interior do cone cujo ângulo de abertura é de 160 a 170°.

Além disso, como em todas as articulações do tipo **sistema de transmissão**, que permitem movimento em todos os sentidos, com dois eixos e dois graus de liberdade, como veremos também adiante na articulação trapézio-metacarpal, um movimento simultâneo ou sucessivo ao redor dos dois eixos leva a uma **rotação automática** ou ainda **rotação conjunta** (MacConaill) ao redor do eixo longitudinal do segmento móvel, isto é, a mão, que orienta a palma em direção oblíqua em relação ao plano da face anterior do antebraço. Isto só é evidente nas posições de extensão-adução e de flexão-adução, mas não tem a mesma importância funcional que no polegar.

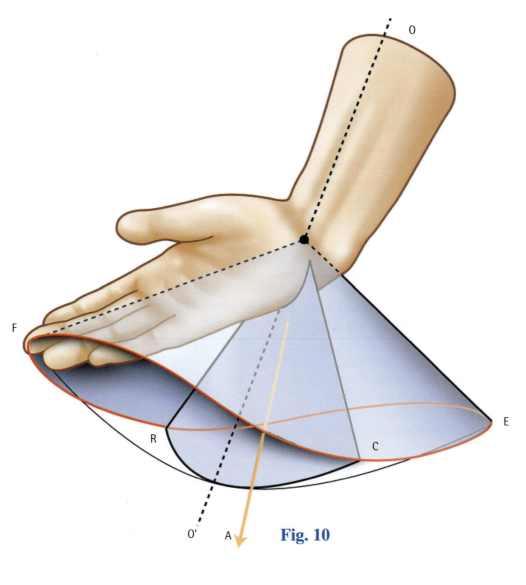

Fig. 10

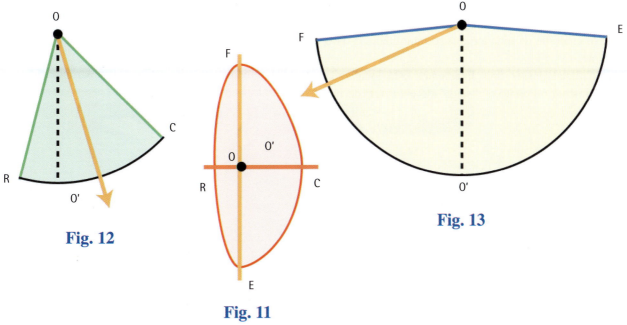

Fig. 12

Fig. 11

Fig. 13

153

O complexo articular do punho

O complexo articular do punho (Fig. 14) inclui **duas articulações**:
1) **A articulação radiocarpal 1** entre a extremidade distal do rádio e os ossos da fileira proximal do carpo;
2) **A articulação mediocarpal 2** entre a fileira proximal e a fileira distal dos ossos do carpo.

A articulação radiocarpal

Esta é uma **articulação condilar** (Fig. 15): a superfície do carpo, inicialmente considerada como um bloco, apresenta **duas curvaturas convexas**:

Uma **curvatura ântero-posterior** (seta **1**), ou sagital, cujo eixo **AA'** é transversal: esta curvatura corresponde aos movimentos de **flexão-extensão**;

Uma **curvatura transversal** (seta **2**), com maior raio de curvatura, e cujo eixo BB' é ântero-posterior: esta curvatura corresponde aos movimentos de **adução-abdução**.

No esqueleto:
1) O eixo **AA'** de flexão-extensão passa ao nível da interlinha semilunar e capitato;
2) O eixo **BB'** de adução-abdução passa ao nível da cabeça do capitato.

Os **ligamentos radiocarpais** estão organizados, inicialmente, em dois sistemas:
1) **Os ligamentos colaterais** (Figs. 16, 17, 18):
- **O ligamento colateral radial 1**, que se estende desde o processo estilóide do rádio até o osso escafóide;
- **O ligamento colateral ulnar 2**, que se estende desde o processo estilóide da ulna até o osso piramidal e o osso pisiforme.

A inserção distal desses dois ligamentos está localizada aproximadamente no ponto de "saída" do eixo **AA'** de flexão-extensão.

2) **Os ligamentos anteriores e posteriores** (Figs. 19, 20, 21: diagrama da vista lateral), que estudaremos com mais detalhes adiante:
- **Os ligamentos anteriores** 3 (ou, em vez disso, o **sistema ligamentar anterior**) se fixam na margem anterior da cavidade articular do rádio e no capitato;
- **Os ligamentos posteriores** 4 (ou, em vez disso, o **complexo ligamentar posterior**) também formam um limite posterior.

Os sistemas ligamentares anterior e posterior se fixam no carpo nos pontos de *saída* do eixo **BB'** de abdução-adução. Ao se considerar como se pensava há 30 anos, por princípio, que o carpo forma um bloco único, e que está longe de ser verdade, a **atividade dos ligamentos** radiocarpais se divide da seguinte forma: Nos **movimentos de adução-abdução** (Figs. 16, 17, 18: vistas anteriores), são os ligamentos colaterais que atuam. Partindo da posição de repouso (Fig. 16), observamos que:
- **Na adução** (Fig. 17) o ligamento colateral medial se tensiona e o ligamento colateral ulnar se afrouxa;
- **Na abdução** (Fig. 18) ocorre o inverso. Os ligamentos anteriores, fixos perto do centro de rotação, têm pouca participação.

Nos **movimentos de flexão-extensão** (Figs. 19, 20, 21: vistas laterais), são os ligamentos anteriores e posteriores que atuam. Partindo da posição de repouso (Fig. 19) observamos que:
- Os ligamentos posteriores se tensionam na flexão (Fig. 20);
- Os ligamentos anteriores se tensionam na extensão (Fig. 21);
- Os ligamentos colaterais têm pouca participação.

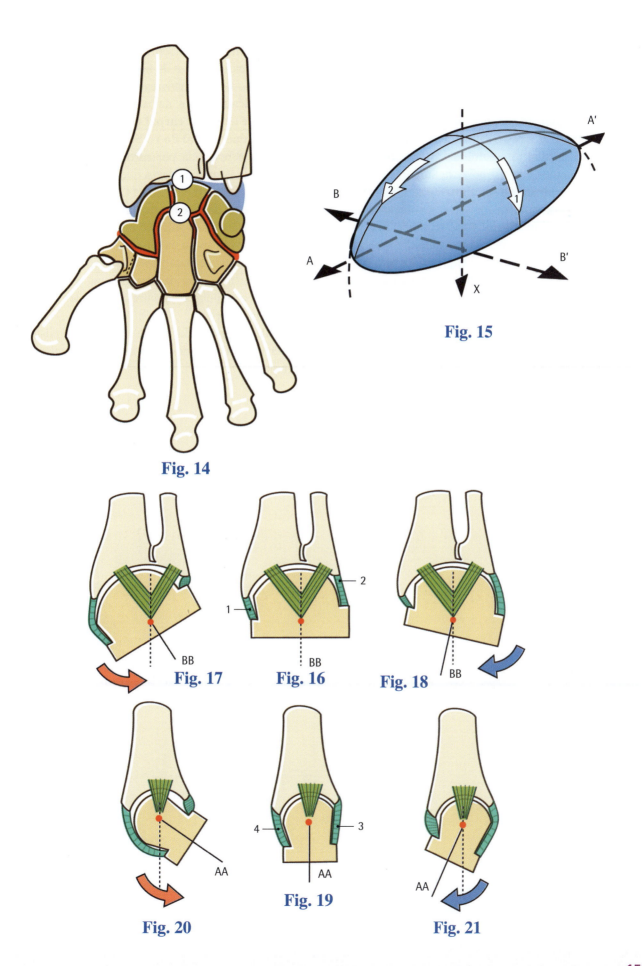

As superfícies articulares radiocarpais são (Figs. 22 e 23, legendas comuns): a superfície articular do carpo e a face articular carpal do antebraço.

A **vista anterior** do corte do carpo (Fig. 23)* revela que a **superfície articular do carpo** é formada pela justaposição da face superior de três ossos da fileira proximal — são eles, da lateral para medial: o **escafóide 1,** o **semilunar 2** e o **piramidal 3**, unidos entre si pelos **ligamentos escafóide-semilunar e.s.** e **piramido-semilunar p.s.**, também denominado semilunarpiramidal.

Observe que o osso **pisiforme 4** não participa da estrutura da face articular do carpo, bem como a fileira distal, formada pelo **trapézio 5**, **trapezóide 6**, **capitato 7** e pelo **hamato 8**, unidos entre si pelos **ligamentos trapezo-trapezóide t.t.**, **trapezóide-capitato t.c.**, ou **hamato-capitato h.c**.

As faces superiores dos ossos escafóide, semilunar e piramidal estão recobertas por cartilagem, a mesma dos ligamentos que unem esses três ossos entre si, formando uma **superfície articular contínua**, a superfície articular do carpo.

Na vista da articulação aberta (Fig. 22, segundo Testut), observa-se na parte inferior da figura, a superfície articular do carpo com as faces articulares dos ossos **escafóide 1**, **semilunar 2** e **piramidal 3** e, na parte superior, a superfície côncava da **face articular carpal no antebraço** formada pela:

- **Extremidade distal do rádio**, lateral. Sua face inferior, côncava e revestida por cartilagem, é subdividida por uma crista **9** em duas faces que correspondem aos ossos escafóide **10** e ao semilunar **11**;
- A **face distal do disco articular 12** é côncava e recoberta por cartilagem; seu ápice se insere no processo estilóide da ulna **13**; a cabeça da ulna **14** o ultrapassa ligeiramente para a frente e para trás. Sua base está, às vezes, incompletamente inserida, criando uma pequena fenda **15**, fazendo a comunicação entre a cavidade radiocarpal e a radiulnar inferior.

A cápsula **16**, mostrada intacta na sua parte posterior, une a superfície articular do carpo e a face articular carpal do antebraço.

---

*N.R.T.: Todos os ligamentos entre os ossos do carpo são denominados pela FCTA como ligamentos intercarpais palmares, dorsais ou interósseos. O autor prefere denominá-los de acordo com os ossos interligados.

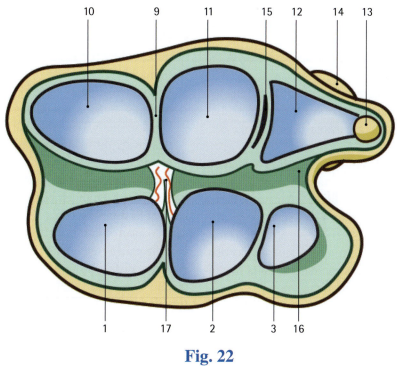

Fig. 22

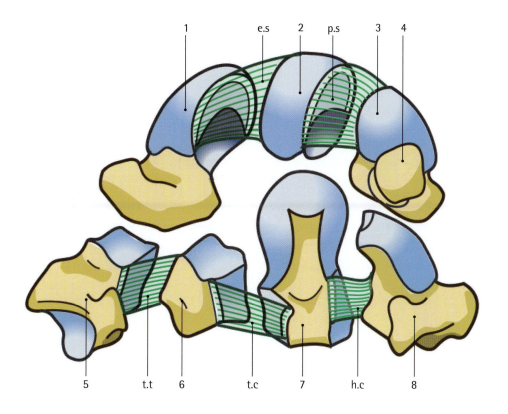

Fig. 23

A articulação mediocarpal

A articulação mediocarpal (Fig. 24, mostrada aberta por trás, segundo Testut) situada entre as duas fileiras de ossos do carpo, inclui:

1) A superfície superior, em vista póstero-inferior. A superfície superior é formada de lateral para medial:
- Pelo osso **escafóide**, com duas faces inferiores, ligeiramente convexas, uma para o trapézio **1**, e a outra, medial, para o trapezóide **2**, e uma face medial **3**, fortemente côncava, para o capitato;
- Pela face inferior do osso **semilunar 4**, côncava na base, que se articula com a cabeça do capitato;
- Pela face inferior do osso **piramidal 5**, côncava na base e medialmente, que se articula com a face superior do osso hamato.

O osso pisiforme, articulado com a face anterior do osso piramidal, não participa da formação da interlinha mediocarpal. Esta estrutura não é visível nesta vista.

2) A superfície inferior, na vista póstero-superior. Esta superfície é formada de lateral para medial:
- Pelas faces superiores dos ossos **trapézio 6** e **trapezóide 7**;
- Pela parte superior do **capitato 8**, que se articula com o osso escafóide e com o osso semilunar;
- Pela face superior do **osso hamato 9**, cuja maior parte se articula com o osso piramidal e uma pequena face **10** entra em contato com o osso semilunar.

Considerando-se cada uma das fileiras do carpo como um bloco, constatamos que a interlinha mediocarpal é formada por duas partes:
- **Uma parte lateral**, formada por faces planas (trapézio e trapezóide sobre a base do escafóide), articulação do tipo **plana**;
- **Uma parte medial**, formada pela superfície convexa em todos os sentidos, das partes superiores do capitato e do hamato, que vão se encaixar na superfície côncava dos três ossos da fileira proximal: esta é uma **articulação condilar**.

A **parte superior do capitato** forma um eixo central sobre o qual o osso semilunar pode oscilar lateralmente (Fig. 25), realizar as rotações axiais (Fig. 26) e, sobretudo, oscilar no sentido ântero-posterior (Fig. 27): oscila para trás **a** na ISIV e oscila para a frente **b** na ISID (ver adiante).

A fileira distal forma um bloco relativamente rígido, enquanto a fileira proximal, considerada um **"segmento intercalado"** entre a face articular carpal do rádio e a fileira distal, possui, graças à dinâmica ligamentar, movimentos conjuntos e deslocamentos relativos dos ossos entre si.

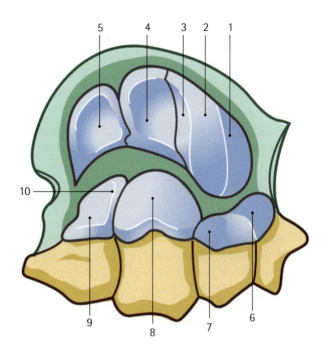

Fig. 24

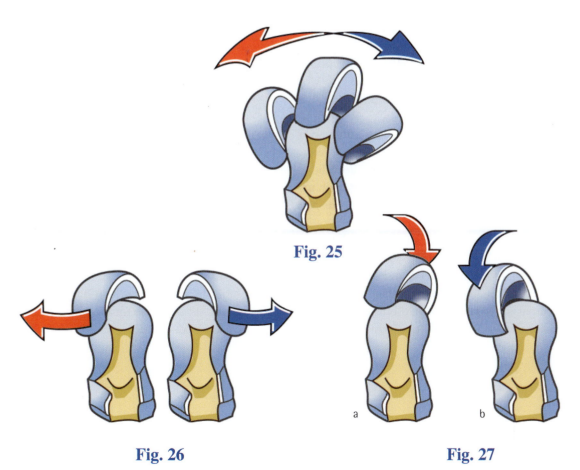

Fig. 25

Fig. 26

Fig. 27

159

Os ligamentos radiais e mediocarpais*

A descrição dos ligamentos radiais e mediocarpais evoluiu sem parar. A descrição de N. Kuhlmann (1978) nos parece a melhor para explicar seu papel na estabilidade do carpo e, sobretudo, na sua adaptação às limitações decorrentes dos movimentos do punho.

- **Na vista anterior** (Fig. 28), distinguem-se:
  - **Os dois ligamentos colaterais radiocarpais**;
  - **O ligamento colateral ulnar do carpo**, cuja origem se fixa no processo estilóide da ulna e se junta à inserção do **disco articular 1** ao nível de seu ápice. Neste ponto, se divide em um **feixe posterior estilo-piramidal 2** e em um **feixe anterior estilo-pisiforme 3**. Os autores modernos acreditam que a participação deste ligamento na fisiologia do carpo é secundária;
  - O **ligamento colateral radial do carpo** também é formado por dois feixes, cuja origem é no processo estilóide do rádio: um **feixe posterior 4**, indo do ápice do processo estilóide até a face lateral do osso escafóide para se fixar logo abaixo da superfície articular superior, **um feixe anterior 5**, muito espesso e resistente, que se estende desde a margem anterior do processo estilóide até o tubérculo do osso escafóide.
- O **ligamento anterior radiocarpal**, formado por dois feixes:
  - Lateralmente, o **feixe radio-semilunar anterior 6**, que se estende obliquamente para baixo e para dentro da margem anterior da face articular carpal do rádio na face anterior do osso semilunar, daí o nome **freio anterior do semilunar**, completado medialmente pelo **ligamento ulno-semilunar anterior 7**;
  - Medialmente, o **feixe radiopiramidal anterior 8**, individualizado por N. Kuhlmann; suas inserções superiores ocupam a metade medial da margem anterior da cavidade articular e toda a margem anterior da face articular carpal do rádio, onde se une às inserções radiais do ligamento anterior **9** da articulação radiulnar distal;

este ligamento, de forma triangular, forte e resistente, dirige-se para baixo e para dentro para se fixar na face anterior do osso piramidal, para fora de sua face de articulação com o osso pisiforme; forma a parte anterior da "alça do piramidal", que veremos novamente mais adiante.

- **Os ligamentos mediocarpais**
  - O **ligamento radiocapitato 10** se estende obliquamente para baixo e medialmente da parte lateral da margem anterior da cavidade articular na face anterior do osso capitato. Está incluído dentro do mesmo plano fibroso dos feixes radio-semilunar e radiopiramidal. É ao mesmo tempo um ligamento anterior da articulação radiocarpal e da mediocarpal;
  - O **ligamento semilunarcapitato 12** se estende verticalmente desde a face anterior do osso semilunar até a face anterior do capitato; ele prolonga o ligamento radio-semilunar inferiormente;
  - O **ligamento capitato-piramidal 13**, se estende obliquamente para baixo e para fora da face anterior do osso piramidal até o osso capitato, onde forma com os dois ligamentos precedentes uma verdadeira rede ligamentar;
  - Na face anterior do osso capitato está situado um ponto de convergência ligamentar **14** no ápice do V de Poirier, onde termina também o ligamento escafocapitato **11**;
  - O **ligamento trapézio-escafóide 15**, curto, porém grande e resistente, une o tubérculo do osso escafóide à face anterior do trapézio acima de sua crista oblíqua, completado abaixo pelo ligamento escafotrapezóide **16**;
  - O **ligamento capitato-piramidal** (ou hamato-piramidal) **17**, verdadeiro ligamento colateral medial mediocarpal;
  - Enfim, os **ligamentos piso-hamato 18** e **pisometacarpal 19**; com este último participando da articulação carpometacarpal.

---

*N.R.T.: O autor optou pela denominação de N. Kuhlmann para os ligamentos. Resolvemos não tentar adaptá-la à Terminologia Oficial, pois isto dificultaria a compreensão dos mecanismos cinesiológicos que ela propõe.

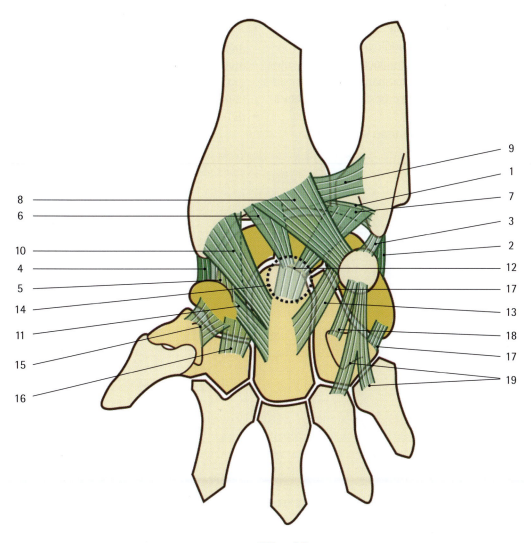

Fig. 28

Na vista posterior (Fig. 29), encontramos:
- O **ligamento colateral radial**, por meio de seu feixe posterior **4**;
- O **ligamento colateral ulnar**, este também por meio de seu feixe posterior **2**, cujas inserções estão emaranhadas com o ápice do disco articular **1**;
- O **ligamento posterior radiocarpal** formado por dois feixes oblíquos embaixo e para dentro;
- O **feixe radio-semilunar posterior 20**, ou freio posterior do semilunar;
- O **feixe radiopiramidal posterior 21**, cujas inserções são quase simétricas às de seu homólogo anterior, abrangendo sua interseção com a terminação do ligamento posterior da radiulnar distal **22** na margem posterior da incisura ulnar do rádio; este feixe posterior completa a "alça piramidal";
- As duas faixas transversais posteriores do carpo:
  – A **faixa da fileira proximal 23** se estende transversalmente da face posterior do osso piramidal **25** à do osso escafóide **24**, ocupando uma inserção de desvio sobre a parte posterior do semilunar e enviando uma expansão ao ligamento colateral radial e uma expansão para o ligamento radiopiramidal posterior;
  – A **faixa da fileira distal 26** se estende obliquamente para fora e ligeiramente para baixo da face posterior do osso piramidal até a do trapezóide **27** e do trapézio **28**, passando por trás do osso capitato.
- Enfim, o **ligamento hamato-piramidal 30**, cuja porção posterior se insere na face posterior do osso piramidal que, dessa forma, desempenha na parte posterior do carpo o papel de desvio ligamentar transferido para o capitato na face anterior;
- E o **ligamento posterior escafo-trapézio-trapezóide 29**.

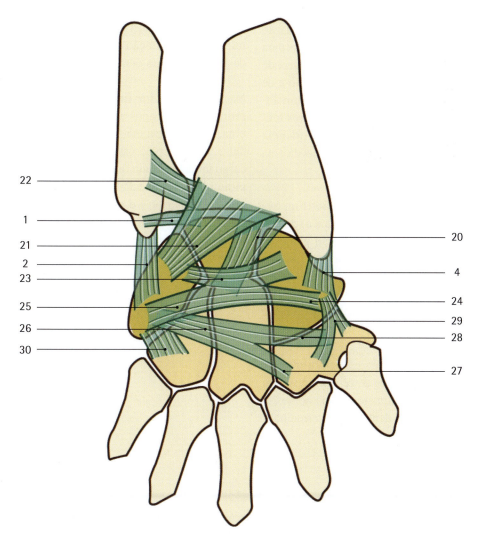

Fig. 29

Papel estabilizador dos ligamentos

Estabilização no plano frontal

O principal papel dos ligamentos do punho é estabilizar o carpo nos planos frontal e sagital.

No plano frontal (Fig. 30, vista esquemática frontal), a atuação dos ligamentos é necessária por conta da orientação da cavidade articular antebraquial que está orientada para baixo e para dentro, de modo que, no conjunto, ela pode ser colocada em um plano oblíquo de cima para baixo e de dentro para fora, formando com o plano horizontal um ângulo de 25° a 30°. Sob a pressão das forças musculares longitudinais, o carpo alinhado apresenta também **tendência para deslizar para cima e para fora**, no sentido da seta vermelha.

Em contrapartida, se o carpo estiver em **adução** (Fig. 31) de cerca de 30°, a força de compressão (seta branca) de origem muscular é aplicada perpendicularmente ao plano de deslizamento previamente definido, estabilizando e levando para o centro do carpo em relação à face articular carpal do rádio. Esta posição em ligeira adução é a posição natural do punho, a posição funcional que, portanto, coincide com sua estabilidade máxima.

Inversamente (Fig. 32), quando o carpo está em **abdução**, *por mais* fraca que seja, a compressão de origem muscular aumenta a instabilidade e provoca uma tendência ao deslocamento do carpo para cima e para dentro (seta vermelha).

Os ligamentos colaterais radiocarpais não estão aptos para bloquear este movimento devido a sua direção longitudinal. Conforme mostrado por N. Kuhlmann, este papel é atribuído (Fig. 33) aos **dois ligamentos radiopiramidal anterior e posterior**, cuja direção oblíqua para cima e para fora permite a recentralização do carpo (seta branca) e a oposição ao deslizamento para dentro (seta vermelha).

Na **vista posterior interna** (Fig. 34) da extremidade inferior do rádio, após a retirada da extremidade inferior da ulna, observa-se a incisura ulnar do rádio **1** e o osso piramidal **2**, ladeado pelo osso pisiforme **3** — os outros ossos do carpo também foram removidos — e verificamos que o osso piramidal está conectado ao rádio pelos ligamentos radiopiramidais anterior **4** e posterior **5**. Juntos formam uma **alça ligamentar** que retorna permanentemente, o osso piramidal para cima e para dentro. Esta alça do ligamento piramidal desempenha, como veremos adiante, um papel importante na mecânica do carpo durante a abdução.

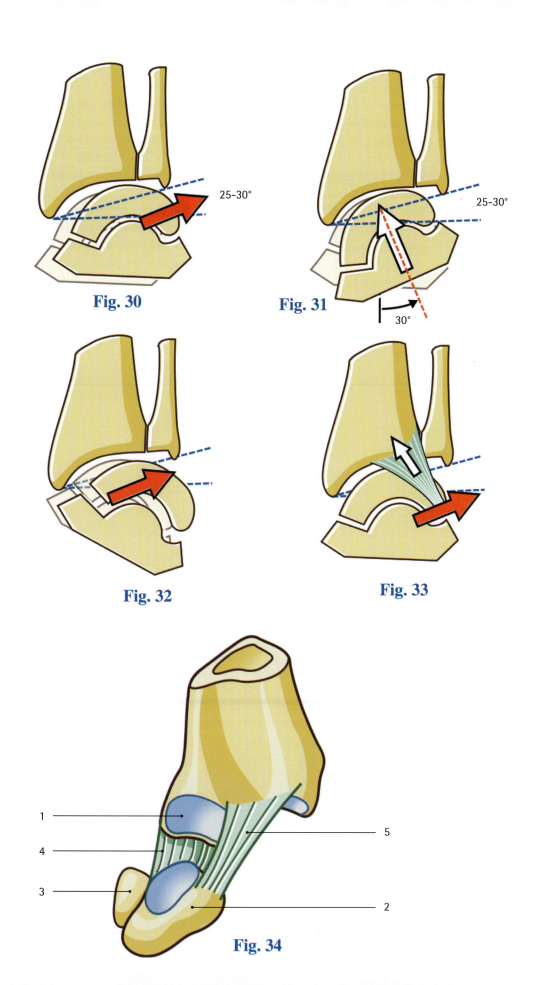

Fig. 30

Fig. 31

Fig. 32

Fig. 33

Fig. 34

Estabilização no plano sagital

No plano sagital as condições são quase as mesmas.

Devido à **orientação da cavidade articular para baixo e para a frente** (Fig. 35: vista esquemática de perfil), a face articular do carpo apresenta tendência para escapar para cima e para a frente, na direção da seta vermelha, deslizando no plano da face articular carpal do rádio, que forma um ângulo de 20° a 25° com a horizontal.

A **flexão do punho** de 30° a 40° (Fig. 36) orienta o desvio ósseo, sob pressão das forças musculares (setas vermelhas), perpendicularmente ao plano da face articular carpal do rádio, estabilizando e recentralizando a face articular no carpo.

Portanto, o **papel dos ligamentos** (Fig. 37) é relativamente reduzido: os ligamentos anteriores, frouxos, não interferem; em contrapartida, o freio posterior do semilunar e a faixa transversal da fileira proximal estão tensionados, comprimindo o osso semilunar contra a face articular carpal do rádio (seta vermelha).

Na posição **alinhada** (Fig. 38), a tensão dos ligamentos posteriores e anteriores está equilibrada, o que estabiliza o carpo sob a face articular carpal do rádio.

Em contrapartida, em **extensão** (Fig. 39), a tendência do carpo para deslizar para cima e para a frente (seta vermelha) está reforçada.

Portanto, o **papel dos ligamentos** (Fig. 40) é fundamental, não tanto dos ligamentos posteriores, que são frouxos, mas dos anteriores, cuja tensão é proporcional ao grau de extensão. Na sua face profunda, os ligamentos comprimem o osso semilunar e a cabeça do capitato para cima e para trás (seta vermelha), provocando a recentralização da estabilização da face articular no carpo.

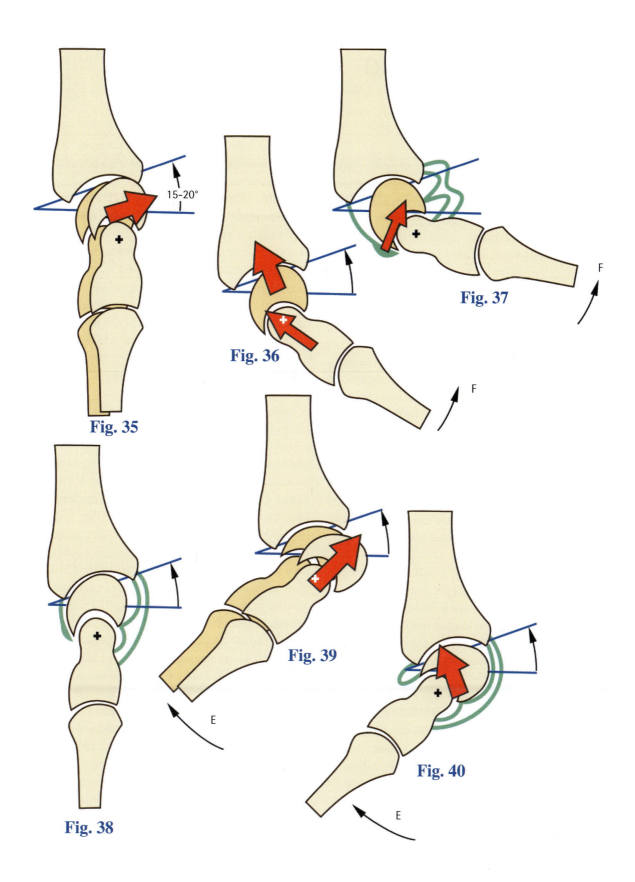

A dinâmica do carpo

Coluna do osso semilunar

Hoje em dia sabe-se que o maciço do carpo não é um bloco imutável: este conceito monolítico não corresponde mais à realidade. Na verdade, é preciso pensar em um **carpo com geometria variável** onde, sob a ação das **pressões ósseas** e das **resistências ligamentares**, são produzidos **movimentos relativos entre os seus ossos**, modificando sensivelmente a sua forma.

Esses movimentos elementares foram estudados por N. Kuhlmann, basicamente ao nível da **coluna média** do osso semilunar e do capitato, e da **coluna lateral** do osso escafóide com o conjunto trapézio, trapezóide.

A dinâmica da coluna média depende da forma assimétrica do osso semilunar, que é mais abaulado, mais espesso na frente do que atrás: de acordo com o caso, o osso capitato é coberto por um capuz frígio (Fig. 41), na forma de chapéu de cossaco (Fig. 42) ou de um turbante (Fig. 43); raramente apresenta a forma bicorne (Fig. 44) simétrica que, neste caso, é talhada mais obliquamente na frente. Em cerca de 50% dos casos, é o capuz frígio que se interpõe entre o capitato e a face articular carpal do rádio, como uma cunha encurvada. O que ocorre é que a distância útil entre o capitato e a face articular carpal do rádio varia de acordo com o grau de flexão-extensão do punho.

Na **posição de alinhamento** (Fig. 45), a **distância útil** corresponde à espessura média do osso semilunar.

Na **extensão** (Fig. 46), esta distância útil diminui porque corresponde à menor espessura do osso semilunar.

Em contrapartida, **na flexão** (Fig. 47), a distância útil aumenta porque é a maior espessura da cunha semilunar que vai se interpor.

Entretanto, a **inclinação da face articular carpal** se combina com esta variação na distância útil, anulando parcialmente seus efeitos: dessa forma, é na posição de alinhamento que o centro da cabeça do capitato está mais distante da base da face articular carpal, no sentido do eixo longitudinal do rádio. **Na extensão** (Fig. 46), a "subida" do centro da cabeça do capitato é parcialmente anulada pela "descida" da margem posterior da face articular carpal. Na **flexão** (Fig. 47), sua descida é parcialmente anulada pela "subida" da margem anterior da face articular carpal, de modo que o centro da cabeça do capitato se apresenta, nos dois casos, quase à mesma altura **h**, discretamente acima de sua posição de alinhamento (Fig. 45).

Por outro lado, **na flexão** (Fig. 47), este centro sofre um **deslocamento anterior a** igual a mais do dobro da retração **r** associada à extensão (Fig. 46), modificando de forma inversa o grau de tensão e o movimento de ação dos músculos flexores em relação aos extensores.

Classicamente, a flexão é maior na articulação radiocarpal (**50°**) do que na articulação mediocarpal (**35°**) e inversamente a extensão é maior na articulação mediocarpal (**50°**) do que na articulação radiocarpal (**35°**). Isto é verdadeiro nas amplitudes extremas, mas nos menores graus de amplitude, o grau de flexão ou de extensão é quase igual em cada uma dessas articulações.

A **assimetria do osso semilunar** torna a estática do carpo muito sensível à sua posição relativa na cadeia articular. Se, a partir da posição de alinhamento (Fig. 48), que corresponde à melhor acomodação do osso semilunar por meio de seus dois freios anterior e posterior, for realizada, sem flexão-extensão do osso capitato em relação ao rádio, uma báscula do semilunar para a frente (Fig. 49) ou para trás (Fig. 50), constatamos que o centro da cabeça da parte superior do capitato se desloca para cima **e** e respectivamente para trás **c** ou para a frente **b**: a instabilidade localizada do osso semilunar, por meio de ruptura ou distensão do freio anterior (Fig. 49) ou posterior (Fig. 50), reverbera, portanto, por intermédio do osso capitato sobre todo o carpo.

A estabilidade do osso semilunar depende da integridade de suas ligações com os ossos escafóide e piramidal. Se houver perda da conexão com o osso escafóide, ocorre **movimento de báscula para a frente** (Fig. 51) por meio da extensão na articulação radiocarpal. Esta condição é denominada pelos norte-americanos **ISID** (*Instabilidade no Segmento Intercalado Dorsal*). Se houver perda da conexão com o piramidal, ocorre movimento de báscula para trás (Fig. 52) por meio da flexão na articulação radiocarpal; esta condição é denominada **ISIV** (*Instabilidade no Segmento Intercalado Volar [Palmar]*), dois termos que atualmente são muito importantes na explicação da patologia do carpo.

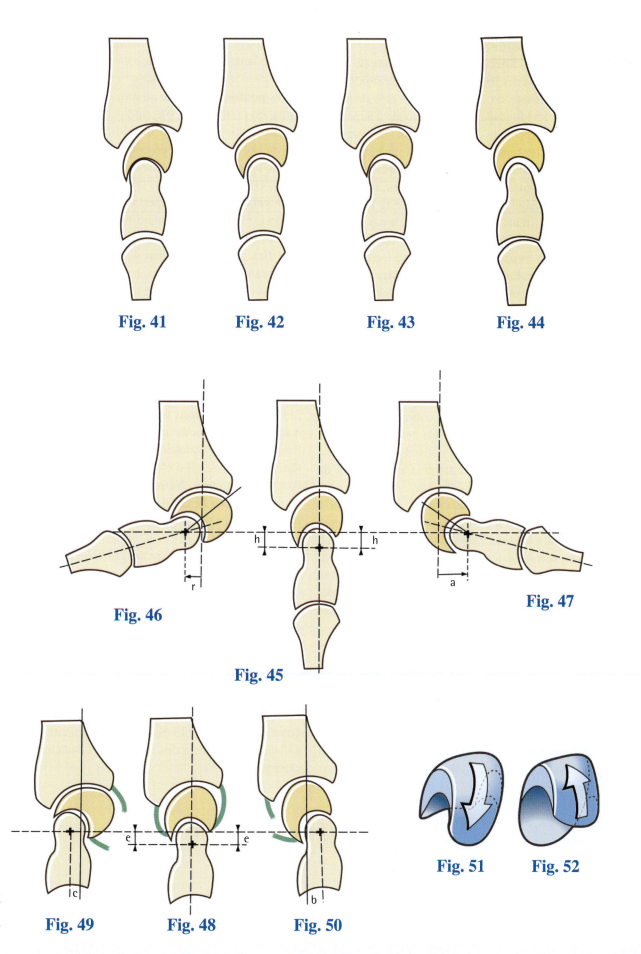

Fig. 41　Fig. 42　Fig. 43　Fig. 44

Fig. 46　Fig. 45　Fig. 47

Fig. 49　Fig. 48　Fig. 50　Fig. 51　Fig. 52

169

Coluna do osso escafóide

A dinâmica da coluna lateral depende da forma e da orientação do escafóide. De perfil (Fig. 53), o osso escafóide apresenta silhueta reniforme, ou com a forma de grão de feijão, com a parte alta, arredondada, correspondendo à superfície superior convexa, articulada com a face articular carpal do rádio, a parte inferior representando a proeminência do tubérculo do osso escafóide na face inferior da qual se articulam os ossos trapezóide e o trapézio, sendo que apenas este último é mostrado aqui. O osso escafóide está localizado nitidamente mais à frente do que o trapezóide e o capitato, porque **a partir daí começa a anteposição da coluna do polegar** em relação ao plano da palma. Dessa forma, o osso escafóide está **intercalado obliquamente entre o rádio e o trapézio**, mas essa inclinação é mais ou menos acentuada de acordo com sua forma. Portanto, são conhecidos os **escafóides reniformes deitados** (Fig. 53), os escafóides inclinados (Fig. 54) e os **escafóides quase "verticais"** (Fig. 55). Como o escafóide "deitado" é o mais freqüente, é ele que será representado nas figuras.

A forma alongada do escafóide permite o reconhecimento de dois diâmetros (Fig. 56), o maior e o menor, que entram, de acordo com a posição, um ou outro em contato com a face articular carpal do rádio e com a fóvea superior do trapézio; é esta característica que determina as **variações de espaço** entre esses dois ossos.

É na **posição neutra**, ou "de alinhamento" (Fig. 57), que a distância é maior entre o rádio e o trapézio; o contato entre o escafóide e a face articular carpal do rádio ocorre ao nível de dois pontos correspondentes **a** e **a'**, e entre o ponto central **g** da superfície superior do trapézio e o escafóide em **b**. Os ligamentos anteriores, entre o rádio e o escafóide (verde-claro) e entre o escafóide e o trapézio (verde-escuro), não estão tensos nem relaxados.

Na **extensão** (Fig. 58), a distância útil diminui enquanto o escafóide se retifica e o trapézio se desloca para trás; o contato entre a face articular carpal e o escafóide ocorre nos pontos homólogos **c c'**, e entre o trapézio e o escafóide nos pontos **d** e **g**. O ponto de contato na face articular carpal **c'** é mais anterior, enquanto o ponto de contato **d** na face inferior do escafóide retrocede. A tensão dos ligamentos anteriores limita o movimento.

Na **flexão** (Fig. 59), a distância rádio-trapézio também diminui, porém mais do que na extensão. O escafóide se inclina por completo e o trapézio desliza para a frente.

A seguir descrevemos três observações (os pontos de contato estão situados em **e**, **e'** e **f**, **g**):

1) **Os pontos de contato** se movem sobre a face articular carpal do rádio e sobre o escafóide (Fig. 60):
Na face articular carpal do rádio, o contato na extensão **c'** está situado na frente do ponto de contato no alinhamento **a'** e esses dois últimos na frente do ponto de contato na flexão **e'**;
Ao nível da superfície superior **do escafóide**, o contato na flexão **e** é anterior, o contato na extensão **c** é posterior, o contato no alinhamento **a** se situa entre os dois; ao nível da superfície inferior, a ordem dos pontos correspondentes **f** para flexão, **d** para extensão, **b** para o alinhamento é o mesmo **f** para frente, **d** para trás, **b** entre os dois;
O ponto importante na patologia é que o escafóide "deitado" exerce o máximo de pressão **na parte posterior da face articular carpal do rádio** (pontos **a'** e **e'**). Este é o local da artrose inicial nas disjunções escafo-semilunares (ver adiante).

2) **Os diâmetros úteis no osso escafóide ab**, **cd** e **ef**, correspondendo respectivamente ao alinhamento, extensão e flexão, são quase paralelos e praticamente iguais — **cd** e **ef** são paralelos —, **ab** e **ef** são iguais, com **cd** sendo discretamente mais curto. Na prática, **o movimento de báscula do escafóide na flexão diminui a "distância útil" entre o rádio e o trapézio**.

3) **O movimento do trapézio em relação ao rádio** (Fig. 61).
Nas posições de alinhamento **R**, de flexão **F** e de extensão **E**, o deslocamento ocorre praticamente sobre um círculo concêntrico à curvatura ântero-posterior da face articular carpal do rádio, enquanto o trapézio faz uma rotação sobre si mesmo quase igual ao ângulo do arco que ele descreve, ou seja, diz-se que a fóvea superior permanece direcionada para o centro do círculo **C**.
Toda essa dinâmica refere-se aos movimentos simultâneos do osso escafóide e do osso trapézio. Adiante discutiremos a dinâmica resultante dos movimentos isolados do osso escafóide.

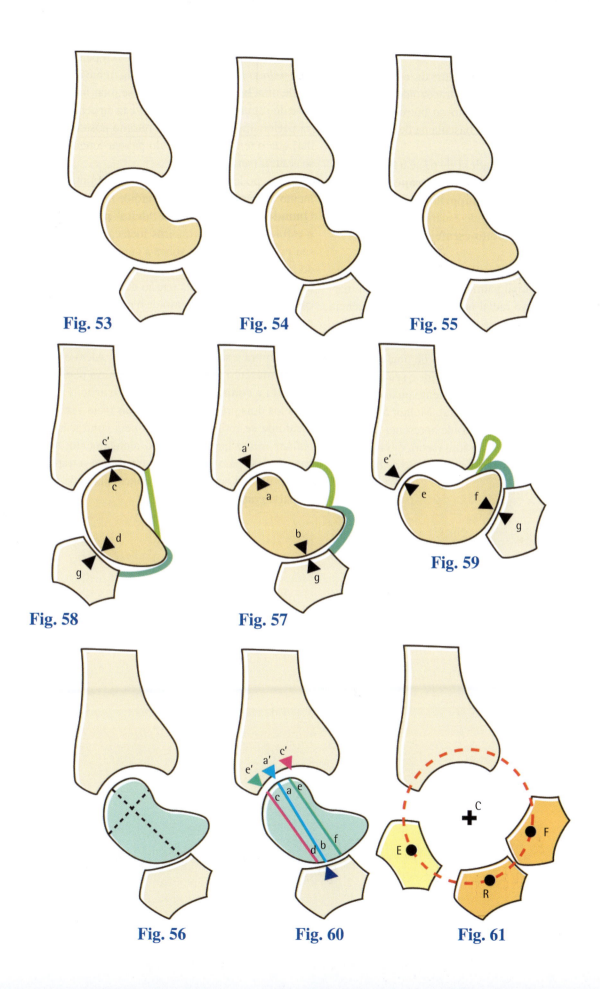

Fig. 53 Fig. 54 Fig. 55
Fig. 58 Fig. 57 Fig. 59
Fig. 56 Fig. 60 Fig. 61

171

Dinâmica do osso escafóide

O osso escafóide, localizado no centro da coluna lateral, está comprimido entre o trapézio e o trapezóide de um lado, e pela face articular carpal do rádio do outro lado, o que tende a causar um movimento de báscula na flexão, **situado sob o rádio**.

O **primeiro fator de estabilidade** (Fig. 62) é a fixação ligamentar no trapézio, graças ao **ligamento trapézio-escafóide, ao qual é atribuída grande importância**, ao trapezóide por meio do ligamento trapezóide-escafóide e ao *capitato* por meio do **ligamento capitato-escafóide** (ligamentos intercarpais).

O **segundo fator de estabilidade** (Fig. 63) é formado pelo forte ligamento radiocarpal palmar, que se estende da margem anterior do processo radial no centro de convergência ligamentar até a face anterior do capitato. Nesse trajeto, oblíquo para baixo e para dentro, este ligamento *prende* a face anterior do osso escafóide, ao nível de uma depressão situada entre a superfície articular superior e seu tubérculo. Por meio da tensão exercida, este ligamento puxa o pólo inferior do osso escafóide para trás (seta). Melhor ainda (Fig. 64: vista anterior), quando o escafóide apresenta tendência para se "deitar" em flexão sob o rádio (seta), é o ligamento radiocarpal palmar que limita este movimento de báscula.

Um **terceiro fator** é formado (Fig. 65) pelo tendão do músculo *palmar longo*, que desliza pela frente do escafóide dentro de uma **bainha fibrosa**, para se fixar na face anterior da base do segundo metacarpal. A vista de perfil (Fig. 66) mostra perfeitamente o efeito do retorno posterior (seta vermelha) que o tendão do músculo palmar longo realiza quando se contrai (seta azul).

Portanto, podemos esquematizar da seguinte forma o movimento de báscula do osso escafóide na vista de perfil.

Quando o osso escafóide se "deita" na flexão (Fig. 67) sob o esforço dos dois primeiros metacarpais (seta vermelha), seu pólo distal desliza sobre a superfície articular superior do trapézio e do trapezóide (seta vermelha curva); o movimento é controlado pela tensão dos ligamentos trapézio-escafóide e trapezóide-escafóide e pelo ligamento radiocarpal palmar (observado em sombra). Simultaneamente, seu pólo proximal se desloca sob a face articular carpal do rádio batendo contra a sua margem posterior. Além disso, a contração do músculo *palmar longo* o empurra para trás.

Quando a coluna lateral está sob tração (Fig. 68) exercida pelos dois primeiros metacarpais (seta vermelha), o osso escafóide se retifica, auxiliado pela contração do músculo *palmar longo* que se opõe ao alongamento, enquanto sua base desliza para trás sobre o trapézio e o trapezóide e seu pólo proximal se encaixa na concavidade da face articular carpal do rádio.

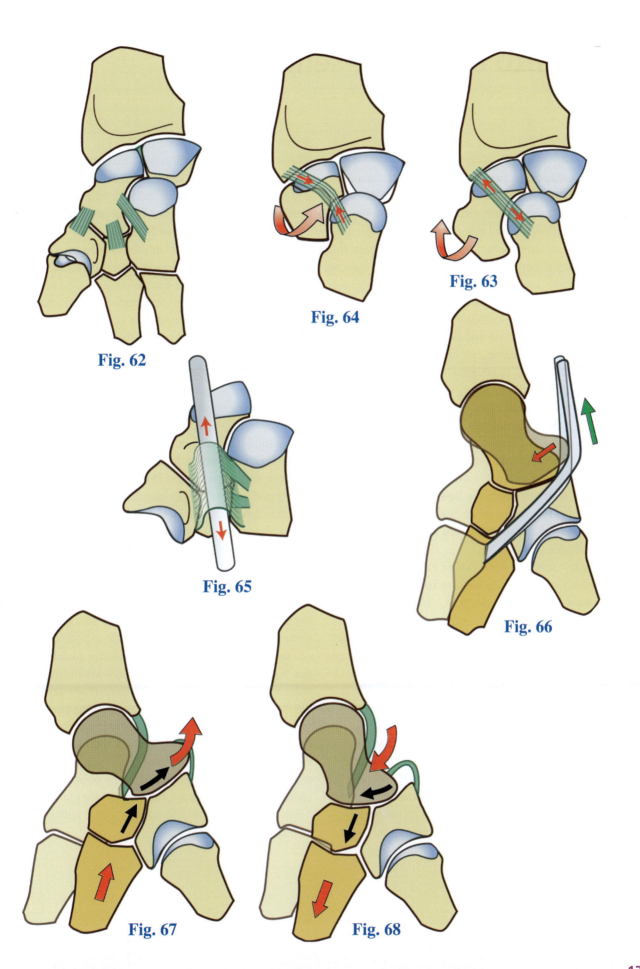

Fig. 62

Fig. 63

Fig. 64

Fig. 65

Fig. 66

Fig. 67

Fig. 68

O conjunto escafóide semilunar

N. Kuhlmann diferencia quatro zonas nos movimentos de flexão-extensão do punho (Fig. 69):

1) A **zona de adaptação permanente I** até 20°: a amplitude dos movimentos elementares é pequena e difícil de avaliar; os ligamentos permanecem frouxos e a pressão sobre as superfícies articulares é mínima. É nesta zona que ocorrem os movimentos mais freqüentes, cuja restauração é absolutamente necessária após cirurgia ou traumatismo;

2) A **zona de mobilidade habitual II** até 40°: a ação ligamentar começa a ser sentida e as pressões articulares se tornam observáveis. Até este ponto as amplitudes das articulações rádio e mediocarpais são quase iguais;

3) A **zona de limitação fisiológica momentânea III** até 80°: as tensões ligamentares e as pressões articulares atingem seu máximo para permitir no final do movimento a posição de fechamento ou *posição fechada* de Mac Conaill;

4) A **zona de limitação patológica** acima de 80°: a partir deste ponto a continuação do movimento causa obrigatoriamente **ruptura ou distensão ligamentar**, que infelizmente costuma não ser diagnosticada, causando instabilidade do carpo, seja uma **fratura ou uma luxação**, como veremos adiante.

Se fez necessário rever essas noções de bloqueio e de fechamento articular para realçar o **assincronismo do fechamento em extensão** das colunas do osso semilunar e do osso escafóide.

Na verdade, **o fechamento em extensão da coluna do osso escafóide** (Fig. 71), decorrente da tensão máxima dos ligamentos radioescafóide **1** e trapézio-escafóide **2**, causando verdadeiro encaixe do escafóide entre o trapézio e a face articular carpal do rádio, ocorre antes do **fechamento em extensão da coluna do osso semilunar** (Fig. 70): na verdade, neste bloqueio não interfere apenas a tensão dos ligamentos radio-semilunar anterior **3** e capito-semilunar **4**, mas também o *bloqueio ósseo* da face posterior do capitato na margem posterior da face articular carpal do rádio (seta preta); portanto, o movimento de extensão prossegue ao nível da coluna do osso semilunar, porque o movimento já foi interrompido no osso escafóide.

Se partirmos da **posição de flexão** (Fig. 72) (vista de perfil do semilunar e do escafóide juntos), inicialmente (Fig. 73) a extensão move simultaneamente o escafóide e o semilunar, a seguir (Fig. 74) o escafóide pára enquanto o semilunar continua seu movimento de báscula por mais 30°, graças à **elasticidade do ligamento interósseo semilunar-escafóide**. A amplitude total **S** do movimento do osso semilunar é, portanto, 30° maior do que a do osso escafóide **s**.

O **ligamento semilunar-escafóide** (Fig. 75: vista da face medial do osso escafóide), mostrado aqui em rosa, exageradamente projetado e transparente **L**, une as duas faces adjacentes do osso escafóide e do osso semilunar; este ligamento é mais resistente e mais espesso atrás do que na frente, e sua superfície superior está recoberta de cartilagem em continuidade com a superfície de ambos os ossos vizinhos. Este ligamento é relativamente flexível e se dobra (Fig. 76) sobre seu eixo **X**. Portanto, em relação ao osso escafóide, o osso semilunar pode realizar movimento:

- **De báscula para a frente**: esta posição é denominada pelos norte-americanos **ISID** (*Instabilidade do Segmento Intercalado Dorsal*), porque o osso semilunar está em extensão em relação ao rádio — daí o termo instabilidade *dorsal*;

- **De báscula para trás**: esta posição é denominada pelos norte-americanos **ISIV** (*Instabilidade do Segmento Intercalado Volar*), porque o osso semilunar está em flexão em relação ao rádio — volar quer dizer *palmar*.

No **estado normal** (Fig. 77), o osso semilunar está *adequadamente* acoplado ao osso escafóide e pode realizar (Fig. 78) os movimentos relativos de 30°, que podem ser avaliados por meio da **variação no ângulo semilunar-escafóide** entre a linha do escafóide (linha pontilhada azul) e a linha das duas extremidades do semilunar (linha pontilhada vermelha), ângulo medido entre a flexão e a extensão extremas do punho. No caso de **ruptura do ligamento semilunar-escafóide** (Fig. 79), o osso semilunar apresenta movimento de báscula totalmente para a frente na posição de **ISID**, que causa o fechamento do ângulo semilunar-escafóide: normalmente próximo de 60°, ele pode se tornar nulo (nesta figura as duas linhas são paralelas).

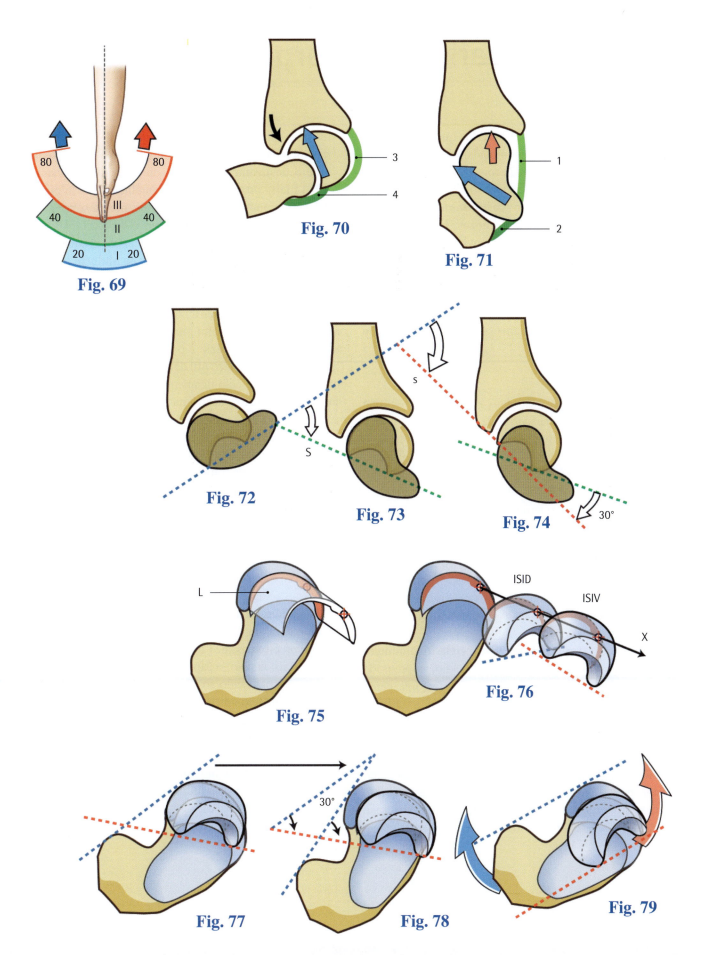

A geometria variável do carpo

O carpo é um conjunto de **oito ossos, dos quais sete participam da geometria** que é denominada **maciço do carpo**. Após 30 anos, o carpo não é mais considerado um conjunto monolítico: atualmente conhecemos os movimentos elementares complexos que afetam sua estrutura. O carpo pode ser considerado como um **saco de nozes** (Fig. 80) que se deforma pelas pressões durante os movimentos do punho. Não obstante, esses movimentos não são aleatórios, como ocorre com as nozes verdadeiras; são **ordenados e lógicos** de acordo com a **forma de cada um desses ossos**, que foi moldada pela ação dos movimentos e também **de acordo com os ligamentos** que conectam esses ossos entre si e que orientam seus movimentos.

A abdução-adução

As modificações da forma são mais evidentes por ocasião da abdução-adução. Este achado pode ser constatado com o estudo minucioso das radiografias em incidência frontal.

Durante a **abdução** (Fig. 81), o carpo gira como um todo ao redor de um centro situado na parte superior do capitato, com o limite superior se movendo (seta **1**) para cima e para dentro de forma que o osso semilunar se situa parcialmente sob a cabeça da ulna e que o piramidal, em sua descida, aumenta o espaço que os separa. Este movimento é interrompido pela tensão do ligamento colateral ulnar **I** e, sobretudo, pela alça do piramidal **F**, transformando esse osso em um batente que bloqueará o osso semilunar. Com o prosseguimento da abdução apenas a fileira distal continua seu movimento:

- O **trapézio** e o **trapezóide** se elevam (seta **2**), diminuindo o espaço útil entre o trapézio e o rádio; imprensado entre o trapézio **2** e o rádio **3**, o osso escafóide perde altura ao se "deitar" por meio da flexão **f** na articulação radiocarpal (Fig. 83), enquanto ocorre a extensão na articulação mediocarpal **e**;
- O *capitato* desce (seta **4**), aumentando o espaço útil fornecido ao osso **semilunar** que, retido por seu freio anterior, pode realizar o movimento de báscula (Fig. 84) para trás por meio da flexão **f** na articulação radiocarpal, portanto apresentando sua maior espessura; simultaneamente o capitato coloca-se em extensão **e** na articulação mediocarpal; a redução em altura do osso escafóide permite o deslizamento relativo do capitato e do hamato sob a fileira proximal (setas vermelhas); o osso piramidal, retido por seus três ligamentos, monta sobre o osso hamato em direção à parte superior do capitato. Com o término dos movimentos relativos dos ossos do carpo, o conjunto forma um **bloco fechado na abdução** (*posição fechada*).

Por ocasião da **adução** (Fig. 82), o carpo gira como um todo, mas desta vez a fileira proximal se move para baixo e para fora, com o osso semilunar passando totalmente sob o rádio, enquanto o trapézio e o trapezóide se abaixam (seta **1**), aumentando o espaço útil deixado para o escafóide. Este, puxado para baixo pelo ligamento trapézio-escafóide, se retifica (Fig. 86) na extensão **e** na articulação radiocarpal, aumentando sua altura e preenchendo o espaço deixado livre sob o rádio. Simultaneamente, o trapézio desliza na flexão **f** da articulação mediocarpal sob o osso escafóide; quando a descida do escafóide (seta **2**) é interrompida pelo ligamento colateral radial **E**, a adução continua na fileira distal, gerando um deslizamento relativo em relação à fileira proximal (setas vermelhas); a parte superior do capitato se encaixa sob a superfície côncava do osso escafóide, o osso semilunar desliza sobre a parte superior do capitato, entrando em contato com o hamato, e o piramidal desliza sobre o hamato. Ao mesmo tempo, o osso piramidal se eleva (seta **3**) em direção à cabeça da ulna (seta **4**), que forma um bloqueio por intermédio do disco articular, dessa forma transmitindo os esforços provenientes do antebraço na direção dos dois raios mediais da mão; o capitato se eleva (seta **5**) reduzindo o espaço útil oferecido ao osso semilunar que, graças à retenção de seu freio anterior, pode realizar o movimento de báscula para a frente (Fig. 85) na extensão **e**, apresentando sua menor espessura na articulação radiocarpal, enquanto o capitato se flexiona **f** na articulação mediocarpal. Mais uma vez, estando todos os movimentos relativos dos ossos do carpo terminados, o conjunto forma um **bloco fechado na adução** (*posição fechada*).

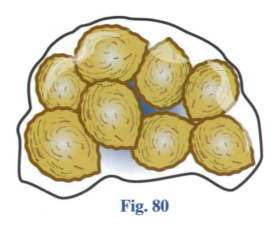

Fig. 80

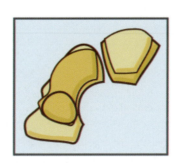

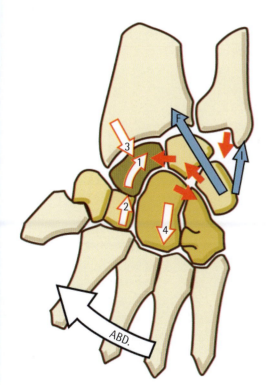

Fig. 81

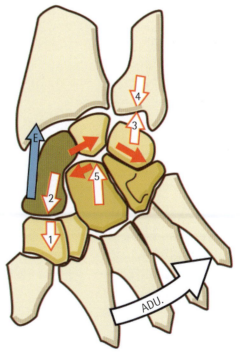

Fig. 82

177

Dinâmica da fileira proximal

Se o conjunto escafóide-semilunar em abdução (escuro) e em adução (claro) for comparado (esquema desenhado), constata-se que cada um dos ossos sofre uma transformação oposta: em abdução o escafóide diminui e apresenta um anel sobre o rádio e o osso semilunar aumenta em superfície: em adução ocorre o inverso. Esta metamorfose é decorrente dos movimentos de flexão-extensão nas duas articulações do carpo:

- **Na abdução** (Figs. 83 e 84) a flexão na articulação radiocarpal é anulada pela extensão na articulação mediocarpal;
- **Na adução** (Figs. 85 e 86), em contrapartida, a extensão na articulação radiocarpal é compensada pela flexão na articulação mediocarpal.

É lógico e recíproco afirmar que:
- A **flexão do punho** está associada à **abdução na articulação radiocarpal e à adução na articulação mediocarpal**;
- A **extensão do punho** implica **adução na articulação radiocarpal e abdução na articulação mediocarpal.**

Dessa forma, o mecanismo descrito por Henke é confirmado.

No que concerne à forma e à posição da **parte superior do *hamato***, as estatísticas dos estudos radiológicos estabeleceram que, na maior parte das vezes (71%), este osso apresenta uma pequena fóvea em contato permanente com o osso semilunar (Fig. 87), transmitindo melhor as pressões, embora na minoria dos casos (29%) sua parte superior seja aguda (Fig. 88), só entrando em contato com o *osso semilunar* durante a adução.

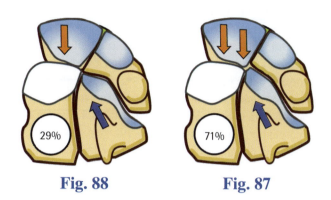

Fig. 88   Fig. 87

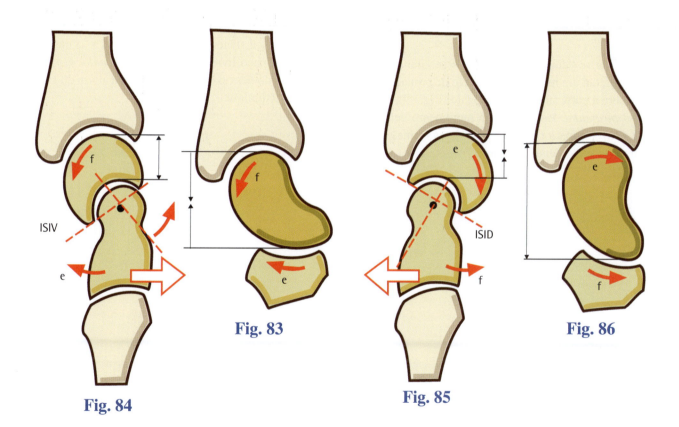

Fig. 84   Fig. 83   Fig. 85   Fig. 86

O segmento intercalado

A fileira superior ou fileira proximal dos ossos do carpo apresenta mobilidade maior do que a fileira distal, considerada praticamente um monobloco. De fato, a fileira proximal está interposta entre a face articular carpal do rádio e a fileira distal, daí o nome *Segmento Intercalado* estabelecido pelos autores anglófonos. Esta fileira (Fig. 89: vista frontal) sobre a qual não está inserido nenhum músculo é, portanto, submetida apenas à pressão exercida pelos dois segmentos adjacentes, mantida unicamente pelos ligamentos interósseos. Considerada como um todo, pois está comprimida entre a fileira distal e a face articular carpal do rádio, seus três ossos realizam movimento de báscula na flexão. Isto provoca (Fig. 90: vista de perfil) tensão nos ligamentos interósseos palmares (seta amarela dupla) e nos ligamentos radiocarpais dorsais (seta azul dupla). Por outro lado, como estão unidos entre si pelos ligamentos semilunares-escafóides lateralmente e pelo semilunar-piramidal medialmente, esses três ossos não efetuam exatamente o mesmo movimento de báscula:

- O escafóide se "deita" mais do que o semilunar se flexiona, e efetua um movimento discreto de pronação (seta azul) sobre a parte superior do capitato (Fig. 89);
- O *osso piramidal* desliza em um movimento helicoidal sobre a fóvea superior do *hamato* e, dessa forma, realiza um discreto movimento de supinação (seta azul).

Neste movimento o *osso piramidal* é levado pelos seus ligamentos palmares (Fig. 91):

- O ramo medial do V inferior de Poirier, capitatopiramidal **1**;
- O ligamento piramidocapitato **2**;
- O ligamento piramido-hamato **3**.

O osso piramidal permanece orientado basicamente pela **Alça Piramidal** (Kuhlmann), na qual se diferenciam:

- A faixa anterior **4**; e
- A posterior **5** (o rádio estando supostamente elevado).

Esta alça permite o movimento de aparafusar (Fig. 92: perfil, o capitato tendo sido supostamente retirado) sobre o *hamato* **Ham.**, incluindo simultaneamente uma flexão e uma supinação (seta azul).

Este movimento é ainda mais preciso por ocasião da adução (Fig. 93), com o *osso piramidal* sendo puxado na supinação por seus ligamentos palmares, sobretudo o ramo medial do V de Poirier (seta vermelha). Simultaneamente, a distância entre a cabeça da ulna e o *osso piramidal* diminui — é a diminuição da distância útil do lado medial — a mesma que diminui o espaço livre entre o *osso piramidal* e o *hamato* por ocasião do desvio da ulna. No total, a altura do carpo do lado medial diminui.

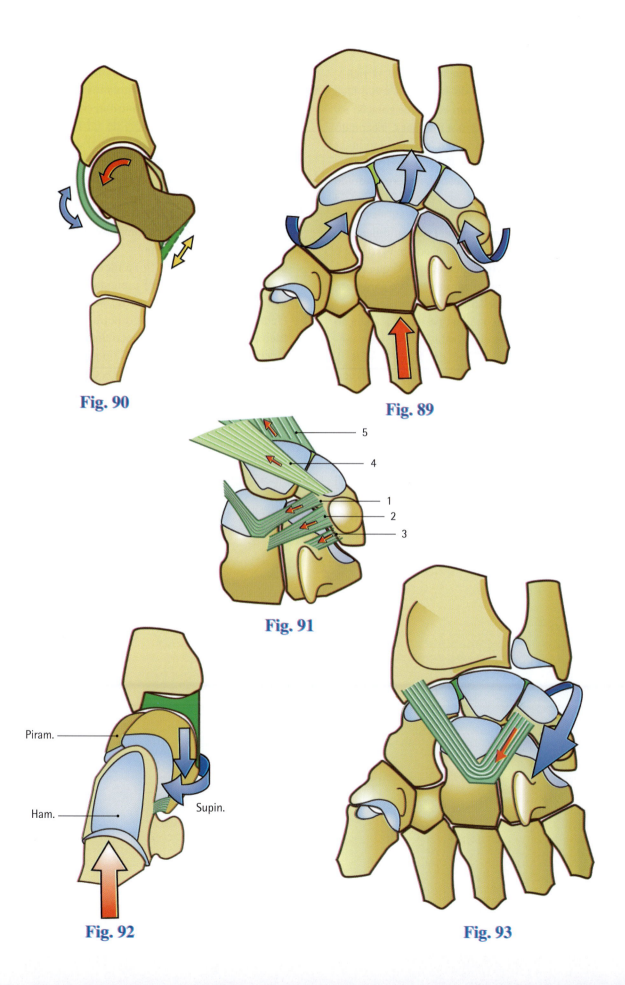

Dinâmica da adução-abdução

Por ocasião do **movimento de abdução** (Fig. 94) a radiografia frontal revela que o maciço do carpo gira sob a face articular antebraquial ao redor de um centro de rotação situado aproximadamente entre o osso semilunar e o capitato (estrela): o capitato se inclina para fora, o osso semilunar (mais escuro) se move para dentro, se localizando logo abaixo da articulação radiulnar. Do lado lateral, o osso escafóide realiza movimento de báscula na flexão e perde em altura. O osso escafóide é comprimido sob o rádio, e pode-se observar o aparecimento da **imagem em anel** de seu tubérculo. Na verdade, esta rotação ocorre ao redor de um eixo que é evolutivo: o escafóide se move discretamente, já que podemos observar que, globalmente, o carpo se move para fora, até o escafóide bater no processo estilóide do rádio, mais baixo que o processo estilóide da ulna: portanto, a abdução é interrompida mais cedo do que a adução. No lado medial, o osso piramidal se separa 15 mm da cabeça da ulna. **A amplitude de movimento**, medida sobre o eixo do terceiro metacarpo, é de **15°**. Durante o **movimento de adução** (Fig. 95), o capitato se inclina para dentro e o semilunar (mais escuro) se move para fora, dessa forma se projetando totalmente sob o rádio, na fóvea semilunar da face articular carpal, enquanto o osso piramidal entra quase em contato com a ulna. Simultaneamente, o osso escafóide se estira na extensão, apresentando sua altura mais alta, enquanto o anel desaparece. A parte proximal fina do *hamato* entra em contato com o semilunar; o maciço do carpo permanece bem centralizado sob o rádio. A amplitude desse movimento, medida sobre o terceiro metacarpo, é de **30-45°**.

A articulação mediocarpal participa desses movimentos (Figs. 96 e 97: vista esquemática frontal):

- Por um lado é o local dos movimentos de adução-abdução: na abdução total de 15° contribui com 8°, na adução total de 45° participa com 15°, de tal forma que, para Sterling Bunnell, sua amplitude global de adução-abdução seria de 23°. De acordo com esse mesmo autor, a amplitude deste movimento na articulação radiocarpal e na mediocarpal seria quase igual;
- Por outro lado, os dois limites são ativos um em relação ao outro em um movimento complexo de torção ao redor do eixo longitudinal do carpo:
  – durante a abdução (Fig. 96) a fileira proximal gira em **pronação-flexão** (seta PF), enquanto a fileira distal sofre deslocamento inverso de **supinação-extensão** (seta SE), que equilibra a primeira. O movimento da fileira proximal causa o avanço discreto do escafóide e permite que este escape do contato com o processo estilóide do rádio, ou pelo menos que o adie. Isso aumenta um pouco a amplitude da abdução;
  – durante a adução (Fig. 97) o movimento é inverso: a fileira proximal gira em **supinação-extensão** (seta SE), enquanto a fileira distal realiza **pronação-flexão** (seta PF), que anula o movimento do superior.

Esses movimentos, de pequena amplitude, só conseguem ser colocados em evidência por meio da interpretação mais minuciosa das radiografias obtidas em posições extremas.

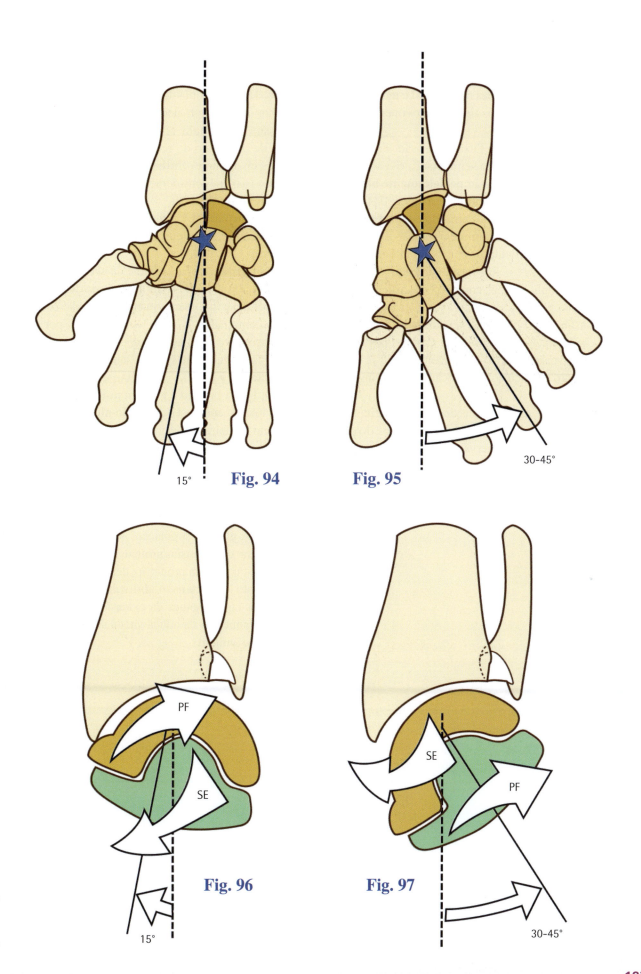

Fig. 94 Fig. 95 Fig. 96 Fig. 97

Dinâmica da flexão-extensão

Considerando tudo o que já foi abordado fica claro que o funcionamento das articulações radiocarpal e mediocarpal é **interdependente** em todos os tipos de movimentos do punho.

Na **posição de referência** da flexão-extensão (Fig. 98: vistas de perfil): o rádio **1**, o osso semilunar **2**, o osso capitato **3** e o terceiro metacarpal **4** estão **perfeitamente alinhados sobre o eixo longitudinal do rádio**. A margem da face articular carpal do rádio desce mais atrás do que na frente.

Os dois esquemas a seguir permitem avaliar a **divisão de tarefas** entre as duas articulações:

- Na **flexão** (Fig. 99) é a articulação radiocarpal que apresenta maior amplitude: 50° contra 35° na articulação mediocarpal;
- Na **extensão** (Fig. 100) a divisão é inversa, sem dúvida, devido ao bloqueio mais rápido da margem posterior do rádio sobre o carpo: a articulação mediocarpal se estende 50°, enquanto a articulação radiocarpal não atinge mais de 35°.

A amplitude total de cada articulação é, portanto, idêntica e igual a 85°, mas o sentido da amplitude máxima é invertido. Para lembrar, é suficiente observar que a extensão da articulação radiocarpal é limitada mais rapidamente por causa da situação mais baixa da margem posterior.

Mecanismo de Henke

Para explicar os movimentos do punho, um anatomista alemão, Henke, propôs uma teoria que foi confirmada por trabalhos recentes. É necessário lembrar também que na biomecânica, nenhum eixo está contido verdadeiramente dentro de um plano de referência, nenhum eixo é estável, todos os **eixos são evolutivos**.

Levando isso em consideração Henke definiu os **dois eixos oblíquos do punho** (Fig. 101):

- O eixo proximal **1** (vermelho), aquele da **articulação radiocarpal**, é oblíquo de trás para frente e de fora para dentro;
- O eixo distal **2** (azul), aquele da **articulação mediocarpal**, é oblíquo de trás para frente e de dentro para fora.

Isto explica por que os movimentos de flexão-extensão estão sempre combinados a outros componentes: por exemplo, a um componente de rotação longitudinal em pronação ou em supinação, componentes que se anulam mutuamente:

- **Na flexão** (Fig. 102: vista em perspectiva anterior medial): fileira proximal gira em pronação, produzindo um movimento composto de **flexão/abdução/pronação**, enquanto a fileira distal gira em supinação, determinando um movimento composto de **flexão/adução/supinação**. Os componentes da flexão se somam, enquanto os componentes da adução/abdução e da pronação/supinação se anulam;
- **Na extensão** (Fig. 103: mesma perspectiva), a fileira proximal gira em supinação, produzindo um movimento composto de **extensão/adução/supinação**, enquanto a fileira distal gira em pronação, determinando o movimento composto de **extensão/abdução/pronação**. Aqui também, os componentes da extensão se somam, enquanto os componentes da adução/abdução e de pronação/supinação se anulam.

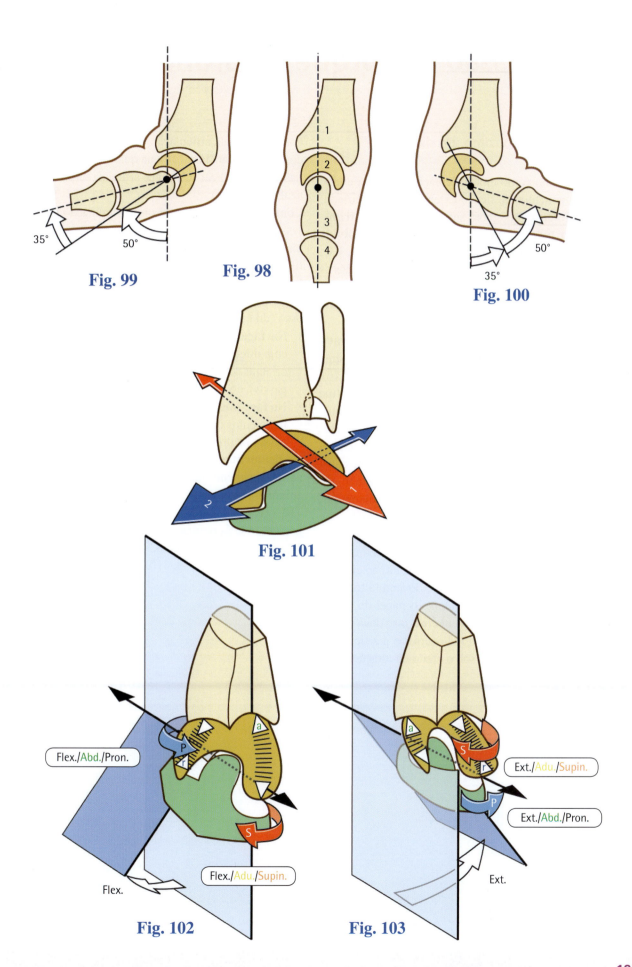

Fig. 99 Fig. 98 Fig. 100

Fig. 101

Fig. 102 Fig. 103

A transmissão do torque da prono-supinação

O punho considerado como um sistema de transmissão

Considerar o punho como uma articulação dedicada unicamente aos movimentos de flexão-extensão e abdução-adução é um grave erro que ignora sua participação na **transmissão para a mão do torque de rotação desenvolvido no antebraço** pelos músculos da pronação-supinação. Este erro é cometido com freqüência, porque são mensuradas as amplitudes da flexão-extensão e de abdução-adução, e raramente as **amplitudes da pronação-supinação** e, sobretudo, a **força de rotação da mão contra uma resistência**.

O punho possui **dois eixos**; portanto, deve ser **considerado mecanicamente como um sistema de transmissão** (Junta Universal). Na verdade, **Gerolamo Cardano** (1501-1576), matemático italiano da Renascença, é o inventor desse tipo de articulação, que inicialmente servia para manter a bússola suspensa durante os balanços laterais ou movimentos de popa à proa em aviões ou embarcações. Atualmente é utilizada sobretudo na indústria automobilística, para transmitir um torque de rotação entre duas hastes que não são colineares, por exemplo, entre o motor e as rodas dianteiras, ao mesmo tempo, motoras e direcionadoras.

Essa articulação possui **dois eixos** (Fig. 104), representados por braços em cruz (em destaque) que permitem a transmissão da rotação do eixo primário (seta vermelha) ao eixo secundário (seta azul) independentemente do ângulo formado por esses dois eixos. Este é exatamente o papel do punho (Fig. 105), que não possui braços em cruz, mas duas articulações sucessivas, a articulação radiocarpal e a articulação mediocarpal, que se deslocam sob o efeito da rotação.

Este é o caso da articulação radiocarpal, **pouco encaixada**, do tipo condilar (Fig. 106), na qual os ossos do carpo podem facilmente deslizar sob a face articular carpal do rádio (setas azul e vermelha).

Como o esforço motor da prono-supinação (Fig. 105) nessas condições pode ser transmitido para a mão que gira uma maçaneta (seta azul) ou que realiza o movimento de aparafusar ou desaparafusar?

Imediatamente pensamos no **papel dos ligamentos** que unem os dois ossos do antebraço ao carpo e que unem os ossos do carpo entre si.

- Na **face anterior do carpo** (Fig. 107), os ligamentos cuja direção geral é oblíqua para cima e para dentro vão orientar o carpo na supinação ou vão se opor à pronação passiva do carpo, devido à resistência;
- Na **face posterior do carpo** (Fig. 108), a disposição dos ligamentos de inclinação inversa vai se opor à supinação passiva e orientar o carpo em pronação.

Os **ligamentos interósseos do carpo** (Fig. 109) se opõem ao deslocamento na pronação e na supinação. Isto é particularmente verdadeiro em relação à fileira proximal (Figs. 110-111: vista superior), onde observamos como esses ligamentos se opõem ao deslizamento do osso escafóide em relação ao osso semilunar, e também em relação à fileira distal na pronação (Fig. 110) e na supinação (Fig. 111).

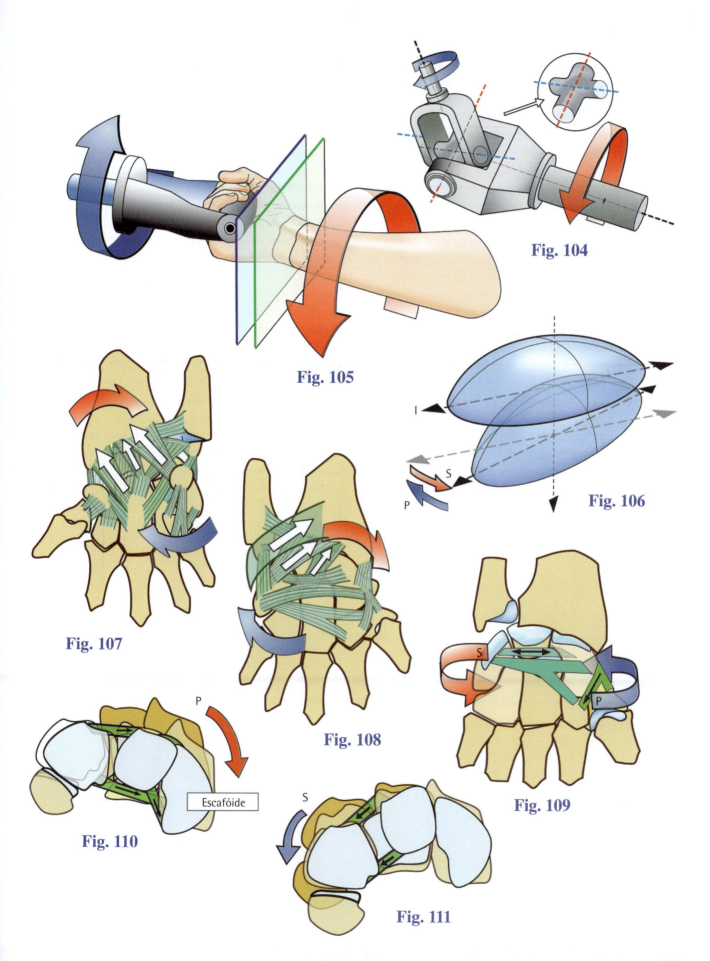

Fig. 104

Fig. 105

Fig. 106

Fig. 107

Fig. 108

Fig. 109

Escafóide

Fig. 110

Fig. 111

Os ligamentos não são suficientes para garantir a união do maciço do carpo e a transmissão do torque de prono-supinação, como provam os estudos recentes (tomografia computadorizada) realizados por A. Kapandji por meio de cortes finos com espessura de 5 mm do punho sob pressões de prono-supinação, com e sem contração dos músculos flexores. Os **cortes seriados** realizados passando pela extremidade inferior dos dois ossos do antebraço, pelas fileiras proximal e distal e pelos metacarpais permitem avaliar os movimentos relativos dos ossos e suas mudanças de orientação.

Na **primeira seqüência**, com a palma da **mão fixada passivamente**, o indivíduo realiza os esforços de pronação-supinação: ao nível do antebraço (Fig. 112), o **"desvio em rotação"** é de 47°30', enquanto ao nível do metacarpo (Fig. 113), é de 4°30'. Na ausência de contração dos músculos flexores, o **desvio em rotação** entre o antebraço e a mão é, portanto, de 47°30' – 4°30', ou seja, **43°**.

Na **segunda seqüência, com mão fortemente contraída sobre uma barra fixa**, por meio da ação dos músculos flexores, o indivíduo realiza os mesmos esforços da prono-supinação: ao nível do antebraço (Fig. 114) o desvio é de 25°, enquanto ao nível do metacarpo (Fig. 115) o desvio é de 17°. O **desvio da rotação** entre o antebraço e a mão não é maior do que 25° – 17°, isto é, **8°**.

Portanto, a contração sob resistência dos músculos flexores diminuiu de 43° para 8°, isto é, **menos de um quinto** da que existia unicamente devido à ação dos ligamentos.

Ao nível da **articulação radiulnar distal**, a tendência para luxação em prono-supinação livre (Fig. 116) é aumentada durante a prono-supinação com resistência (Fig. 117), devido ao aumento dos esforços.

Ao nível da **fileira proximal**, a prono-supinação com resistência (Fig. 118) causa desvio de 30°. Esta também modifica (Fig. 119) em 7° a concavidade anterior da fileira proximal. Com os avanços nos exames de tomografia computadorizada, os estudos mais sofisticados irão permitir a análise mais detalhada das modificações internas do punho em prono-supinação forçada. Entretanto, desde já temos a seguinte certeza: **é a contração muscular, sobretudo dos músculos flexores, que garante a união do complexo articular do punho.** Graças ao verdadeiro **encaixe do punho pelos tendões** (Fig. 120: vista anterior; e Fig. 121: vista posterior), os músculos produzem um **efeito de embreagem** no complexo articular do punho, sem o qual a transmissão do torque de prono-supinação não poderia ocorrer.

A contração simultânea do *músculo extensor ulnar do carpo* (Fig. 122) também desempenha um papel favorável estirando de novo a faixa dos retináculos, aumentando a coesão da fileira proximal, e também a da articulação radiulnar distal. Uma outra conclusão interessante é que **este mecanismo só pode ser estudado nos seres vivos**, visto que a contração muscular é indispensável para a união do punho.

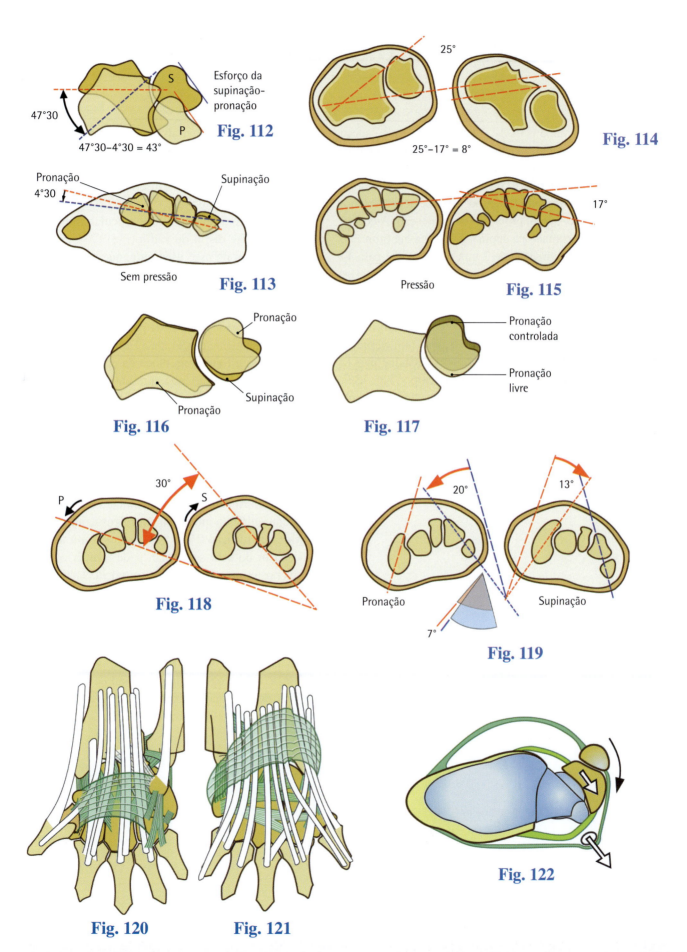

Noções sobre a patologia traumática

Este corte tomográfico (Fig. 123) passa ao nível da cabeça do *osso capitato*, flanqueada lateralmente pelo osso escafóide, medialmente pelo prolongamento proximal do *hamato*, sobre o qual se apóia o *osso piramidal*, e o osso pisiforme indicando que a curvatura do carpo varia de acordo com a posição do punho, isto é, pronação ou supinação. A concavidade é mais acentuada na supinação do que na pronação por causa da reaproximação de 3 mm (de 47 passa para 44 mm) das margens, e pelo afastamento na porção posterior de 2° na interlinha capitato-escafóide e de 7° da interlinha hamatopiramidal.

Esta concavidade é mantida (Fig. 124) pela **tensão do retináculo dos músculos flexores do carpo** (em verde) e pelos ligamentos interósseos anteriores. Quando, para o tratamento de uma síndrome do túnel do carpo (Fig. 125), este ligamento, que constitui para os tendões flexores **a roldana mais potente do organismo**, é cortado, as margens são removidas de 3 a 5 mm, e os ligamentos interósseos anteriores (Fig. 126) serão os únicos (setas pretas) a se opor à retificação da concavidade do carpo. Portanto, deve-se, ao invés de simplesmente ligar o ligamento, realizar plásticas para aumentá-lo.

O punho é a articulação **mais exposta a traumatismos**, em geral provocados por quedas sobre a mão em abdução e em extensão. **A abdução forçada** é limitada por dois fatores: a resistência dos ligamentos inseridos no osso piramidal e no processo estilóide do rádio. De acordo com a posição do osso escafóide em relação à face articular carpal, a fratura ocorre na **epífise distal do rádio** (Fig. 127), que se desloca em bloco, ou no osso **escafóide**, que se fratura na parte média contra o processo estilóide do rádio (Fig. 128). Em outras circunstâncias, é o **processo estilóide do rádio** que sofre a fratura, com ruptura do ligamento semilunar-escafóide (não mostrado), que pode passar despercebida se não for sistematicamente procurada. O componente da extensão contribui para a fratura em bloco da epífise distal do rádio (Fig. 129: corte sagital), que apresenta movimento de báscula para trás. Com freqüência esse mesmo traumatismo desloca do rádio **um terceiro fragmento posterior interno** (Fig. 130: corte transversal), comprometendo também a articulação radiulnar distal.

Em outros casos, o movimento de extensão rompe os ligamentos anteriores do osso *capitato* (Fig. 131), o qual vai se luxar posteriormente ao osso semilunar, que permanece no lugar, configurando uma **luxação retrossemilunar do carpo**. Mas esta luxação (Fig. 132), ao comprimir a extremidade posterior do osso semilunar, pode romper os seus ligamentos posteriores (Fig. 133) e causar luxação para adiante. Então, o osso semilunar gira sobre ele mesmo (180°) e vai para a frente, comprimindo a porção média mantida no canal do carpo, enquanto a parte superior do osso *capitato* assume o lugar do osso semilunar abaixo da face articular carpal. Esta é a **luxação perissemilunar do carpo**, cujo diagnóstico radiológico é muito difícil de se estabelecer na ausência de incidências exatas de perfil e, sobretudo, dos três quartos.

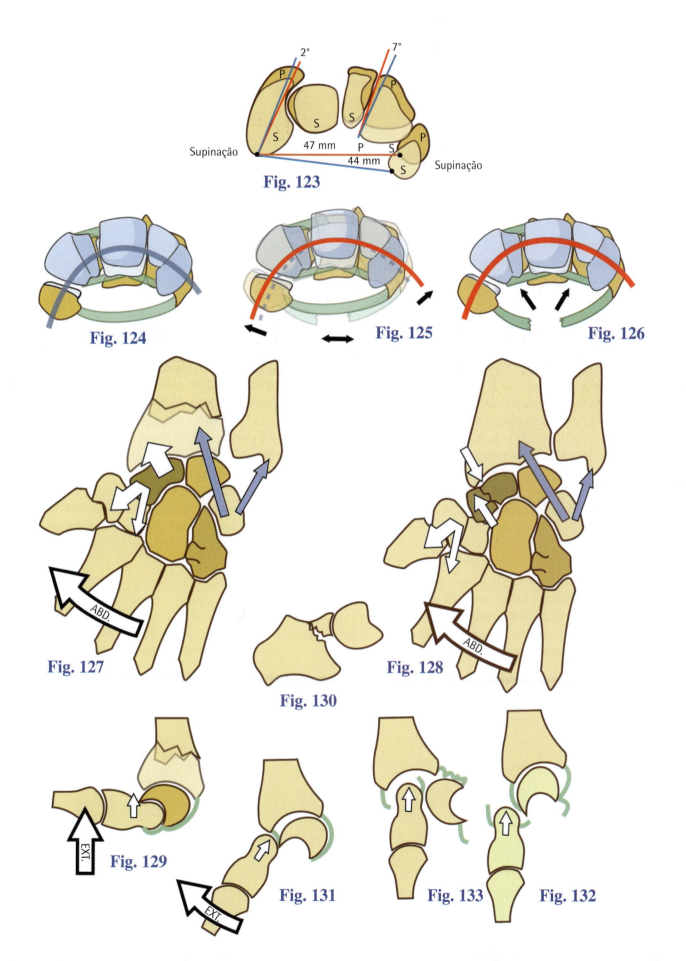

Os músculos do punho

Os tendões dos músculos do punho formam, conforme já mencionado, um verdadeiro encaixotamento do punho: são os músculos extrínsecos dos dedos e os músculos do punho, dos quais apenas o *músculo flexor ulnar do carpo* se fixa em um osso da fileira proximal do carpo, a saber, o pisiforme.

Na **vista anterior do punho** (Fig. 134), observamos:
- O *músculo flexor radial do carpo* **1**, que após percorrer um canal especial em separado do canal do carpo, sob o retináculo dos flexores, se fixa na superfície anterior da base do segundo metacarpal, e de forma acessória no trapézio e na base do terceiro metacarpal;
- O *músculo palmar longo* **2**, menos forte, entrelaça suas fibras verticais com as fibras transversais do retináculo dos flexores e envia quatro feixes pré-tendinosos que se inserem na face profunda da derme da palma da mão;
- O *músculo flexor ulnar do carpo* **3**, após passar na frente do processo estilóide da ulna, se insere na porção superior do pisiforme e, de forma acessória, no retináculo, no hamato, no quarto e no quinto metacarpais.

Na **vista posterior do punho** (Fig. 135), diferenciamos:
- O *músculo extensor ulnar do carpo* **4** que, depois de passar por trás do processo estilóide da ulna, dentro de uma bainha fibrosa muito resistente, se fixa na face posterior da base do quinto metacarpal;
- O *músculo extensor radial curto do carpo* **5** e o *músculo extensor radial longo do carpo* **6**, depois de terem percorrido a parte alta da tabaqueira anatômica, se fixam nas bases do terceiro e do segundo metacarpais, respectivamente.

Na **vista da margem medial do punho** (Fig. 136), encontramos os seguintes tendões:
- Do *músculo flexor ulnar do carpo* **3**, cuja eficácia no carpo é aumentada pelo braço da alavanca que forma no pisiforme;
- Do *músculo extensor ulnar do carpo* **4**.

Esses dois tendões enquadram o processo estilóide da ulna.

Na **vista da margem lateral do punho** (Fig. 137), encontramos os tendões:
- Do *músculo extensor radial longo do carpo* **6** e do *músculo extensor radial curto do carpo* **5**;
- Do *músculo abdutor longo do polegar* **7**, que se fixa na parte lateral da base do primeiro metacarpal;
- Do *músculo extensor curto do polegar* **8**, que se insere na face dorsal da base da falange proximal do polegar;
- Do *músculo extensor longo do polegar* **9**, que termina na face dorsal da falange distal do polegar.

Os músculos radiais (*extensores radiais do carpo*) e os músculos longos do polegar enquadram o processo estilóide do rádio. O tendão do músculo extensor longo do polegar forma o limite posterior da **tabaqueira anatômica**. Os tendões do músculo abdutor longo do polegar e do músculo extensor curto do polegar formam seu limite anterior.

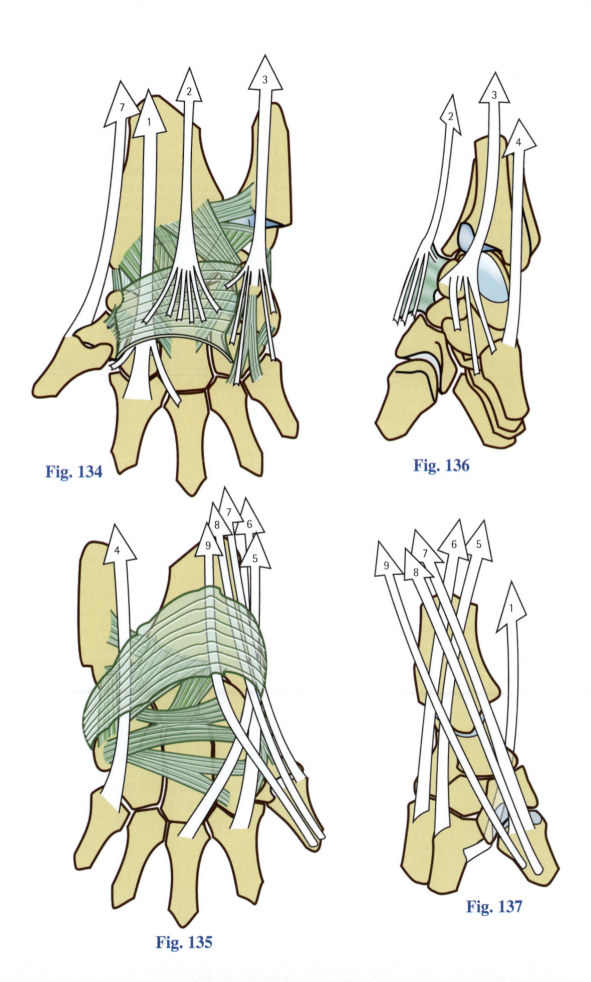

Fig. 134

Fig. 136

Fig. 135

Fig. 137

Ações dos músculos do punho

Os músculos do punho se dividem em **quatro grupos**, definidos funcionalmente, em relação com os dois eixos do punho (Fig. 138: corte transversal):

- Eixo **AA'** de **flexão-extensão** (setas vermelhas);
- Eixo **BB'** de **adução-abdução** (setas azuis).

Este esquema representa a parte inferior do corte do punho direito, onde **B** é anterior, **B'** posterior, **A'** lateral e **A** medial. Os tendões representam os músculos do punho e os músculos dos dedos. As legendas são idênticas às do esquema da vista posterior do punho (Fig. 139). As legendas dos músculos dos dedos são detalhadas mais adiante.

O **1º grupo** está localizado no quadrante ântero-medial: o músculo *flexor ulnar do carpo* **1** é simultaneamente flexor do punho, estando localizado na frente do eixo **AA'**, flexor do quinto metacarpal sobre o carpo, por meio de suas expansões, e adutor da mão, devido a sua localização medial ao eixo **BB'**. A mão esquerda tocando violino é um exemplo de flexão-adução.

O **2º grupo** está localizado no quadrante póstero-medial: o *músculo extensor ulnar do carpo* **6** é simultaneamente extensor do punho, estando localizado atrás do eixo **AA'**, e adutor da mão, devido a sua localização medial ao eixo **BB'**.

O **3º grupo** está localizado no quadrante ântero-lateral: o *músculo flexor radial do carpo* **2** e o *músculo palmar longo* **3** são flexores do punho, estando localizados na frente de **AA'** e abdutores devido a sua localização lateral ao eixo **BB'**.

O **4º grupo** está localizado no quadrante póstero-lateral: o *músculo extensor radial longo do carpo* **4** e o *músculo radial curto do carpo* **5** são extensores do polegar, estando localizados atrás do eixo **AA'** e abdutores da mão, devido a sua localização lateral ao eixo **BB'**.

De acordo com essa teoria, nenhum dos músculos do punho tem ação pura, isto é, para obter uma ação pura sempre é necessária a utilização simultânea de dois grupos, um anulando o outro:

- Flexão (Flex.): 1º (FUC) e 3º grupos (FRC + PL);
- Extensão (Ext.): 2º (EUC) e 4º grupos (*extensores radiais*);
- Adução (Adu.): 1º (FUC) e 2º grupos (EUC);
- Abdução (Abd.): 3º (*palmar*) e 4º grupos (*extensores radiais*).

Dessa forma são definidos os movimentos nos quatro planos de referência, mas os **movimentos naturais do punho** ocorrem em um plano oblíquo:

- Flexão-adução;
- Extensão-abdução.

Além disso, as experiências com estimulação elétrica realizadas por **Duchenne de Boulogne** (1867) revelaram que:

- Apenas o *músculo extensor radial longo do carpo* **4** é extensor-abdutor; o *músculo extensor radial curto do carpo* é apenas extensor, daí sua importância fisiológica;
- O *músculo palmar longo* é apenas flexor; o *músculo flexor radial do carpo* também é apenas flexor; além disso, flexiona o segundo metacarpal sobre o carpo levando a mão à pronação. O *músculo flexor radial do carpo* excitado isoladamente não é abdutor, e se ele se contrair no desvio radial é para anular a extensão do *músculo extensor radial longo do carpo*, músculo essencial da abdução;
- Em algumas situações os músculos dos dedos flexor superficial **12**, flexor profundo dos dedos **7** e, em menor grau, o flexor longo do polegar **13** conseguem movimentar o punho;
- Os músculos flexores dos dedos só se tornam flexores do punho se a flexão dos dedos for bloqueada antes de sua amplitude final.

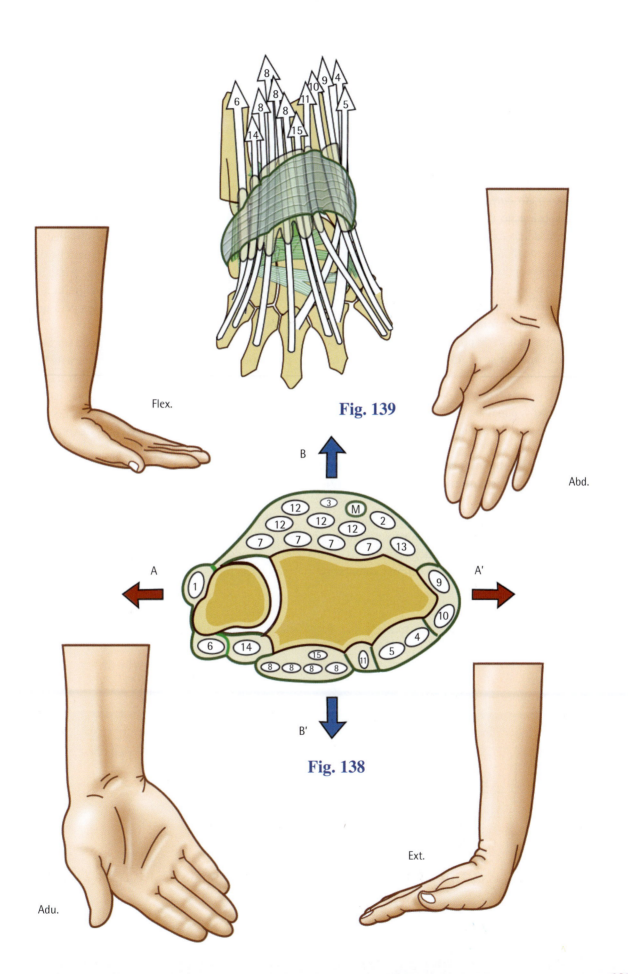

Fig. 139

Fig. 138

Flex.

Abd.

Adu.

Ext.

Se um indivíduo estiver segurando com a mão um objeto volumoso, por exemplo uma garrafa, a flexão do punho pode ser auxiliada pelos músculos flexores dos dedos.
Do mesmo modo, os músculos extensores dos dedos 8 participam da extensão do punho se o mesmo estiver cerrado;

- O *músculo abdutor longo do polegar* 9 e o *músculo extensor curto do polegar* 10 tornam-se abdutores do punho se sua ação não for contrabalançada pela do *músculo extensor ulnar do carpo*. A abdução isolada do polegar só ocorre sob a ação do *músculo abdutor longo do polegar* se o *músculo extensor ulnar do carpo* se contrair simultaneamente. A ação sinérgica do *músculo extensor ulnar do carpo* é, portanto, indispensável para a abdução do polegar. Neste caso, pode-se dizer que este músculo é um estabilizador do punho;
- O *músculo extensor longo do polegar* 11, que provoca extensão e retropulsão do polegar, pode realizar abdução e extensão do polegar se o músculo *flexor ulnar do carpo* estiver relaxado;
- Outro estabilizador do punho, o *músculo extensor radial longo do carpo* 4, é indispensável para manter a boa posição da mão; sua paralisia causa desvio ulnar permanente.

A ação sinérgica e estabilizadora dos músculos do punho (Fig. 140): os músculos extensores do punho são sinérgicos aos flexores dos dedos.

- **a**: quando um indivíduo estende o punho (inadequadamente denominada flexão dorsal) os dedos são flexionados automaticamente; para estender (esticar) os dedos nesta posição é preciso realizar um esforço voluntário;

- Além disso, é na posição de extensão do punho que os músculos flexores apresentam sua eficácia máxima, porque os tendões flexores são relativamente mais curtos do que na posição neutra do punho e mais ainda do que na flexão do punho; medido com dinamômetro o esforço dos músculos flexores dos dedos é igual a 25% do esforço em extensão;
- Os músculos flexores do punho são sinérgicos aos extensores dos dedos;
- **b**: quando se flexiona o punho, ocorre automaticamente a extensão da falange proximal dos dedos; portanto, é necessário um esforço voluntário para flexionar os dedos sobre a palma e esta flexão é fraca. Além disso, a tensão dos músculos flexores dos dedos limita a flexão do punho; é suficiente estender os dedos para que a flexão do punho aumente 10°.

Esse delicado equilíbrio muscular pode ser facilmente comprometido: a deformidade de uma fratura de Pouteau-Colles não reduzida não determina apenas alteração na orientação da face articular carpal antebraquial, mas também o alongamento relativo dos músculos extensores do punho, repercutindo sobre a eficácia dos músculos flexores dos dedos.

A posição funcional do punho (Fig. 141) corresponde à eficácia máxima dos músculos dos dedos e, sobretudo, dos flexores. A posição de função é definida da seguinte forma:
- Extensão discreta (flexão dorsal) do punho a 40-45°;
- Desvio ulnar discreto (adução) a 15°.

É nesta posição do punho que a mão se encontra mais adaptada à sua função de preensão.

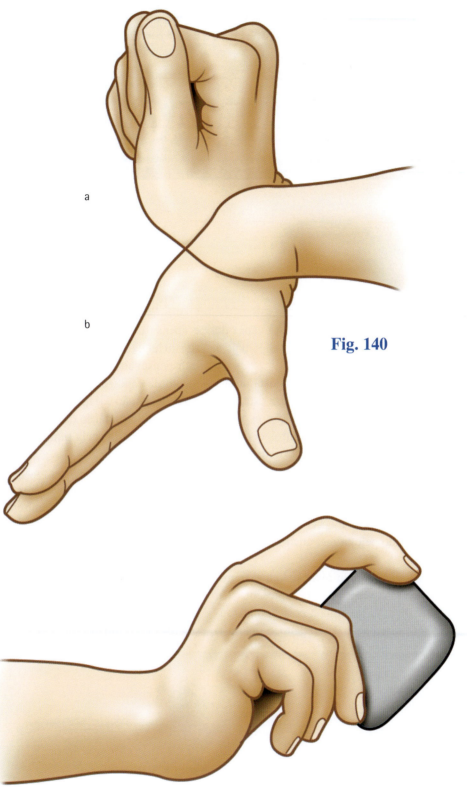

Fig. 140

Fig. 141

197

Capítulo 5

A MÃO

A mão do homem é uma ferramenta maravilhosa capaz de realizar inúmeras ações graças a sua função essencial: **a preensão**.

A preensão é encontrada desde na garra da lagosta até na mão do macaco, mas apenas o ser humano realiza esta ação com perfeição. A preensão se deve à **disposição especial do polegar**, que pode se opor a todos os outros dedos. A **oposição do polegar**, ao contrário do que costuma ser informado, não é inerente apenas ao ser humano: no macaco o polegar consegue realizar o movimento de oposição, mas sua amplitude nunca atinge aquela do polegar do homem. Em contrapartida, determinados macacos quadrúmanos possuem, conforme indicado pelo nome, quatro mãos, portanto, quatro polegares.

Do ponto de vista fisiológico, a mão representa a extremidade efetuadora do membro superior, que representa seu **suporte logístico** e permite que assuma a posição mais favorável para uma determinada ação. Entretanto, a mão não é apenas um órgão de execução, é também um **receptor sensorial** extremamente sensível e preciso, cujos dados são indispensáveis para sua função. Enfim, através do conhecimento da espessura e das distâncias que fornece ao córtex cerebral, a mão é o instrutor da visão, permitindo-lhe o controle e a interpretação das informações: **sem a mão a nossa visão de mundo seria plana e sem relevos**.

Mais importante do que a capacidade de oposição do polegar, o que precisamos considerar é a **relação mão-cérebro**: o cérebro controla a mão; entretanto, a mão modificou o cérebro do ser humano. Junto com o cérebro, a mão forma uma **associação funcional inseparável**, onde cada parte reage à outra, e é graças a essa forte inter-relação que o ser humano **apresenta a temerária capacidade de modificar a natureza**, com a pior ou a melhor das intenções, e de se impor a todas as espécies vivas da Terra, aumentando muito sua responsabilidade.

N.A.: A compreensão deste capítulo pode ser muito facilitada com a construção de um modelo mecânico da mão (ver final do livro).

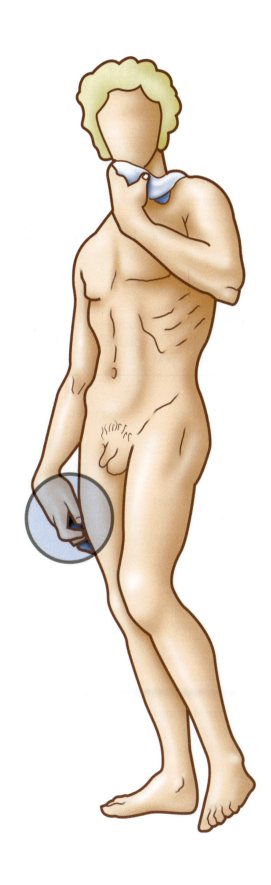

A capacidade de preensão da mão

A capacidade de **preensão** da mão do ser humano é devida a sua arquitetura, que permite que a mesma esteja amplamente espalmada, ou fechada sobre ela mesma ou ao redor de um objeto. Quando está espalmada (Fig. 1), a mão, vista a partir de sua face anterior, apresenta a **palma 1, seguindo o punho 9** e articulada com os cinco dedos; esta face anterior também é denominada **face palmar**. A palma é côncava no seu centro, o que permite que acomode objetos mais ou menos volumosos. A concavidade da mão é limitada lateralmente por **duas eminências ou protrusões convexas**: lateralmente, a mais volumosa, **a eminência tênar* 4**, que representa a **base do polegar** e, medialmente, a **eminência hipotênar** 7**, menos saliente, formando a margem interna, ulnar 27 da mão — conforme indicado pelo nome — e na extremidade distal da mesma está implantado o menor dos cinco dedos, o **dedo mínimo**, que está separado do dedo anular pela quarta comissura 13. A palma apresenta pregas palmares, que variam a cada indivíduo, sendo a base de uma pseudociência, a quiromancia — etimologicamente, a leitura da mão. A título de curiosidade, os nomes das pregas serão atribuídos de acordo com as duas denominações:

- A **prega palmar distal 2** ou "linha da cabeça" é a mais distal, começando na margem medial da palma;
- A **prega palmar média 3** ou "linha do coração", situada proximalmente em relação à precedente, começa na margem lateral da palma;
- A **prega palmar proximal 5** ou "linha da vida", a mais proximal, que acompanha medialmente a eminência tênar. Sua inclinação diagonal define a **base da goteira palmar**;
- Existe também uma pequena prega longitudinal menos acentuada, que acompanha medialmente a eminência hipotênar, e que pode ser mostrada fechando-se transversalmente a palma da mão; é a **prega hipotênar** ou "linha da sorte", a mais inconstante das quatro. Na margem medial da eminência hipotênar, a contração de um pequeno músculo "subcutâneo", o *músculo palmar curto*, leva ao aparecimento de uma fossa 8.

A descrição dessas pregas tem um objetivo: as pregas são marcos importantes da palma, e são mantidas em depressão pelos tratos fibrosos que as ligam às estruturas profundas, o que torna possível que a palma permaneça côncava em todas as posições da mão. No plano cirúrgico, essas pregas servem de marcos para as estruturas profundas e nunca devem ser cortadas perpendicularmente pelas incisões, sob o risco de formar bridas (aderências) retráteis que limitem a função da mão.

Os cinco dedos são divididos em dois grupos: **quatro dedos longos e um dedo curto**, o polegar. Os quatro dedos longos têm comprimento diferente: o mais longo está localizado no centro, é o *dedo médio*; a seguir o **indicador**, o mais lateral dos dedos longos; a seguir temos o **dedo anular**, medial ao dedo médio; e, por fim, o mais curto e mais medial, o **dedo mínimo**. Todos os dedos longos possuem **três pregas palmares**, traduzindo a presença subjacente de três falanges:

- A **prega digital distal 17**, em geral única, situada um pouco acima de sua interlinha articular, e limitando proximalmente a **polpa 18**; a face dorsal da terceira falange é ocupada pela unha, circundada pela prega periungueal 37, e tendo origem na matriz ungueal 38, situada sob a pele, entre a base da unha e a prega dorsal distal;
- A **prega digital proximal 14**, sempre dupla, situada ao nível de sua interlinha articular, e limitando proximalmente a falange média 16;
- A **prega digital palmar 12**, única ou dividida em duas, situada na junção do dedo com a palma, situada abaixo de sua interlinha articular e limitando proximalmente a falange proximal 15.

Essas pregas têm a mesma função de fixação cutânea que as pregas da palma.

O **polegar**, dedo curto, único e **proximal**, está implantado **na parte proximal da margem radial** (ou lateral) da palma. Este dedo possui apenas **duas falanges**, mas **um metacarpal 32**, o primeiro metacarpal, mais móvel do que os outros, o que torna sua função equivalente à de uma falange. O polegar possui duas pregas palmares: a **prega palmar distal 23**, que limita proximalmente a falange distal, onde se situa a polpa do polegar 22; é única, um pouco acima de sua interlinha, e a **prega metacarpofalângica**, sempre dividida em duas, 20 e 21, proximal em relação a sua interlinha. A **extremidade da eminência tênar 6** corresponde ao tubérculo do osso escafóide.

Na parte proximal da palma, a junção com o punho é marcada por muitas pregas transversais, as **pregas de flexão do punho 9**, situadas distalmente em relação à interlinha radiocarpal. No punho observa-se a saliência do tendão do *músculo flexor radial do carpo* 10, que limita medialmente a **goteira do punho 11**.

---

*N.R.T.: A forma correta é tênar; tenar não existe nos dicionários *Aurélio* e *Houaiss*.
**N.R.T.: A grafia correta é hipotênar, admitindo-se hipotênar; a forma hipotenar é um lusitanismo (regionalismo português).

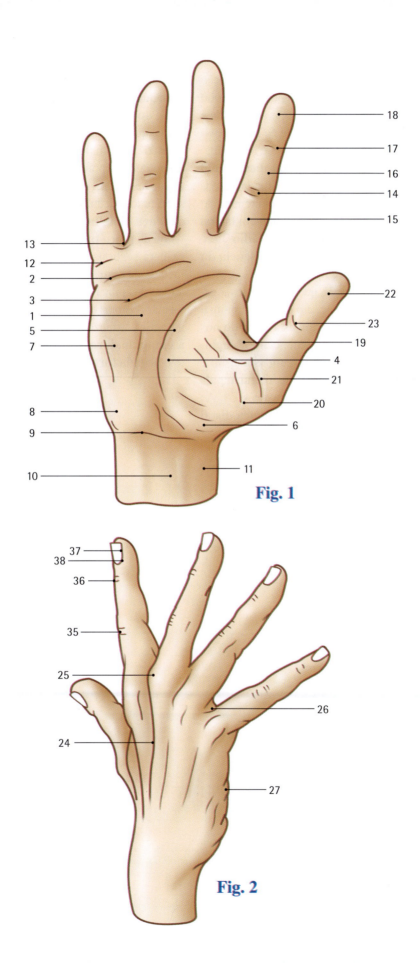

Fig. 1

Fig. 2

201

Quando a mão está prestes a segurar um objeto (Fig. 3: vista lateral externa), os dedos longos se estendem sob a ação dos músculos extensores. A extensão dos dedos diminui do indicador ao dedo mínimo, enquanto o polegar se estende e se separa em abdução, graças à profundidade de sua **comissura 19**. A **comissura metacarpofalângica 33** é levemente proeminente, enquanto a **comissura trapézio-metacarpal** normalmente não é saliente (**31**). Acima está situada a cavidade da **tabaqueira anatômica 28**, limitada pelo tendão do *músculo extensor longo do polegar* **30**. Na margem lateral do punho, encontra-se o **processo estilóide do rádio 29**, e na margem medial, dorsalmente, observa-se a **saliência da cabeça da ulna 34**, que desaparece na supinação.

Vista do **lado medial** (Fig. 2), a mão que está prestes a segurar um objeto apresenta uma torção, um desvio da palma, decorrente do avanço dos metacarpais, mais acentuado nos metacarpais mediais. Isso é particularmente claro no quinto dedo. Entre a base dos dedos, a **prega comissural 26** é proeminente do lado palmar. As **cabeças dos metacarpais 25** são proeminentes como os **tendões extensores 24**. As pregas **interfalângica proximal 35** e **interfalângica distal 36** sempre são acentuadas.

Os cinco dedos não têm a mesma importância na utilização da mão (Fig. 4), que inclui três partes: o **polegar I** atua, com destaque para o papel preponderante devido a sua capacidade de **oposição** aos outros dedos: a perda do polegar reduz a mão a quase nada; é por esse motivo que tudo que represente risco para o polegar deve ser evitado, como usar um anel no polegar, expondo-o a um perigo se o anel for acidentalmente apertado. A **zona das pinças II** inclui o dedo **médio** e sobretudo o dedo **indicador**, indispensável para a formação da **pinça bidigital** (polegar/indicador) — pinça de precisão — ou da **pinça tridigital** (polegar/indicador/médio) — pinça para segurar os alimentos, ainda utilizada por mais da metade da humanidade. A porção radial da mão é, portanto, a mão das pinças. A **zona das preensões III**, margem ulnar da mão, com os dedos **anular** e **mínimo** indispensáveis para garantir a firmeza da **preensão com toda a palma** ou ainda **a empunhadura**: forma de segurar o cabo dos instrumentos, **pegada forte**, indispensável.

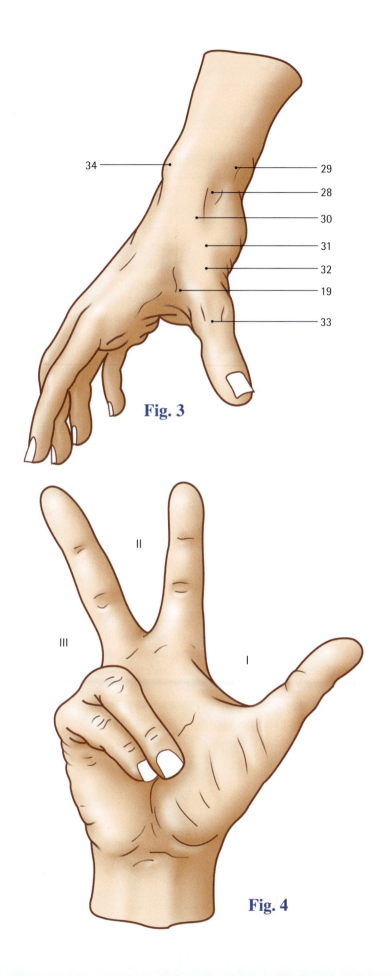

Fig. 3

Fig. 4

203

Arquitetura da mão

A mão pode adaptar sua forma para segurar os objetos. Sobre uma **superfície plana**, por exemplo, um vidro (Fig. 5), **a mão se estica e se achata**, fazendo contato (Fig. 6) através da eminência tênar **1**, eminência hipotênar **2**, cabeça dos metacarpos **3** e a face palmar das falanges **4**. Apenas a porção inferior lateral da palma permanece a distância.

Quando se deseja pegar um objeto volumoso, a **mão forma uma concavidade** e podemos observar a formação de arcos no sentido das **três direções**:

1) **No sentido transversal** (Fig. 7): o **arco carpal XOY**, que corresponde à concavidade do maciço do carpo se prolonga distalmente para o **arco metacarpal** sobre o qual se alinham as cabeças dos metacarpos. O eixo longitudinal do túnel do carpo passa pelo osso semilunar, pelo osso capitato e pelo terceiro metacarpal;

2) **No sentido longitudinal**, os **arcos carpo-metacarpo-falângicos**, que adotam uma disposição radial a partir do maciço do carpo, e que são formados, para cada dedo, pelo metacarpal e pelas falanges correspondentes. A concavidade desses arcos está orientada para a frente na palma, e o **centro do arco** está localizado ao nível da **articulação metacarpofalângica**: o desequilíbrio muscular neste ponto causa a perda da curvatura. Os dois arcos longitudinais mais importantes são:
   – **O arco do dedo médio OD3** (Fig. 7), arco axial porque prolonga o eixo do túnel do carpo e, principalmente;
   – **O arco do dedo indicador OD2** (Fig. 8), que se opõe com mais freqüência ao arco do polegar.

3) **No sentido oblíquo** (Figs. 7, 8 e 9), os **arcos de oposição do polegar** com os outros quatro dedos:
   – **O mais importante** dos arcos oblíquos une e opõe o polegar e o dedo indicador: **D1-D2** (Fig. 8);
   – **O mais extremo** dos arcos de oposição passa pelo polegar e pelo dedo mínimo: **D1 D5** (Figs. 7, 8 e 9).

Resumindo, quando a mão forma uma superfície côncava (Fig. 8), forma-se uma goteira na concavidade anterior cujas margens são delimitadas por três pontos:
1) O polegar **D1**, que forma ele mesmo a margem lateral;
2) O dedo indicador D2 e o dedo mínimo D5, que delimitam a margem medial;
3) Entre essas duas margens se desenvolvem os **quatro arcos de oposição**.

A direção geral desta **goteira palmar é oblíqua** — mostrada pela grande seta azul desenhada na mão (Figs. 8 e 9) — e cruzada em relação aos arcos de oposição: é formada por uma linha que se estende desde a base da eminência hipotênar **X** (Fig. 7) — onde a palpação percebe o osso pisiforme — até a cabeça do segundo metacarpal **Z** (Fig. 7). Esta direção é traçada na palma através da porção média da prega de oposição do polegar ("linha da vida"). Esta também é a direção tomada por um objeto cilíndrico segurado com toda a mão, por exemplo, o cabo de uma ferramenta.

Em contrapartida, quando os dedos se estendem ao máximo (Fig. 10), a mão se aplaina e a distância máxima entre a polpa do polegar e a do dedo mínimo é denominada **palmo** (envergadura), que nos pianistas deve ser de, pelo menos, uma oitava.

Enfim, é impossível não lembrar que em todas essas posições a **mão normal e sã** apresenta uma **arquitetura harmoniosa** (Fig. 11), na qual podemos observar as linhas de construção — aqui as espirais que unem as articulações homólogas e que convergem a um ponto focal (estrela) — verdadeiramente úteis para os pintores e desenhistas, mas que também são importantes para os cirurgiões, permitindo a diferenciação entre o normal e o patológico, no qual a desorganização "salta aos olhos". **O normal e o funcional juntam-se à estética**.

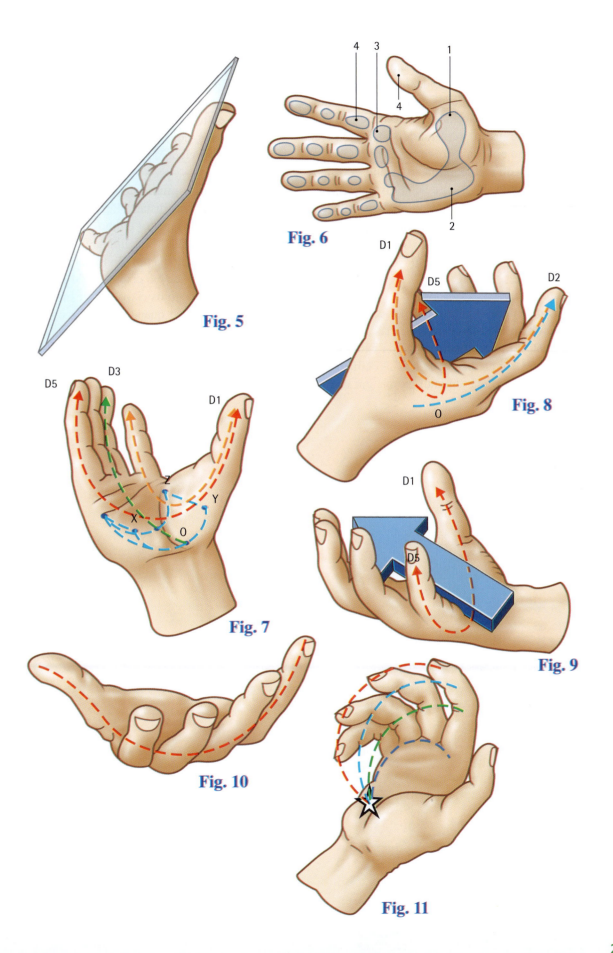

Fig. 5

Fig. 6

Fig. 7

Fig. 8

Fig. 9

Fig. 10

Fig. 11

Por ocasião do **afastamento voluntário** dos dedos (Fig. 12), o eixo de cada um dos cinco dedos converge para a base da eminência tênar em um ponto que corresponde aproximadamente ao tubérculo do osso escafóide, facilmente sentido à palpação. O movimento dos dedos no plano frontal, **movimentos de adução-abdução**, não ocorre habitualmente ao nível da mão, em relação ao plano de simetria do corpo, mas em relação ao eixo da mão, formado pelo **terceiro metacarpal e pelo dedo médio**; portanto, falamos dos movimentos de afastamento (Fig. 12) e de aproximação (Fig. 15). Durante esses movimentos, o dedo médio permanece praticamente imóvel. Entretanto, o dedo médio consegue realizar os movimentos voluntários laterais (abdução verdadeira, em relação ao plano de simetria) e mediais (adução verdadeira).

Por ocasião da **aproximação voluntária** dos dedos entre si (Fig. 15), os seus eixos não são paralelos, mas convergentes sobre um ponto localizado bem longe da extremidade da mão. Isso ocorre porque os dedos não são cilíndricos, mas apresentam diâmetro que diminui da raiz em direção à polpa.

Quando deixamos que os dedos assumam uma **posição natural** (Fig. 14) — posição a partir da qual podemos efetuar sua aproximação ou seu afastamento — eles estão levemente separados uns em relação aos outros, mas seus eixos não convergem para um ponto único. Neste exemplo, existe um paralelismo entre os três últimos dedos e divergência entre os três primeiros, com o dedo médio formando também o eixo da mão e servindo de zona de transição.

Quando se **cerra o punho** deixando estendidas as articulações interfalângicas distais (Fig. 13), os eixos das duas últimas falanges dos quatro últimos dedos e o eixo do polegar — com exceção de sua última falange — convergem para um ponto situado na **porção baixa do túnel do carpo**. Observe que desta vez é o eixo do dedo indicador que está longitudinal, enquanto os eixos dos três últimos dedos são mais oblíquos do que quando se estica o dedo indicador. Adiante veremos a causa e a utilidade dessa posição.

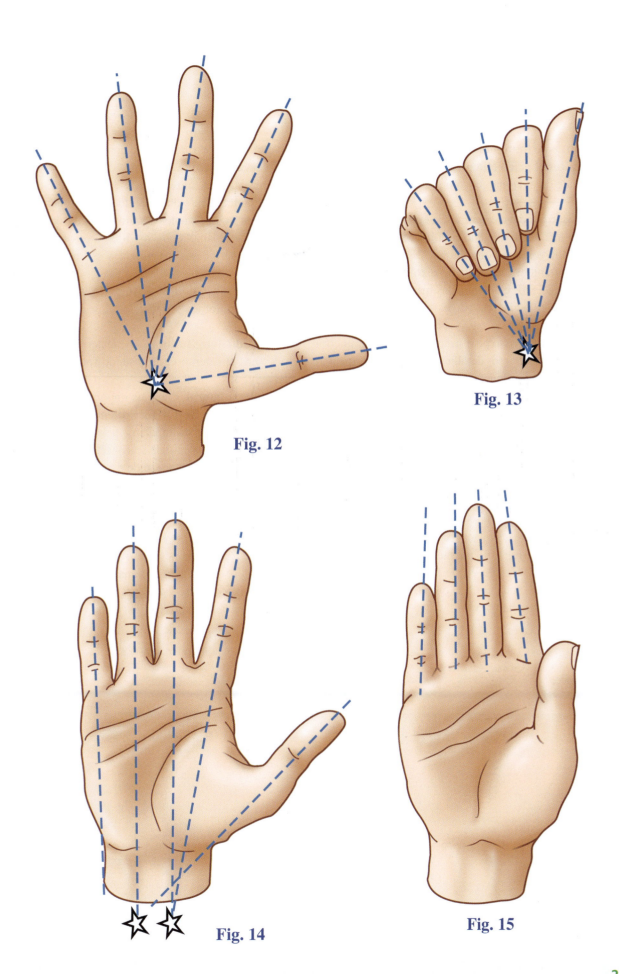

Fig. 12

Fig. 13

Fig. 14

Fig. 15

207

O maciço do carpo

O maciço do carpo forma uma **concavidade anterior**, transformada em **túnel** pelo **retináculo dos músculos flexores**, que se estende de uma margem a outra da concavidade.

Essa disposição côncava é bem visível quando se observa o esqueleto da mão, com o punho em hiperextensão (Fig. 16): uma radiografia fornece a mesma visão. O raio visual está localizado, portanto, exatamente no eixo do túnel do carpo, no qual reconhecemos cada uma das margens:
- Na parte lateral: o tubérculo do osso escafóide **1** e a crista do trapézio **2**;
- Na parte medial: o osso pisiforme **3** e o processo unciforme do osso hamato **4** (os detalhes apresentam os mesmos números nas outras figuras).

No sentido transversal o achado pode ser confirmado por dois **cortes horizontais**:
- O primeiro corte (Fig. 17), passando pela **fileira superior ou proximal**, nível **A** (Fig. 19): podemos diferenciar, de lateral para medial, o osso escafóide **1**, a parte superior do osso capitato circundada pelas duas projeções inferiores do osso semilunar, o osso piramidal e o osso pisiforme **3**;
- O segundo corte (Fig. 18), passando pela **fileira inferior ou distal**, nível **B** (Fig. 19): de lateral para medial, encontramos o osso trapézio **2**, o osso trapezóide **6**, o osso capitato **5** e o osso hamato **4**.

No corte inferior, o retináculo dos músculos flexores é mostrado em tracejado.

Por ocasião dos movimentos de escavação da palma da mão, a concavidade do túnel do carpo aumenta ligeiramente, graças aos pequenos movimentos de deslizamento nas articulações planas entre os diferentes ossos do carpo. Os músculos para esses movimentos são os músculos tênares (seta **X**) e hipotênares (seta **Y**) cujas inserções superiores estiram o retináculo flexor (Fig. 18), aproximando as duas margens (contornos pontilhados).

No sentido longitudinal, o maciço do carpo (Fig. 19) pode ser considerado como sendo formado por **três colunas** (Fig. 20):
- A **coluna lateral a**: a mais importante porque é a **coluna do polegar de Destot**. Esta coluna é formada pelo osso escafóide, pelo osso trapézio e pelo primeiro metacarpal. A partir do osso escafóide se conecta com a coluna do dedo indicador: o osso trapezóide e o segundo metacarpal;
- A **coluna média b**: formada pelo osso semilunar, pelo osso capitato e pelo terceiro metacarpal, formando, conforme observamos, o eixo da mão;
- A **coluna medial c**: esta coluna termina nos dois últimos dedos. É formada pelo osso piramidal e pelo osso hamato, que se articula com o quarto e quinto metacarpais. O osso pisiforme liga-se na frente do osso piramidal e não interfere na transmissão dos esforços.

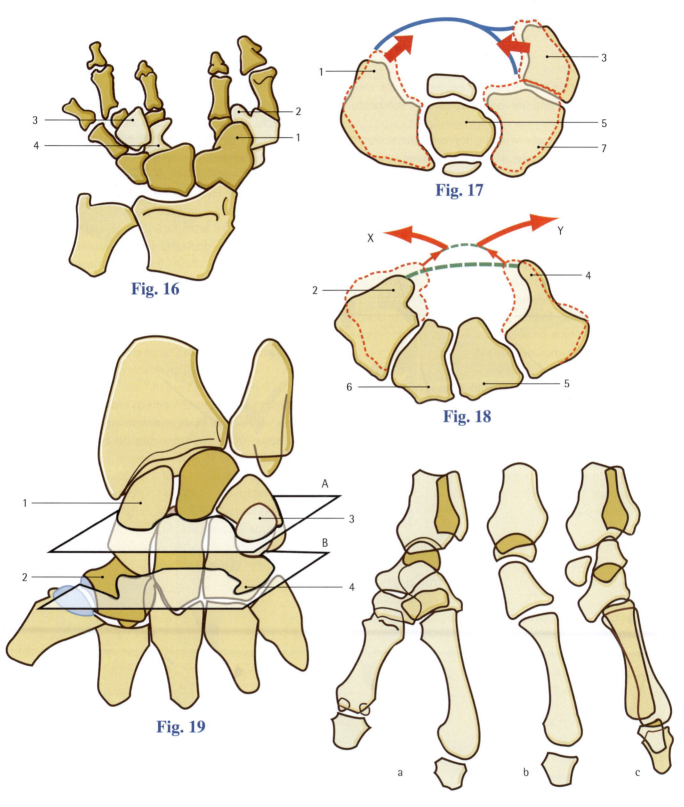

Fig. 16

Fig. 17

Fig. 18

Fig. 19

Fig. 20

O fechamento da palma

O fechamento da palma é resultado basicamente dos movimentos dos quatro últimos metacarpais (no momento excluímos o primeiro metacarpal) em relação ao carpo. Os movimentos efetuados nas articulações carpometacarpais consistem em flexão-extensão, de pouca amplitude — como em todas as articulações planas. Mas esta amplitude vai aumentando do segundo ao quinto metacarpo:

- Quando a **mão está aberta** (Fig. 22: vista superior da mão), as cabeças dos quatro últimos metacarpais estão alinhadas sobre uma linha **AB**;
- Mas se a **mão se fecha** as cabeças dos três últimos metacarpais avançam em flexão (Fig. 21: vista de perfil) em **A'**, o que é mais evidente quanto mais se aproxima do quinto metacarpal. As cabeças dos metacarpais se distribuem seguindo uma linha curva **A'B** (Fig. 22) de acordo com o arco transversal metacarpal.

Duas observações são importantes:

- A cabeça do segundo metacarpal **B** praticamente não avança: os movimentos de flexão-extensão na articulação trapezóide-segundo metacarpal são, por assim dizer, nulos;
- Em contrapartida, a cabeça do quinto metacarpal **A** estimulada pelo movimento mais amplo (Fig. 22) é levada não somente para a frente, mas também discretamente para fora da posição **A'**.

Isso nos leva a estudar **a articulação entre o quinto metacarpal e o osso hamato**:

Esta articulação é plana (Fig. 24) com superfícies discretamente cilíndricas e eixo **XX'**, apresentando obliqüidade dupla, o que explica os movimentos da cabeça do metacarpal no sentido lateral externo:

- Quando observamos a face inferior do maciço do carpo (Fig. 23), o eixo **XX'** da fóvea interna do osso hamato é nitidamente oblíquo em relação ao plano frontal (linha pontilhada vermelha): o eixo é oblíquo de lateral para medial e de trás para frente;
- Portanto, todo movimento de flexão em relação a este eixo logicamente tem de levar a cabeça do quinto metacarpal para a frente e para fora;
- O eixo **XX'** desta articulação não é estritamente perpendicular ao eixo diafisário **OA** do quinto metacarpal, mas forma um ângulo **XOA** levemente menor do que um ângulo reto (Fig. 24). Esta disposição também contribui para deslocar a cabeça do quinto metacarpal lateralmente pelo motivo geométrico já descrito.
- O diagrama (Fig. 25) explica o fenômeno da **rotação cônica**: quando o segmento **OA** na reta OZ gira em torno de um eixo **YY'** perpendicular, descreve um arco de círculo no plano P para chegar em **OA"**.
- Se o mesmo segmento **OA** gira ao redor de um eixo **XX'** oblíquo, ele **não vai mais se movimentar dentro de um plano, mas sobre um segmento do cone** de vértice **O** tangente ao plano **P**. Após o mesmo grau de rotação, o ponto **A** estará localizado em **A'** da base do cone, e o ponto **A'** não estará mais situado no plano **P**, mas à sua frente (na figura). Imaginando esta demonstração geométrica no diagrama da articulação (Fig. 24) compreendemos que a cabeça do metacarpal A sai do plano sagital para se colocar um pouco lateralmente.

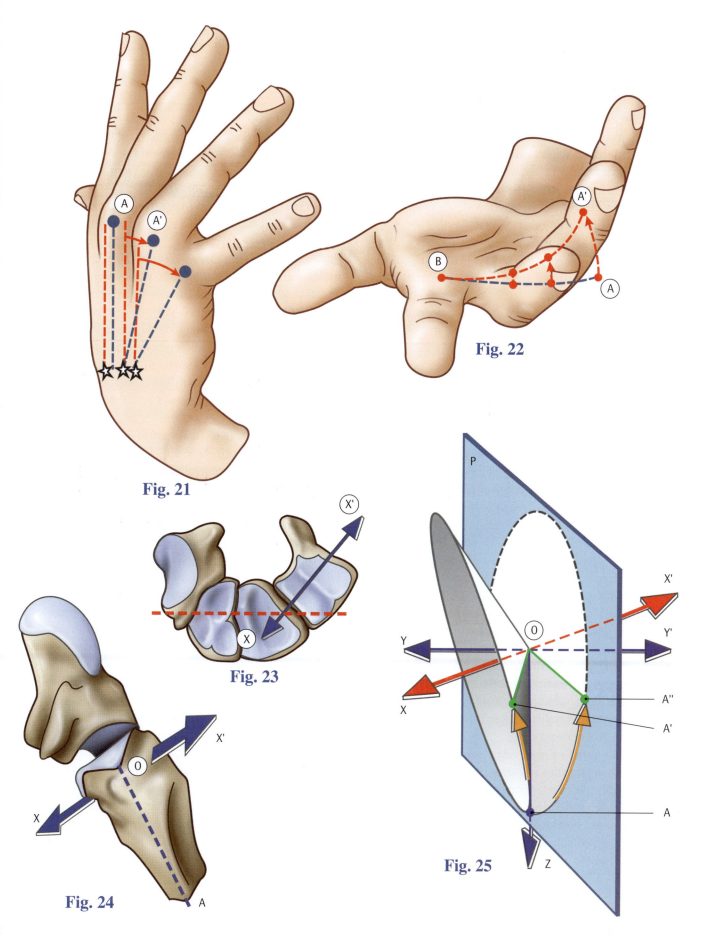

Fig. 21

Fig. 22

Fig. 23

Fig. 24

Fig. 25

As articulações metacarpofalângicas

As articulações metacarpofalângicas são do **tipo condilar** (Fig. 26: articulação metacarpofalângica, vista posterior). Essas articulações possuem *dois graus de liberdade*:
1. **Flexão-extensão**, no plano sagital, ao redor do eixo YY' transversal (vermelho);
2. **Inclinação lateral**, no plano frontal, ao redor do eixo XX', ântero-posterior (azul).

Essas articulações possuem *duas superfícies articulares*:
1) **A cabeça do metacarpal A** apresenta uma superfície articular, *convexa nos dois sentidos, mais* alongada e maior na frente do que atrás;
2) **A base da falange proximal B** é uma superfície curva, *côncava nos dois sentidos*, notavelmente menor do que a da cabeça do metacarpal. A base é prolongada para a frente pelo **ligamento palmar 2**, podendo ser considerada uma *superfície de apoio*. É uma *lingüeta fibrosa* inserida sobre a margem anterior da base da falange, entretanto, com uma pequena incisura **3** que forma uma *dobradiça*.

Na verdade, no corte sagital na **extensão** (Fig. 27), a face profunda cartilaginosa do **ligamento palmar 2** entra em contato com a cabeça do metacarpal. Por ocasião da **flexão** (Fig. 28), o ligamento *ultrapassa a cabeça* e, girando ao redor de sua dobradiça **3**, *desliza sobre a face anterior do metacarpal*. É evidente que se o ligamento palmar for substituído por uma lingüeta óssea soldada na base da falange, a flexão será limitada muito mais cedo por este bloqueio. Portanto, o ligamento palmar permite conciliar duas contradições importantes: uma superfície de contato aumentada e a ausência de bloqueio limitando o movimento. Entretanto, é necessária uma outra condição para a liberdade dos movimentos: frouxidão suficiente da cápsula articular. Esta ação é possível graças aos **fundo-de-saco posterior 4** e **anterior 5** da cápsula. *A profundidade do fundo-de-saco anterior é indispensável para o deslizamento do ligamento palmar.* Na porção posterior da base da falange insere-se a lingüeta profunda **6** do tendão extensor.

De cada lado da articulação estão estirados os ligamentos colaterais. Os ligamentos possuem **duas porções**:
1) uma porção que vai formar o **ligamento palmar** (pág. 216) e conseqüentemente controlar seu movimento;
2) um **ligamento colateral** visto no corte **1** na Fig. 26. Os dois ligamentos colaterais mantêm as superfícies articulares em contato e limitam os movimentos.

Como sua inserção no metacarpo **A** não está situada no centro da curvatura da cabeça (Fig. 29), mas *levemente para trás*, o que ocorre é o *relaxamento na extensão* e *tensionamento na flexão*; o comprimento (seta vermelha dupla) representa o grau de tensão.

Isso torna difíceis, senão *impossíveis*, os movimentos de lateralidade quando a articulação metacarpofalângica está *flexionada*.

Em contrapartida, *na extensão* (Figs. 31 e 32, pág. 215) **os movimentos de lateralidade são possíveis** com amplitude de 20° a 30° de cada lado. Um dos ligamentos colaterais se estira enquanto o outro relaxa (Fig. 32).

A amplitude da flexão (Fig. 29) é de aproximadamente 90°; mas é preciso observar que embora ela atinja exatamente 90° no dedo indicador, *ela aumenta até o quinto dedo* (Fig. 43, pág. 221). Além disso, a flexão isolada de um dedo (neste caso o dedo médio) é limitada pela tensão do *ligamento palmar* (Fig. 44).

A amplitude da **extensão ativa** *varia de acordo com o indivíduo*, podendo atingir 30° a 40° (Fig. 45, pág. 221).

A extensão passiva pode atingir quase 90° nos indivíduos com grande frouxidão ligamentar (Fig. 46, pág. 221).

Quando consideramos a flexão dos quatro segmentos de uma cadeia digital — formada por um metacarpal e por três falanges — constatamos que a flexão ocorre por **enrolamento** (Fig. 30) seguindo uma *espiral logarítmica*, conforme demonstrado por *Littler*, cirurgião norte-americano. Essa espiral, que também é denominada *eqüiangular*, é construída com o encaixe sucessivo de "**Retângulos de Ouro**", assim denominados porque a proporção entre seu comprimento e sua largura é de 1.618, que é denominado o "**Número de Ouro**". O número φ (pronuncia-se fi), introduzido por Platão, e que possui virtudes quase esotéricas — é denominado "Divina Proporção" — é resultado da "**série de Fibbonacci**" (matemático italiano, 1180-1250), na qual cada número é a soma dos dois que o precedem: 1 – 2 – 3 – 5 – 8 – 13 etc. A partir do 25º número, a relação entre os dois números sucessivos é fixa e constante: 1.618 (tente no seu computador).

Isso simplesmente quer dizer que as relações de comprimento dos quatro segmentos ósseos estão dentro dessa proporção... Na prática, esta é uma condição para o bom enrolamento das falanges!

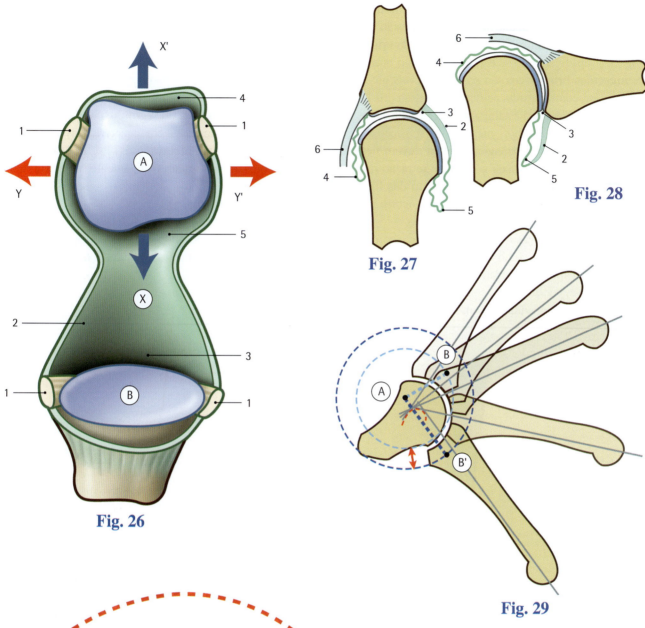

Fig. 26

Fig. 27

Fig. 28

Fig. 29

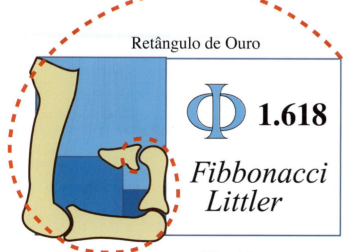

Retângulo de Ouro

Φ 1.618

Fibbonacci Littler

Fig. 30

Na extensão da articulação metacarpofalângica (Fig. 31: vista frontal), os ligamentos colaterais estão relaxados e equilibrados, permitindo os movimentos de **lateralidade** (Fig. 32): um ligamento se estica enquanto o outro relaxa. Os **músculos interósseos** são os responsáveis pelos movimentos. Em contrapartida, na flexão, a tensão dos ligamentos colaterais garante a estabilização da articulação.

Uma consequência importante dessa disposição é que as articulações metacarpofalângicas **nunca devem ficar imobilizadas em extensão**, sob o risco de retração quase impossível de ser recuperada: o relaxamento dos ligamentos colaterais permite sua retração, o que não ocorre na flexão, porque eles já estão tensionados ao máximo.

O **formato das cabeças dos metacarpais** e o comprimento dos ligamentos, bem como sua direção, desempenham um papel fundamental, por um lado na flexão oblíqua dos dedos (ver adiante) e, por outro, de acordo com R. Tubiana, no mecanismo dos desvios ulnares, como na artrite reumatóide.

A **cabeça do segundo metacarpal** (Fig. 33: vista inferior do lado direito) é **nitidamente assimétrica** por seu importante apoio póstero-medial, seu aplainamento lateral; o ligamento colateral medial é mais espesso e mais longo do que o lateral, cuja inserção é mais posterior.

A **cabeça do terceiro metacarpal** (Fig. 34) possui uma **assimetria semelhante à do segundo**, porém menos acentuada; seus ligamentos possuem características idênticas.

A **cabeça do quarto metacarpal** (Fig. 35) é **mais simétrica** com apoios dorsais iguais, os ligamentos colaterais apresentam espessura e inclinação idênticas, sendo o lateral discretamente mais longo.

A **cabeça do quinto metacarpal** (Fig. 36) apresenta **assimetria inversa** à do dedo indicador e do dedo médio; os ligamentos colaterais se apresentam como os da cabeça do quarto metacarpal.

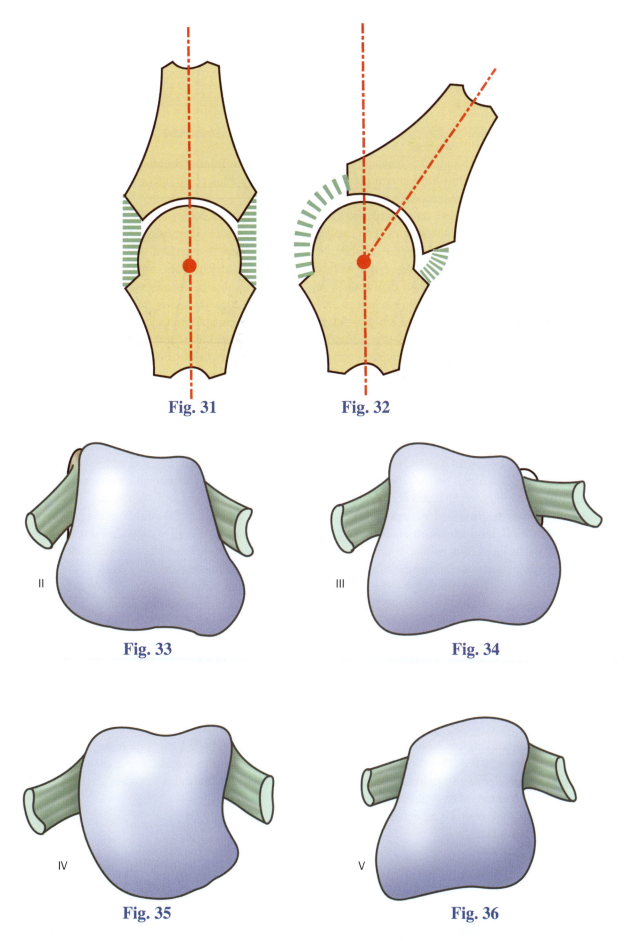

Fig. 31 Fig. 32 Fig. 33 Fig. 34 Fig. 35 Fig. 36

O aparelho fibroso das articulações metacarpofalângicas

Os ligamentos colaterais das articulações metacarpofalângicas se integram em um **aparelho fibroso complexo** que suspende e centraliza os tendões extensores e flexores.

Na **vista póstero-superior e lateral da articulação** (Fig. 37), reconhecemos os tendões circundando atrás e na frente a articulação entre o metacarpal M e a falange proximal P1:

- O tendão do **músculo extensor dos dedos 1**, que na face dorsal da cápsula emite uma **expansão profunda a** se inserindo na base da falange proximal; a seguir, o tendão se divide em um **feixe mediano b** e em dois **feixes colaterais c**, que recebem as expansões dos músculos interósseos (não mostradas). Um pouco antes da origem da expansão profunda, podemos observar se destacando das margens laterais do extensor os **feixes sagitais d**, mostrados aqui transparentes, cruzando as faces laterais da articulação e se fixando no **ligamento metacarpal transverso profundo 4**; dessa forma, o tendão do músculo extensor é mantido no eixo da superfície dorsal convexa da cabeça do metacarpal, por ocasião da flexão da articulação, o que é uma posição instável;
- Os **músculos flexor profundo 2** e **superficial 3 dos dedos**, inseridos na **bainha fibrosa metacarpal 5**, que começa ao nível do ligamento palmar **6** e se prolonga **5'** sobre a superfície palmar da falange proximal **F1**: neste nível o músculo flexor superficial se divide em dois feixes **3'** antes de ser perfurado pelo tendão do músculo flexor profundo **2**.

Podemos também diferenciar o aparelho capsular-ligamentoso: a **cápsula articular 7** reforçada pelo **ligamento colateral**, que se insere **lateralmente 8** na cabeça do metacarpal, afastado do centro da linha dos centros de curvatura (ver mais acima) e formado por três partes:

1) Um **feixe metacarpofalângico 9** oblíquo para baixo e para a frente em direção à base da primeira falange;
2) Um **feixe metacarpo-ligamento palmar 10**, que se dirige para a frente, se fixando sobre as margens do ligamento palmar **6**, apoiando-se contra a cabeça do metacarpo e garantindo sua estabilidade;
3) Um **feixe falange-ligamento palmar 11** mais fino que efetue o encaixe do ligamento palmar por ocasião da extensão.

O **ligamento metacarpal transverso profundo 4** se insere nas margens dos ligamentos palmares adjacentes, de forma que suas fibras se estendem de uma margem à outra da mão, ao nível das articulações metacarpofalângicas, com as quais delimita os túneis osteofibrosos, dentro dos quais passam os tendões dos músculos interósseos (não mostrados); na frente do ligamento metacarpal transverso profundo desliza o tendão do músculo lumbrical (não mostrado).

A **bainha fibrosa dos dedos 5**, que se insere nas margens laterais dos ligamentos palmares é, portanto, literalmente suspensa na cabeça metacarpal por intermediário do feixe metacarpo-ligamento palmar e pelo ligamento palmar.

Este dispositivo desempenha um papel muito importante por ocasião da **flexão metacarpofalângica**:

- **No estado normal** (Fig. 38), a bainha fibrosa, cujas fibras são tracionadas distalmente (seta vermelha), transmite todo o "componente de separação" (seta branca) para a cabeça do metacarpal através da porção intermediária do ligamento colateral: os tendões dos músculos flexores permanecem aplicados contra o esqueleto e a base da falange permanece estável;
- **No estado patológico** (Fig. 39), quando os feixes do ligamento colateral são tensionados e a seguir destruídos por um processo patológico (seta preta), o "componente de separação" (seta branca) decorrente da tração dos músculos flexores não se aplica mais sobre a cabeça do metacarpo, mas sobre a base da primeira falange, que sofre luxação proximal, causando, portanto, a protrusão exagerada da cabeça do metacarpal;
- A **correção dessa condição** (Fig. 40) pode, de certa forma, ser realizada através da **ressecção da porção proximal da bainha fibrosa**, mas à custa de perda relativa da eficácia dos músculos flexores.

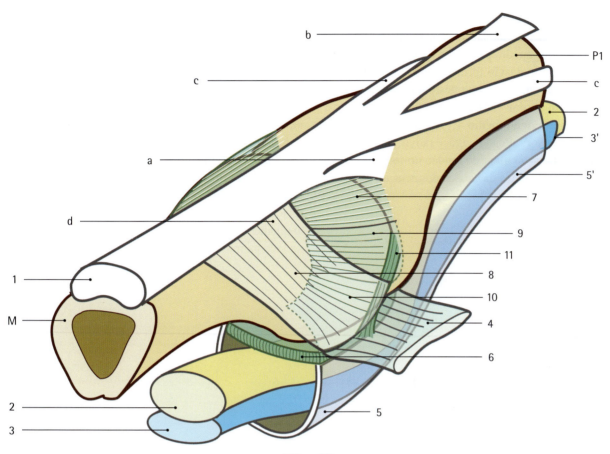

Fig. 37

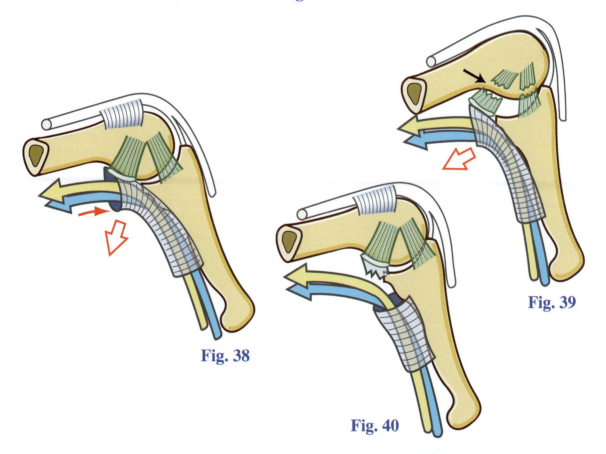

Fig. 38

Fig. 39

Fig. 40

217

Os tendões do músculo extensor dos dedos (Fig. 41) que convergem sobre a face dorsal do punho são, na verdade, fortemente exigidos em direção (setas brancas) à face ulnar, devido ao **ângulo de desvio** formado entre o metacarpal e a falange proximal, mais importantes para o **dedo mínimo** 14° e para o **dedo anular** 13° que para o **dedo indicador** 8° e, sobretudo para o **dedo médio** 4°. Apenas o **feixe sagital do músculo extensor**, situado na face radial, se opõe a este componente de luxação ulnar do tendão do músculo extensor na face dorsal convexa da cabeça do metacarpal.

Por ocasião de um **processo degenerativo articular** (Fig. 42: vista do corte ao nível das cabeças metacarpais), as lesões não destroem apenas os **ligamentos colaterais 10**, "afastando" o **ligamento palmar 6** sobre o qual se fixa a **bainha fibrosa dos dedos 5**, que contém os músculos flexores profundo **2** e superficial **3**, mas também afrouxa ou rompe (seta preta) o **feixe sagital** d da face radial, permitindo o deslocamento do **tendão do músculo extensor 1** a partir da face ulnar e sua "luxação" nos **sulcos intermetacarpais**. No estado normal, este espaço intermetacarpal contém os **tendões dos músculos interósseos 12** na face dorsal em relação ao **ligamento metacarpal transverso profundo 4**, enquanto o **tendão do músculo lumbrical 13** está situado na face palmar.

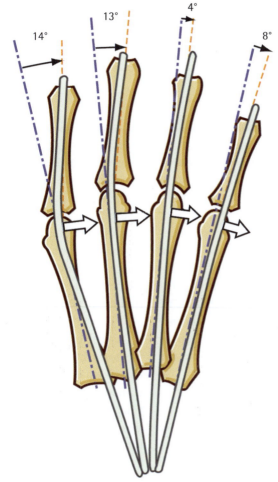

Fig. 41

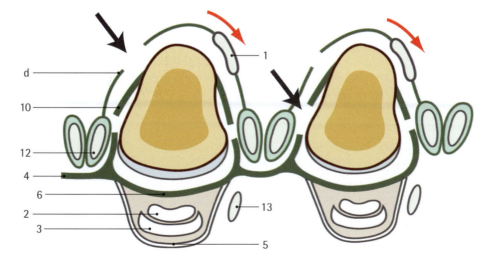

Fig. 42

Amplitude dos movimentos das articulações metacarpofalângicas

A amplitude da flexão das articulações metacarpofalângicas (Fig. 43) é próxima de 90°; mas é preciso observar que se a mesma raramente atinge 90° no dedo indicador, aumenta em direção ao quinto dedo. Além disso, a flexão isolada de um dedo, nesse caso o médio, é limitada (Fig. 44) pela tensão do ligamento palmar.

A amplitude da extensão ativa varia de acordo com o indivíduo: pode atingir 30° a 40° (Fig. 45). **A extensão passiva** pode atingir quase 90° nos indivíduos com grande frouxidão ligamentar (Fig. 46). Dentre todos os dedos, exceto o polegar, o **indicador** apresenta (Fig. 47) a maior amplitude de movimento no sentido lateral **30°** e, como seu movimento isolado é fácil, podemos falar em abdução **A** e em adução **B**. É devido a este privilégio de mobilidade que o **indicador** recebe seu nome.

O dedo indicador, combinando os graus diversos de movimentos (Fig. 48) de abdução **A**–adução **B** e de extensão **C**–flexão **D**, pode executar os **movimentos de circundução**. Os movimentos permanecem limitados ao interior do **cone de circundução** definido por sua base ABCD e seu vértice na articulação metacarpofalângica. Esse cone é retificado transversalmente devido à maior amplitude dos movimentos de flexão-extensão. Seu eixo (seta branca) representa a **posição de equilíbrio** ou, ainda, funcional.

As articulações do tipo condilar normalmente não possuem o terceiro grau de movimento (rotação longitudinal). Este é o caso das articulações metacarpofalângicas dos quatro últimos dedos, que não possuem rotação longitudinal ativa. Entretanto, graças à frouxidão ligamentar, é possível uma determinada amplitude de **rotação axial passiva** ao nível do indicador. Sua amplitude é de cerca de **60°** (Roud).
É preciso mencionar que, ao nível do indicador, a amplitude da rotação axial medial passiva ou pronação é claramente maior **45°** do que a amplitude de rotação lateral axial em supinação, que é quase nula.

As articulações metacarpofalângicas não possuem o movimento de rotação longitudinal ativo individualizado, não obstante possuem, devido à assimetria da cabeça do metacarpal e à desigualdade de tensão e do comprimento dos ligamentos colaterais, um movimento de **rotação longitudinal automático**, no sentido da supinação. Este movimento, cujo mecanismo é idêntico ao da articulação interfalângica do polegar, é tão mais acentuado quanto mais medial é o dedo; portanto, é máximo no dedo mínimo, onde integra o movimento de oposição simétrica ao movimento do polegar.

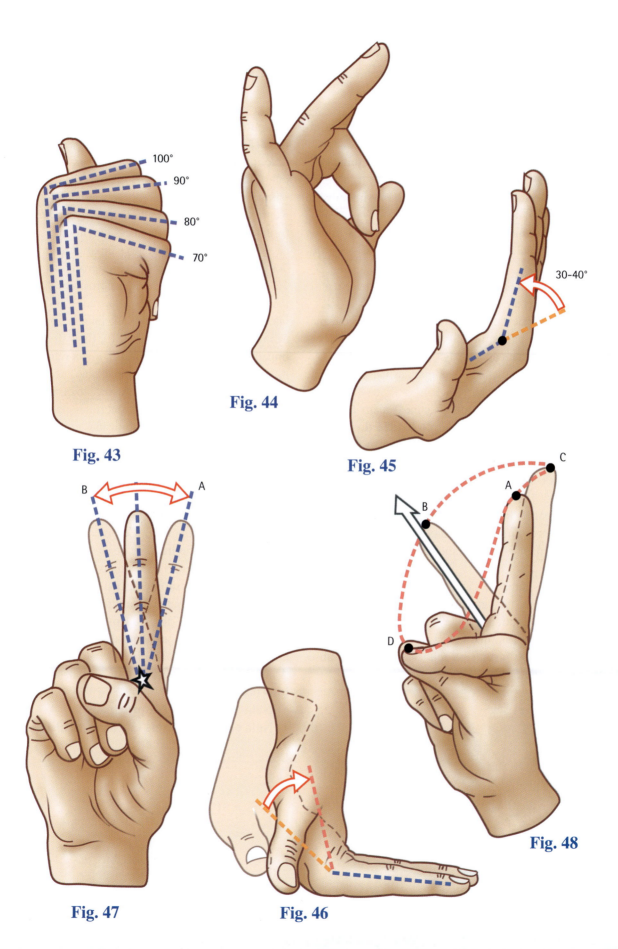

Fig. 43

Fig. 44

Fig. 45

Fig. 47

Fig. 46

Fig. 48

As articulações interfalângicas

As articulações interfalângicas são do **tipo gínglimo (uniaxial)** e possuem **um único grau de liberdade**:
- A **cabeça da falange A** tem a forma de uma polia (tróclea) (Fig. 50) e possui um único eixo **XX'**, transversal (Fig. 49), ao redor do qual ocorrem os movimentos de flexão-extensão, no plano sagital;
- A **base da falange distal B** é escavada, apresentando duas faces articulares que se aplicam nas faces da tróclea;
- A crista que separa as duas cavidades articulares se aloja no sulco da tróclea.

Como nas articulações metacarpofalângicas e pelas mesmas causas mecânicas, existem os **ligamentos palmares 2** (os números correspondem aos da Fig. 53).

Na flexão (Fig. 51), o ligamento palmar desliza sobre a face anterior da falange proximal.

Na **vista lateral** (Fig. 52) diferenciamos, além dos **ligamentos colaterais 1**, as **expansões do tendão do músculo extensor 6** e o **ligamento falângico-ligamento palmar 7**. Mais ainda do que nas articulações metacarpofalângicas, **os ligamentos colaterais ficam tensionados na flexão**; na verdade (Fig. 50), a tróclea (polia) da falange **A** se alarga notavelmente para a frente, o que aumenta a tensão dos ligamentos e fornece um encaixe maior para a base da falange distal. Os movimentos de lateralidade são, portanto, nulos na flexão.

Esses ligamentos também estão **tensionados na extensão completa** que representa uma **posição de estabilidade lateral absoluta**. Em contrapartida, estão relaxados na posição de flexão intermediária, que nunca deve ser a posição de imobilização porque favorece a retração, causando subseqüente enrijecimento.

Um outro fator de enrijecimento na flexão é formado pela **retração dos "freios da extensão"**. Essas formações foram descritas por autores anglófonos ao nível das articulações interfalângicas proximais (Fig. 53: vista a partir da face palmar lateral e superior de uma articulação interfalângica proximal) sob o nome de *ligamentos controladores*: são formados por um feixe de fibras longitudinais **8** tensionadas na face anterior do ligamento palmar **2** de um lado ao outro dos tendões dos músculos flexores profundo **11** e superficial **12**, entre a inserção da bainha fibrosa **10** da falange intermédia e a da proximal (não mostrada), formando o limite lateral da **parte cruciforme 9** da bainha fibrosa da articulação interfalângica proximal (IFP). Esses freios de extensão impedem a hiperextensão da IFP e sua retração é um fator fundamental para a rigidez em flexão, devendo, portanto, nesse caso, ser submetidos à ressecção cirúrgica.

Resumindo, as articulações interfalângicas, sobretudo as proximais, precisam ser imobilizadas em uma **posição próxima à extensão**.

A amplitude da flexão nas articulações **interfalângicas proximais** (Fig. 54) **ultrapassa 90°**: portanto, F2 e F1 formam entre si um ângulo agudo (neste diagrama, as falanges não são mostradas realmente de perfil, fazendo com que seus ângulos pareçam obtusos). Como nas articulações metacarpofalângicas, a amplitude de flexão aumenta do segundo ao quinto dedo, atingindo 135° ao nível do dedo mínimo.

A amplitude de flexão nas articulações interfalângicas distais (Fig. 55) é discretamente inferior a 90°: o ângulo entre F2 e F3 permanece obtuso. Como nas articulações já discutidas, a amplitude aumenta do segundo ao quinto dedo, atingindo 90° no dedo mínimo.

A amplitude de extensão ativa (Fig. 56) nas **articulações interfalângicas** é:
- **Nula** nas **articulações proximais P**;
- **Nula** ou muito discreta (5°) nas **articulações distais D**.

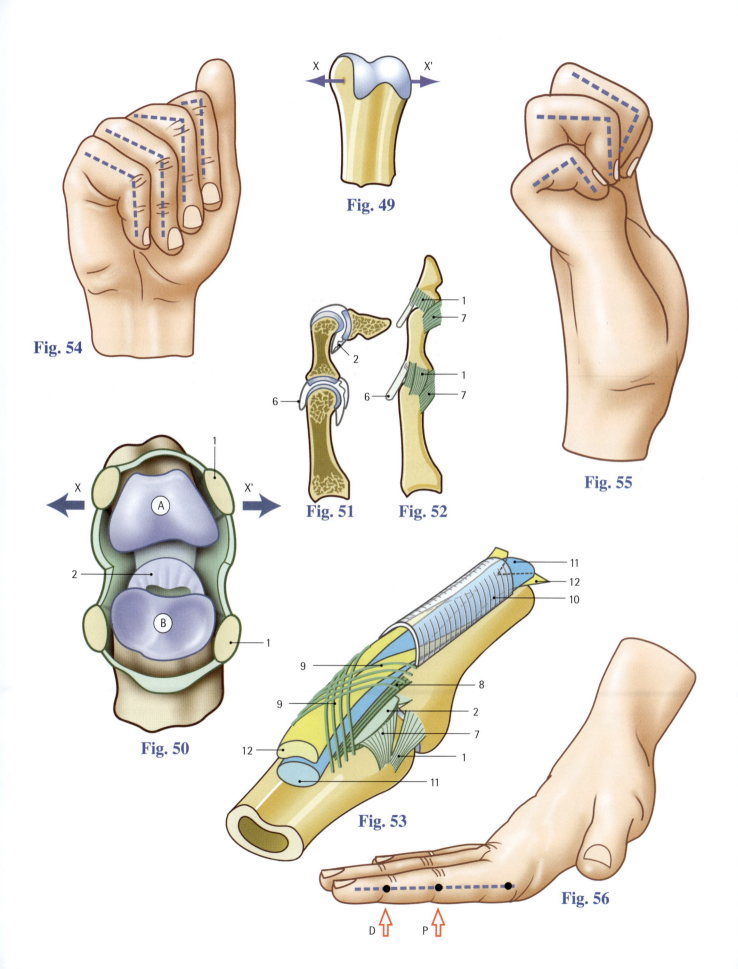

A extensão passiva é nula ao nível da articulação interfalângica proximal (Fig. 57), mas bastante acentuada (**30°**) na articulação interfalângica distal.

As articulações interfalângicas possuem apenas um grau de liberdade, ao seu nível não ocorre movimento ativo de lateralidade. As articulações interfalângicas distais apresentam alguns **movimentos passivos de lateralidade** (Fig. 58), em contrapartida a articulação interfalângica proximal é notavelmente estável lateralmente, razão do desconforto causado pela ruptura de um ligamento colateral a este nível.

Um ponto importante é o **plano no qual ocorre a flexão** em cada um dos últimos quatro dedos (Fig. 59):

- O dedo indicador se curva diretamente **no plano sagital** P em direção da base da eminência tênar;
- Entretanto, já observamos (Fig. 13) que, na flexão dos dedos, seus eixos convergem em um ponto situado na parte baixa do túnel do carpo. Portanto, é necessário, para que isso ocorra, que os três últimos dedos se curvem, não no plano sagital, como o dedo indicador, mas **em uma direção um tanto mais oblíqua quanto mais medial for o dedo**;
- Nos dedos mínimo e anular, essa direção oblíqua é dada pelas setas na direção da estrela. Graças a essa flexão oblíqua, os dedos mais mediais se **opõem ao polegar e também ao indicador**.

Como esse tipo de flexão é possível? Um diagrama com tiras de papelão pode demonstrar (Fig. 60):

- Uma tira de papelão a representa a cadeia articular de um dedo: o metacarpal M e as três falanges (F1, F2, F3);
- Se a dobra, representando o eixo de flexão de uma articulação interfalângica, for **perpendicular** XX'' ao eixo da tira, a falange vai se flexionar diretamente no plano sagital d: ela irá cobrir exatamente a falange subjacente;
- Em contrapartida, se a dobra for **ligeiramente oblíqua** para dentro de XX', a flexão não ocorrerá mais no plano sagital e a falange flexionada b irá ultrapassar lateralmente a falange subjacente;
- Uma inclinação discreta do eixo de flexão é suficiente, porque ela é multiplicada por três, XX', YY', ZZ', de modo que, quando o dedo mínimo estiver completamente flexionado c, sua inclinação permitirá alcançar o polegar;
- Esta demonstração é válida, em graus decrescentes, para o dedo anular e para o dedo médio.

Na verdade, os eixos de flexão das articulações metacarpofalângicas e das interfalângicas não são fixos e imutáveis: perpendiculares em extensão completa, tornam-se progressivamente oblíquos durante a flexão; são **evolutivos**.

A capacidade de mudança dos eixos de flexão das articulações dos dedos é decorrente da **assimetria das superfícies das articulações metacarpais** (ver mais no alto) e falangianas e da **tensão diferencial dos ligamentos colaterais**, conforme veremos nas articulações metacarpofalângicas e interfalângicas do polegar.

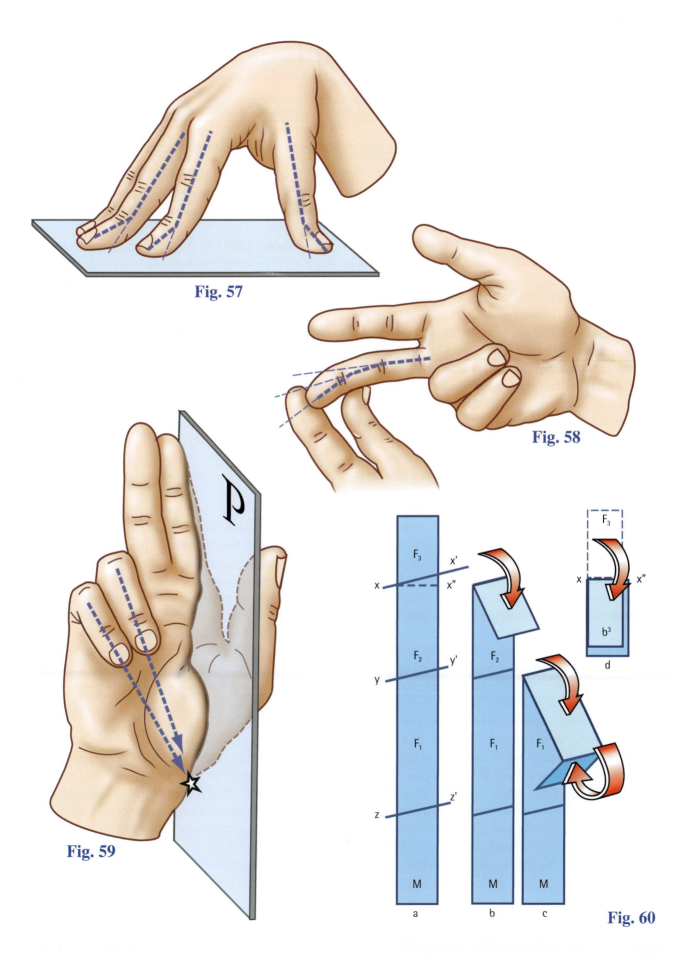

Fig. 57

Fig. 58

Fig. 59

Fig. 60

Canais e bainhas dos tendões dos músculos flexores

Para percorrer as porções côncavas de seu longo trajeto, os tendões precisam ser mantidos contra o esqueleto por **ligamentos fibrosos**, senão, sob efeito da tensão, tornar-se-iam as **cordas dos arcos esqueléticos** ineficazes devido ao seu alongamento relativo no que concerne ao esqueleto.

O **primeiro canal osteofibroso** é o **túnel do carpo** (Fig. 62, segundo Rouvière), através do qual passam (seta vermelha) todos os tendões flexores que vão do antebraço até a mão. Entre as duas margens do túnel do carpo (Fig. 61: mão transparente) estende-se um feixe fibroso, o **retináculo dos músculos flexores (RMF)**. Desse modo forma-se **a mais importante polia osteofibrosa** do corpo humano.

No **corte do túnel do carpo** (Fig. 63), observamos a disposição em dois planos dos tendões do *músculo flexor superficial dos dedos* 2 e do *músculo flexor profundo dos dedos* 3, assim como o *tendão do músculo flexor longo do polegar* 4. O tendão do *músculo flexor radial do carpo* 5 passa dentro de um compartimento especial do túnel do carpo para se inserir no segundo metacarpal FRC (Fig. 62). Do lado medial, não incluído no túnel do carpo, o *músculo flexor ulnar do carpo* (FUC) (Fig. 62) se fixa no osso pisiforme. O **nervo mediano** 6 (Fig. 63) também passa dentro desse túnel, e em determinadas situações pode ser comprimido, o que não acontece ao **nervo ulnar** 7 que, acompanhado por sua artéria, passa em um canal especial, o túnel ulnar (**loja de Guyon**), à frente do retináculo dos músculos flexores.

Ao nível de cada um dos dedos, os tendões dos músculos flexores são mantidos por **uma bainha fibrosa dividida em três partes anulares** (Figs. 61 e 64): a **parte A1** um pouco acima da cabeça do metacarpal, a **parte A3** na face anterior da falange proximal, a **parte A5** na face anterior da falange intermédia. Entre as três partes compostas de fibras transversais (parte anular da bainha), sua continuidade é garantida pelas **porções compostas de fibras oblíquas e cruzadas (parte cruciforme da bainha)**, passando em "cordões" na frente da articulação, menos espessas, para poder se adaptar aos movimentos de flexão das falanges. São elas: a **parte A2** na face palmar da articulação metacarpofalângica, a **parte A4**, na frente da articulação interfalângica proximal.

Desse modo, a bainha fibrosa dos dedos, juntamente com a face anterior, discretamente côncava das falanges, forma (destaque) verdadeiros **canais osteofibrosos**.

As **bainhas sinoviais** (Fig. 61) permitem o deslizamento dos tendões no interior dos canais, mais ou menos como as bainhas dos cabos do freio da bicicleta. Existe uma bainha sinovial ao nível dos **três dedos medianos**: para o indicador **B2**, para o dedo médio **B3** e para o dedo anular **B4**. É para esses três dedos que as **bainhas sinoviais** têm sua estrutura mais organizada (Fig. 65: diagrama simplificado): o tendão t (para simplificar, mostramos apenas um) é circundado por uma **bainha sinovial** (uma parte da qual foi ressecada) formada por dois folhetos: um folheto visceral **a** em contato com o tendão e um folheto parietal **b** que recobre a porção profunda do canal osteofibroso. Entre esses dois folhetos encontramos uma cavidade virtual **c**, aqui anormalmente dilatada, porque não contém ar, onde, em estado normal, um volume muito pequeno de líquido sinovial facilita o deslizamento de um folheto sobre o outro. Em cada extremidade da bainha, os dois folhetos continuam um dentro do outro formando **dois fundos-de-saco peritendíneos d**. O corte **A** corresponde a essa disposição simples. Quando o tendão se desloca dentro de seu canal, **o folheto visceral desliza sobre o folheto parietal**, mais ou menos como uma lâmina de um trator no solo: sua parte superior se move em relação à inferior, aderindo ao solo. Se, por ocasião de uma infecção na bainha, os dois folhetos aderirem um ao outro, **o tendão não pode mais deslizar** dentro de seu canal; ele fica aderido; fala-se em **sínfise tendínea. Ocorre perda total de sua utilidade funcional.**

Em alguns pontos, na parte média da bainha (corte **B**), os dois folhetos são "afastados" pelos vasos destinados ao tendão: dessa forma formam um **mesotendão e** os *vínculos tendíneos*, tipo de divisão longitudinal que parece manter o tendão no interior da cavidade sinovial **c**. Esta é uma descrição muito simplificada, sobretudo no que concerne aos fundos-de-saco. Uma descrição mais completa pode ser encontrada em um tratado de anatomia.

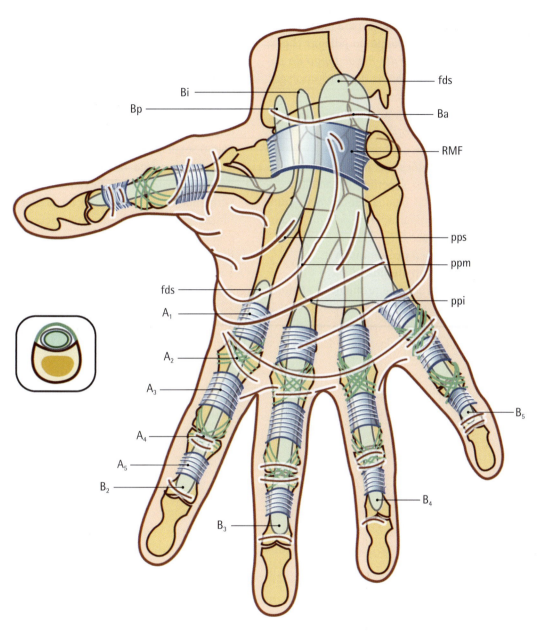

Fig. 61

Ao nível da palma, os tendões deslizam dentro das **três bainhas carpais** (Fig. 61) que são, de lateral para medial:
- A **bainha do tendão do flexor longo do polegar (bolsa radial) Bp**, envolvendo o *músculo flexor longo do polegar*, que se continua com a bainha digital do polegar, com a qual se comunica significativamente;
- A **bainha intermédia Bi** fixada ao tendão do dedo indicador, do *músculo flexor profundo dos dedos*, não se comunicando com sua bainha digital;
- A **bainha comum dos tendões dos flexores (bolsa ulnar) Ba**, cujo fundo-de-saco superior se estende até a face anterior do punho. Esta bainha não envolve completamente os tendões e empurra, entre os dois planos tendíneos, três fundos-de-saco (Fig. 63):
  - na frente, o **fundo-de-saco pré-tendíneo 8**;
  - atrás, o **fundo-de-saco retrotendíneo 10**;
  - e entre os tendões superficiais e profundos, o **fundo-de-saco intertendíneo 9**.

A bainha comum dos tendões dos músculos flexores se prolonga (Fig. 61) na bainha sinovial do quinto dedo, com a qual se comunica.

No plano topográfico é importante observar (Fig. 61):
- Os fundos-de-saco superiores das bainhas carpais ultrapassam acima o retináculo dos músculos flexores, em direção ao antebraço;
- As bainhas sinoviais dos três dedos médios se estendem quase até o meio da palma e seus fundos-de-saco superiores correspondem à **prega palmar inferior (ppi)** para o terceiro e o quarto dedo e à **prega palmar média (ppm)** para o segundo dedo; a **prega palmar superior** ou tênar **(pps)** corresponde, na parte superior, ao terceiro raio;
- As pregas palmares de flexão (Fig. 64) dos dedos (setas vermelhas) são — com exceção da prega superior — proximais em relação à sua articulação; neste nível a pele está em contato direto com a bainha que pode ser **imediatamente inoculada por uma injeção contaminada**.

Observe também que as pregas dorsais (setas brancas) são proximais em relação a sua articulação.

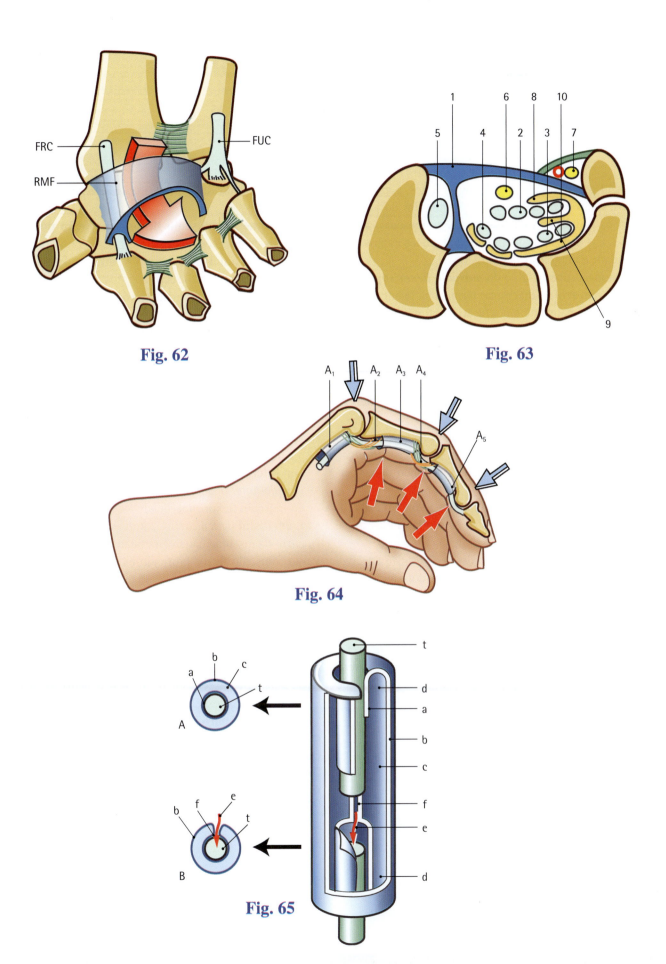

Fig. 62

Fig. 63

Fig. 64

Fig. 65

229

Os tendões dos músculos flexores longos dos dedos

Os músculos flexores dos dedos, muito fortes, portanto volumosos, estão localizados na porção anterior do antebraço: são os **músculos extrínsecos**. Esses músculos atuam na mão e nos dedos por intermédio de tendões longos, cuja extremidade é muito especial (Fig. 66).

O tendão mais superficial, o do *músculo flexor superficial dos dedos* (em azul no diagrama) termina na falange média, portanto, proximalmente em relação à extremidade do tendão profundo do *músculo flexor profundo dos dedos* (em amarelo). **Assim, é obrigatório que esses dois tendões se cruzem no espaço e necessariamente de forma simétrica**, sob o risco de introduzir um componente lateral prejudicial. A única solução é que **um dos tendões** passe **por dentro do outro**.

Mas qual deles deve penetrar o outro? Logicamente, o superficial não pode perfurar o profundo, porque sua inserção é distal. É fácil entender que o tendão profundo seja o perfurante e o superficial o perfurado.

Os diagramas clássicos de anatomia mostram, em cada nível, **M** (metacarpal), **F1**, **F2** e **F3**, as **modalidades desse cruzamento**:

- O tendão superficial (azul) se divide (Fig. 67) ao nível da articulação metacarpofalângica em dois feixes, que contornam as margens do tendão profundo antes de se juntarem ao nível da articulação interfalângica proximal para se inserirem nas faces laterais de F2. Isto é visível nos cortes (Fig. 68) e na vista em perspectiva (Fig. 69).

Em uma figura "decomposta" (Fig. 70) também diferenciamos os mesotendões, que são as lamelas sinoviais que comportam os vasos sanguíneos, garantindo a nutrição dos tendões segundo Lundborg e cols.

Eles são denominados *vínculos tendíneos*, organizados em dois sistemas:

1) **O sistema do músculo flexor superficial dos dedos**, através de dois acessos:
   - Um **proximal**, para a **zona A**, através de microvasos longitudinais intrínsecos **1** e dos vasos do fundo-de-saco proximal da bainha sinovial **2**;
   - Outro **distal**, para a **zona B**, através dos **vasos do *vínculo curto* 3**, ao nível das inserções dos feixes laterais na falange média.

Entre as duas zonas existe um **segmento avascular** 4 que corresponde à divisão dos feixes.

2) **O sistema do músculo flexor profundo dos dedos** inclui três suportes:
- Um **proximal** para a **zona A**, com os dois tipos de vasos **5** e **6** comparáveis aos do músculo flexor superficial;
- Um **intermediário** para a **zona B**, através dos vasos do *vínculo longo* **7** dependendo ele mesmo do *vínculo curto* do músculo flexor superficial;
- E um **distal** para a **zona C**, através dos vasos do *vínculo curto* da inserção na terceira falange **8**.

Para o músculo flexor profundo existem **três zonas avasculares**:
- Um segmento **9** entre as zonas A e B;
- Um outro segmento **10** entre as zonas B e C;
- E, finalmente, ao nível do que os cirurgiões das mãos denominam **"terra de ninguém"** em relação à articulação interfalângica proximal, uma zona periférica **11** com 1 mm de espessura, ou seja, um quarto do diâmetro do tendão.

O conhecimento desses sistemas de vascularização tendínea é **indispensável para os cirurgiões de mão** se eles desejam evitar comprometer ou destruir os suportes vasculares necessários para o bom trofismo dos tendões. Além disso, as zonas avasculares apresentam maior risco de descenso das suturas tendíneas.

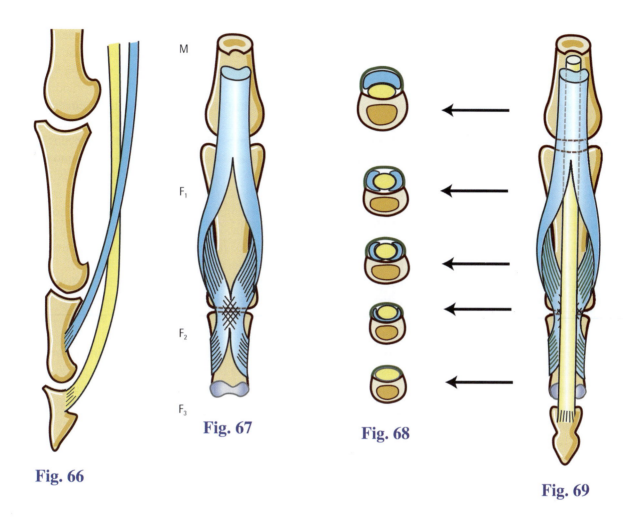

Fig. 66 **Fig. 67** **Fig. 68** **Fig. 69**

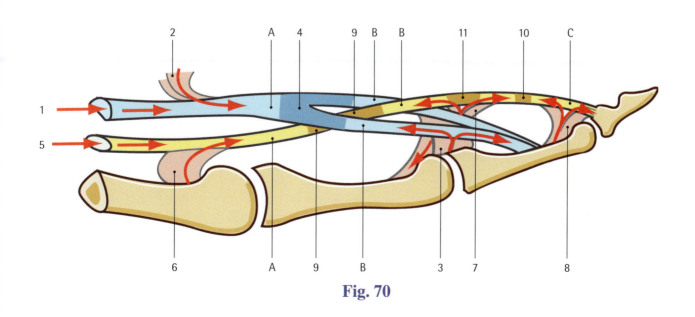

Fig. 70

231

É possível conceber uma disposição mais simples na qual os tendões não precisam se cruzar: o tendão que termina em **F2** será profundo se o tendão que se insere em **F3** for superficial e, portanto, perguntaremos: qual a necessidade mecânica desse cruzamento aparentemente complicado? Sem cair em finalismo, podemos observar (Fig. 71) que, ao permanecer superficial até quase sua extremidade, o tendão flexor da falange média forma com esta um ângulo de tração ou **"ângulo de aproximação"** maior do que se estivesse em contato com o esqueleto; dessa forma (Fig. 74) **o aumento do ângulo de tração do tendão FSD aumenta sua eficácia** e podemos fornecer uma explicação lógica para o fato de o tendão superficial e não o profundo ser perfurado.

A ação desses dois músculos é deduzida a partir de seu ponto de inserção:

- O *músculo flexor superficial dos dedos* (**FSD**) (Fig. 71) que se insere, conforme já vimos, na falange média, é flexor da falange média sem ação na distal. Esse músculo tem mínima ação flexora na primeira falange, ainda que a segunda falange já esteja completamente flexionada. Sua eficácia é máxima quando a primeira falange é **mantida em extensão através da contração do músculo extensor dos dedos** (exemplo de antagonismo-sinergismo). Seu ângulo de tração, portanto sua eficácia, aumenta de forma regular à medida que **F2** é flexionada.

- O *músculo flexor profundo dos dedos* (**FPD**) (Fig. 72) que se insere na base da falange distal é, antes de tudo, flexor desta falange. Mas essa flexão de **F3** é associada rapidamente à flexão de **F2**, porque não existe extensor próprio desta falange capaz de se opor à flexão. Para explorar a força do músculo flexor profundo dos dedos, é necessário manter manualmente **F2** em extensão. Quando **F1** e **F2** são colocadas manualmente em flexão em 90°, o músculo flexor profundo dos dedos é incapaz de flexionar **F3**: é ineficaz porque está muito relaxado. Sua eficácia é máxima quando a falange proximal é mantida em extensão pela contração do músculo extensor dos dedos (exemplo de antagonismo-sinergismo). Apesar dessas limitações, nós veremos o importante papel do FPD.

Os músculos radiais (**ERC**) e o músculo extensor dos dedos (**ED**) são sinérgicos aos flexores (Fig. 73).

Todas essas ações tendíneas não são possíveis sem as partes anulares da bainha fibrosa **A1–A3–A5** (Fig. 75) **que mantêm os tendões em contato com o arco esquelético** formado pelo metacarpal e pelas falanges.

É fácil compreender o **papel da bainha fibrosa** (Fig. 76): em relação à sua posição normal **a**, o tendão do FPD estará artificialmente afrouxado **b** se for destruída a parte anular **A1**, assim como **c** para o caso da exclusão da parte anular **A3** e da mesma forma **d** para a exclusão de **A5**.

Analisando a corda do arco esquelético **d**, o tendão perde toda a eficácia devido ao seu afrouxamento relativo. Felizmente, ainda resta a pele para manter o tendão! A conclusão prática é que é **preciso respeitar ao máximo as partes anulares da bainha fibrosa e, sobretudo, reconstruí-las quando estiverem destruídas**.

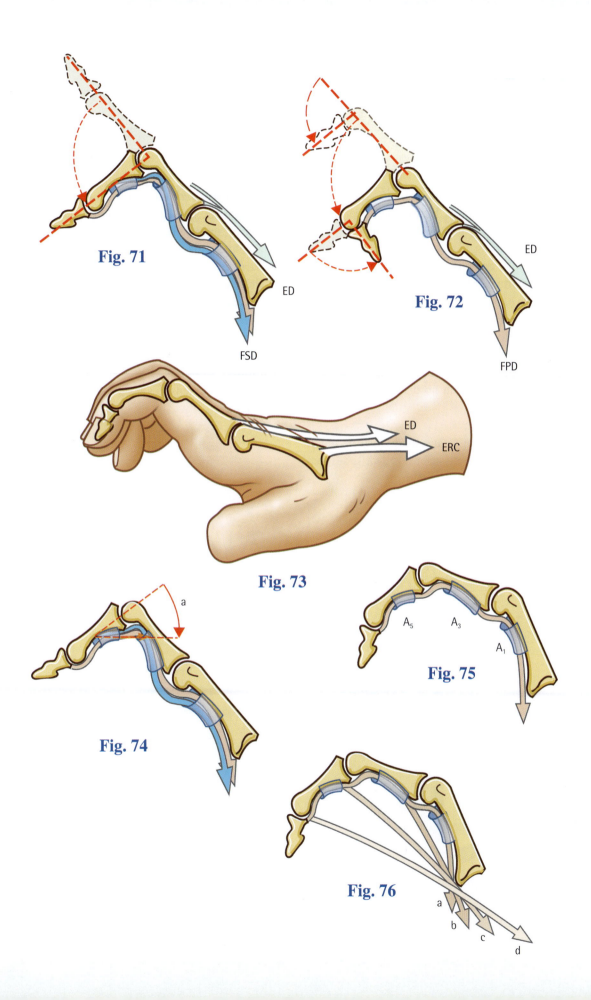

Os tendões dos músculos extensores dos dedos

Os músculos extensores dos dedos também são, na maioria das vezes, **músculos extrínsecos**. Eles também percorrem canais, mas como seu trajeto tem desenho convexo, esses canais são menos numerosos. Um verdadeiro canal só existe no punho, **único ponto em que o trajeto dos tendões se torna côncavo durante a extensão**. Aqui, o canal osteofibroso é formado pela extremidade inferior dos dois ossos do antebraço e pelo *retináculo dos músculos extensores* (Fig. 77). Este canal se **subdivide em seis túneis através de septos fibrosos** que se estendem desde a porção profunda do retináculo até o esqueleto. Podemos observar, de medial para lateral (da esquerda para a direita no diagrama), os túneis para os seguintes tendões:

1) *Extensor ulnar do carpo* **1**;
2) *Extensor do dedo mínimo* **2**, cujo tendão vai se reunir mais abaixo ao do músculo extensor dos dedos, destinado também ao quinto dedo;
3) *Extensor dos dedos* **3**; quatro tendões acompanhados em profundidade pelo tendão do *músculo extensor do indicador* **3'**, que se une um pouco mais abaixo ao tendão do músculo extensor comum destinado ao dedo indicador;
4) *Extensor longo do polegar* **4**;
5) *Extensor radial longo do carpo* **5** e *extensor radial curto do carpo* **5'**;
6) *Extensor curto do polegar* **6** e *abdutor longo do polegar* **6'**.

Nesses canais osteofibrosos, esses tendões estão envolvidos por **bainhas sinoviais** (Fig. 78) que ultrapassam acima o retináculo dos extensores e se estendem bem embaixo no dorso da mão.

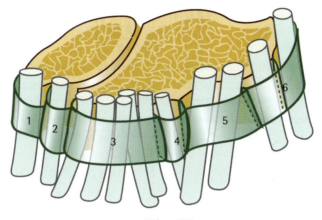

Fig. 77

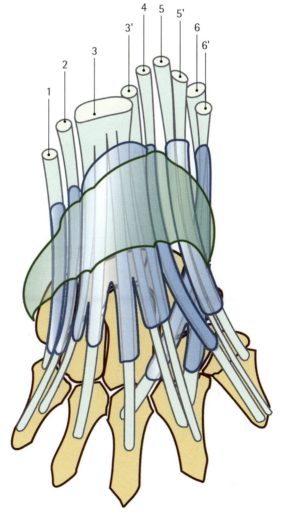

Fig. 78

Entre os tendões dos músculos extensores no dorso da mão existem *conexões intertendíneas* (faixas intertendíneas), com freqüência se estendendo oblíqua e distalmente desde o tendão extensor do dedo anular até os tendões extensores do dedo médio e do mínimo, mas as variações são inúmeras, na topografia e na direção (oblíqua ou transversal), de modo que, às vezes, em vez de desempenhar um **papel de substituição e de facilitação**, podem ser um incômodo para a independência dos dedos, que é grave problema para um pianista: o célebre compositor Robert Schumann teria realizado, ele mesmo, a seção de um feixe que o incomodava... Do ponto de vista fisiológico, o **extensor dos dedos** é essencialmente o **extensor da falange proximal** sobre o metacarpal.

Esta ação ocorre nitidamente e com força, independentemente da posição do punho. Entretanto, é facilitada pela flexão do punho (Fig. 79). Esta ação é transmitida para a falange proximal (Figs. 80 e 81: cadeia óssea de um dedo) através da expansão profunda **1**, com 10 a 12 mm de comprimento, que se destaca da porção profunda do tendão, nitidamente distinta da cápsula da articulação metacarpofalângica, para se fixar com esta cápsula sobre a base de F1: na vista dorsal (Fig. 80), um segmento do tendão submetido à ressecção **4** permite a visualização dessa expansão profunda **1**).

Em contrapartida, **a ação sobre a falange média** — por meio de uma faixa central 2 — e **sobre a falange distal** — por meio das duas faixas laterais 3 — depende do grau de tensão do tendão e, conseqüentemente, **da posição do punho** (Fig. 79) e, também, do **grau de flexão da articulação metacarpofalângica**:

- A ação só é notável quando o punho está flexionado **A**;
- É parcial e incompleta quando o punho está em posição neutra **B**;
- É quase nula quando o punho está em extensão **C**.

A ação do tendão do músculo extensor dos dedos nas duas últimas falanges depende, na verdade, do grau de tensão dos flexores: se os flexores estiverem tensionados devido à extensão do punho ou da articulação metacarpofalângica, o extensor comum não é capaz de sozinho estender as duas últimas falanges; se, em contrapartida, os flexores estiverem relaxados pela flexão do punho ou da articulação metacarpofalângica (ou por terem sido lesados acidentalmente), o músculo extensor dos dedos pode facilmente estender as duas últimas falanges.

Os tendões dos **músculos extensores do indicador e do mínimo** apresentam a mesma fisiologia que os tendões correspondentes do músculo extensor dos dedos com os quais se confundem. Os tendões permitem a extensão isolada dos dedos indicador e mínimo.

Além disso, **ao nível do dedo indicador**, os tendões dos músculos extensores têm, segundo Duchenne de Boulogne, ação de lateralidade (Fig. 82): o tendão do músculo extensor do indicador **A** causando abdução e o tendão do músculo extensor dos dedos **B** causando adução. Esta ação ocorre quando os tendões dos músculos interósseos são inibidos pela flexão das duas últimas falanges e pela extensão da primeira.

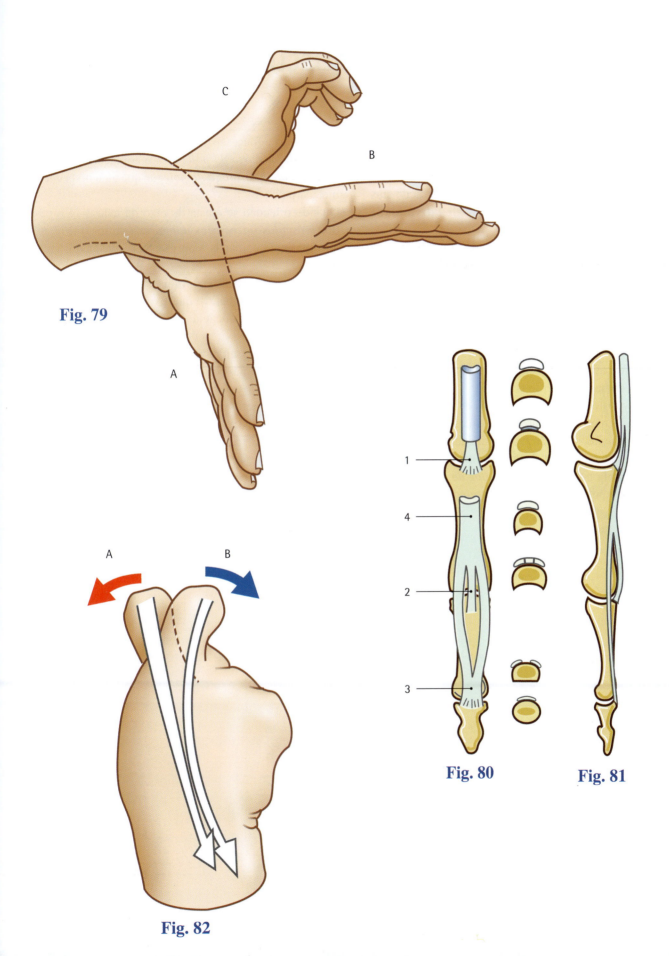

Fig. 79

Fig. 80

Fig. 81

Fig. 82

Músculos interósseos e músculos lumbricais

As **inserções dos músculos interósseos** são resumidas nas Figs. 83, 84 e 85. Essas inserções nos interessam para esclarecer as ações musculares.

Os músculos interósseos possuem **dois tipos de ação nas articulações metacarpofalângicas: ação de lateralidade e flexão-extensão**.

Sua **ação de lateralidade** é decorrente da inserção de uma porção do tendão na parte lateral da base da primeira falange **1**; às vezes, existe um ventre muscular distinto, sobretudo, ao nível do primeiro interósseo dorsal (Winslow).

O sentido do movimento de lateralidade é comandado pela direção do ventre muscular:

- Quando se dirige para o eixo da mão (terceiro dedo) — este é o caso dos *músculos interósseos dorsais*, os músculos dorsais em verde (Fig. 83) — ele comanda a separação dos dedos (setas azuis). É evidente que se o segundo e terceiro músculos interósseos se contraírem simultaneamente, sua ação de lateralidade sobre o dedo médio é anulada. Ao nível do **dedo mínimo**, a separação é realizada pelo *músculo abdutor do dedo mínimo* **5** (Fig. 84), equivalente a um interósseo dorsal. Ao nível do **polegar**, a fraca separação realizada em **F1** pelo *músculo abdutor curto do polegar* **6** é compensada pela do *músculo abdutor longo do polegar* que atua no primeiro metacarpal;

- Quando o tendão se afasta do eixo da mão — é o caso dos *músculos interósseos palmares* (em rosa) (Fig. 84) — o músculo comanda a aproximação dos dedos (setas rosas).

Os **músculos interósseos dorsais** são **mais volumosos, portanto mais potentes** do que os músculos palmares, o que explica a menor eficácia da ação de aproximação dos dedos.

As inserções dos músculos interósseos nos metacarpais são bem detalhadas em um corte na Fig. 85:

- Sobre os dois metacarpais adjacentes para os *músculos interósseos dorsais* (em verde) cujos tendões se dirigem para o dedo médio;

- Em um único metacarpal, afastado do terceiro dedo (que não os possui) para os *músculos interósseos palmares* (em rosa) cujos tendões se afastam do dedo médio.

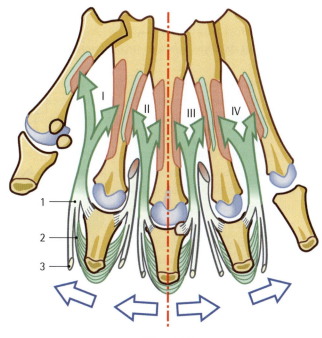

Fig. 83

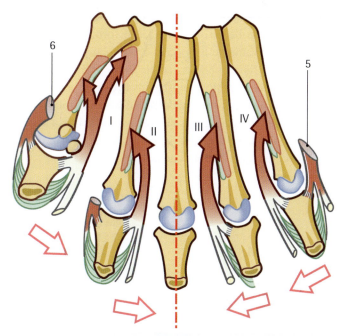

Fig. 84

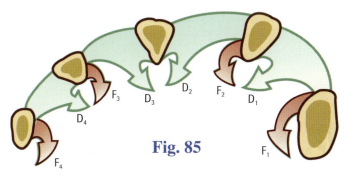

Fig. 85

Os tendões dos músculos interósseos envoltos por **formações fibroaponeuróticas fixadas ao ligamento metacarpal transverso** não podem se deslocar para a frente durante a flexão das articulações metacarpofalângicas, porque são mantidos através do ligamento transverso situado na frente deles. Este não é o caso no primeiro músculo interósseo dorsal que não possui este suporte: quando a porção fibrosa que o mantém é lesionada por processo reumático, seu tendão desliza para a frente e **perde sua ação de abdução, tornando-se flexor**.

Sua ação na flexão-extensão não pode ser compreendida sem a descrição da **estrutura da aponeurose dorsal do dedo** (Figs. 86, 87 e 88):

- Os interósseos formam uma **lâmina fibrosa** que, passando na face dorsal da **F1**, continua em seu homólogo contralateral: é a **capa dorsal dos músculos interósseos 2**. Visualizada em sua porção profunda (Fig. 87), as falanges supostamente retiradas, a aponeurose dorsal forma essa capa após emitir sua inserção **1** em direção à parte lateral da base de **F1**, esse tendão é formado por uma porção relativamente espessa **2** e por uma porção mais fina **2'**, com fibras oblíquas se lançando sobre as **faixas laterais 7** do músculo extensor dos dedos. A porção espessa **2** desliza sobre a face dorsal de **F1** e da articulação metacarpofalângica através de uma **pequena bolsa serosa 9**, logo abaixo da qual se estende o **feixe profundo 4** do músculo extensor dos dedos;

- Uma **terceira expansão** do tendão do músculo interósseo forma uma **fina faixa 3** que se projeta como dois contingentes de fibras sobre as faixas laterais do músculo extensor **8**;
  - algumas fibras oblíquas **10** em direção à faixa mediana formam a **lâmina triangular**, cuja função é extremamente importante, porque ela "reconduz" dorsalmente os feixes do músculo extensor quando a articulação interfalângica proximal está em extensão;
  - a maior parte das fibras se funde com a faixa lateral pouco antes de sua passagem ao nível da articulação interfalângica proximal, para formar uma segunda **faixa lateral 12**, que vai se inserir com seu homólogo contralateral na face dorsal da base de **F3**.

Observe (Fig. 88) que a faixa lateral **12** não passa exatamente sobre a face dorsal da articulação interfalângica proximal, mas um pouco lateralmente, onde se fixa na cápsula por meio de algumas fibras transversais, **a expansão capsular 11**.

Os quatro músculos *lumbricais* (Fig. 89), numerados de lateral para medial, se inserem nas margens dos tendões dos músculos flexores profundos, para os dois primeiros na face radial e os dois últimos na margem dos tendões adjacentes. Na anatomia humana são os únicos músculos que se originam de tendões. Seu tendão **13** se dirige para baixo e retorna para dentro. Inicialmente, o músculo lumbrical é separado do tendão do músculo interósseo (Fig. 88) pelo ligamento metacarpal transverso **14**, dando-lhe uma posição mais palmar. A seguir, se funde (Figs. 87 e 88) mais distalmente à capa dorsal com a terceira expansão do músculo interósseo.

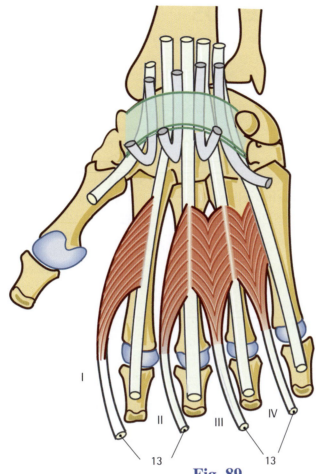

Fig. 89

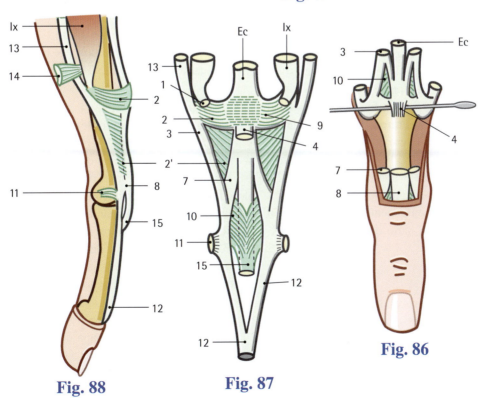

Fig. 88 Fig. 87 Fig. 86

241

A extensão dos dedos

A extensão dos dedos é decorrente da ação combinada dos *músculos extensor dos dedos* (ED), interósseos (Ix), *lumbricais* (Lx) e, de certa forma, do *músculo flexor superficial dos dedos* (FSD), todos esses músculos atuando nas relações variáveis de sinergia-antagonismo de acordo com a posição da articulação metacarpofalângica (MF) e do punho. Se acrescenta a ação puramente passiva do **ligamento retinacular**,* que coordena a extensão das duas últimas falanges.

O músculo extensor dos dedos

Nós já vimos que o ED é verdadeiramente extensor apenas da primeira falange F1 e atua em F2 e em F3 somente se os músculos flexores dos dedos estiverem relaxados pela flexão do punho, flexão da MF ou pela seção dos músculos flexores. Em uma preparação anatômica, a tração no ED determina a extensão completa de F1 e incompleta de F2 e F3. O grau de tensão das diferentes inserções do ED depende estreitamente do grau de flexão das falanges:

- A flexão passiva isolada de F3 (Fig. 90) relaxa em 3 mm a faixa mediana e a expansão profunda; portanto, ED não mais atua diretamente na F1 e na F2;
- A flexão passiva da F2 (Fig. 91) tem duas conseqüências:
- Relaxa em 3 mm as faixas laterais a graças ao deslizamento b das faixas em posição palmar atraídas pela expansão capsular 11 (Fig. 88). Por ocasião da extensão de F2 as faixas retornam à posição dorsal graças à elasticidade da lâmina triangular 10 (Fig. 87);
- Relaxa em 7-8 mm a expansão profunda c, privando o ED de sua ação direta em F1. Entretanto, o ED pode estender indiretamente F1 por intermédio de F2 se esta estiver estabilizada na flexão pelo FSD que também realiza um papel adjuvante ao ED na extensão da MF (Fig. 92): e" e f' se anulam, e' e f" se juntam e se separam na F1 em componente A axial e componente B de extensão, o que dessa forma inclui uma parte da ação do FSD (R. Tubiana e P. Valentin).

Os músculos interósseos

Os músculos interósseos são flexores de F1 e extensores de F2 e F3, mas sua ação nas falanges depende do grau de flexão da MF e do estado de tensão do ED:

- Se a **MF está em extensão** (Fig. 93) através da contração do **ED**, a capa dorsal é levada para cima da MF em direção ao dorso do primeiro metacarpal (Sterling Bunnell);
- As extensões laterais também podem estirar b e levar à extensão da F2 e F3;
- Se a **MF estiver em flexão** (Fig. 94) pelo relaxamento do ED, a e contração do músculo lumbrical (não mostrado), a capa dorsal desliza sobre o dorso de F1 b; seu projeto é de 7 mm (Sterling Bunnell); a contração do Ix c atuando sobre a capa dorsal flexiona de forma potente a MF; mas, por isso, as expansões laterais, retidas pela capa dorsal, relaxam d e perdem sua ação de extensão sobre F2 e F3, tanto mais quanto a MF estiver mais flexionada; em contrapartida, é nesse momento que o ED torna-se eficaz em F2 e F3.
- Portanto, conforme mostrado por Sterling Bunnell, existe **um equilíbrio sinérgico** na ação de extensão do **ED** e dos Ix sobre F2 e F3;
- Na **MF flexionada em 90°**, a ação do **ED** é máxima sobre F2 e F3; a ação dos Lx também é máxima: os Lx voltam a estender as faixas laterais (Fig. 96), com os Ix sendo ineficazes;
- Na **MF em posição intermediária**, a ação do **ED** é complementar à dos Ix;
- Na **MF em extensão**: a ação do **ED** é nula na F2 e F3; em contrapartida, a ação dos Ix é máxima porque voltam a esticar as faixas laterais b (Figs. 93 e 95).

Os músculos lumbricais

Os músculos lumbricais são **flexores de F1** e **extensores de F2 e de F3**. Ao contrário dos Ix, esses músculos determinam as ações independentemente da flexão da MF. Esses músculos são extremamente valiosos para os movimentos dos dedos, devendo sua eficácia a duas disposições anatômicas:

- Sua posição mais palmar, à frente do ligamento metacarpal transverso, forma um **ângulo de aproximadamente 35°** com F1 (Fig. 95): dessa forma, podem flexionar a MF mesmo que ela esteja em hiperextensão. Portanto, são os iniciadores da flexão da F1, os Ix atuando apenas de forma secundária na capa dorsal;
- Sua inserção distal ocorre (Fig. 96) nas expansões laterais abaixo do nível da capa dorsal. Como os músculos lumbricais não estão ligados a ela, podem **voltar a deflagrar o sistema extensor de F2 e F3** independentemente do grau de flexão da MF.

---

*N.R.T.: O ligamento reticular não está listado pela FCAT.

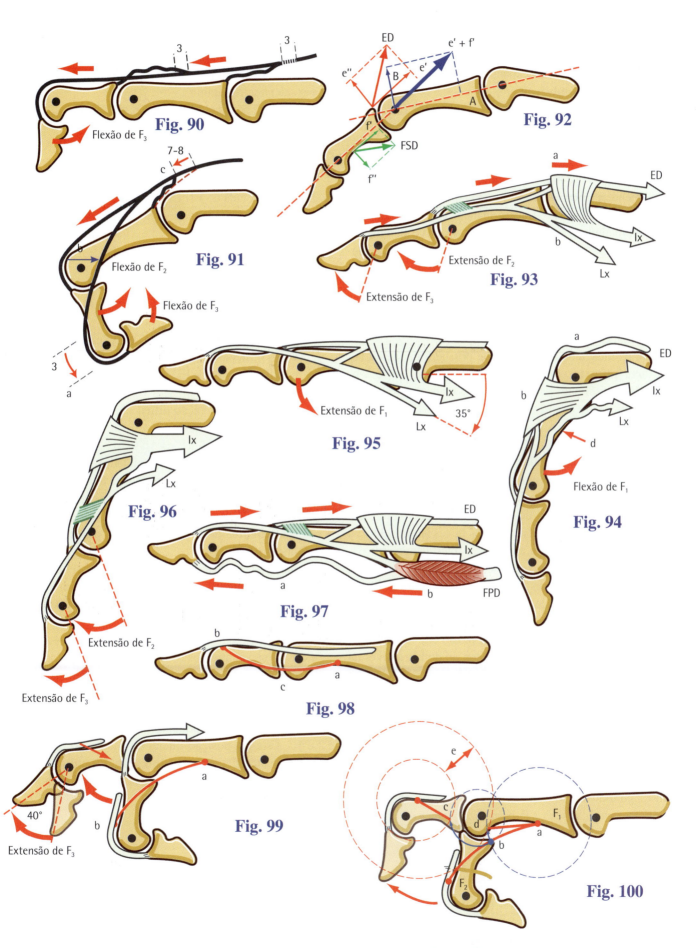

Foi constatado por Eyler e Markee e por Landsmeer que, às vezes, os músculos interósseos possuem duas cabeças: uma para o dorso e uma para a expansão lateral:
- **Os músculos lumbricais** (Fig. 97):
  - Segundo Recklinghausen esses músculos facilitam a extensão de **F2** e de **F3** relaxando a porção distal dos tendões do FPD **a** sobre os quais fazem sua inserção proximal **b**. Graças a este **sistema diagonal ativo**, a contração dos músculos lumbricais desloca funcionalmente a inserção distal do **FPD** da face palmar até a face dorsal de **F3**, transformando-o em um extensor, equivalente a um músculo interósseo; este sistema assemelha-se, na eletrônica, a um transmissor que determina a passagem de corrente em um sentido ou em outro de acordo com o estado de excitação. Esse *efeito transistor* consegue, graças a uma fraca potência, a do músculo lumbrical, derivar uma forte potência, a do FPD, em direção ao sistema extensor.

Enfim, os músculos lumbricais que possuem inúmeros **receptores proprioceptivos** colhem as informações essenciais (P. Rabischong) para coordenar o tônus dos músculos extensores e dos flexores entre os quais estão organizados na diagonal;

- **O ligamento retinacular (LR)** (Fig. 98)

Descrito por Landsmeer em 1949, este ligamento é formado por fibras que se originam da face palmar **a** da **F1** e se inserem **b** nas faixas laterais do **ED** e, por seu intermédio, em **F3**. Mas, na verdade, ao contrário das faixas laterais do **ED**, as fibras do **LR** cruzam a articulação interfalângica proximal **IFP** à frente de seu eixo **c**, isto é, na posição palmar. Em decorrência (Fig. 99), a **extensão da IFP tensiona as fibras do LR** e causa mecanicamente **a extensão da IFD** na porção média de seu trajeto, que dessa forma passa da posição de flexão em 80° para a posição de flexão em 40°, ou seja, **extensão automática de 40°**. Essa tensão do LR através da extensão da IFP é muito fácil de se evidenciar (Fig. 100); se LR for secionado no ponto b, **a extensão passiva de F2 não será mais acompanhada da extensão automática de F3**, ao mesmo tempo que se observam as extremidades secionadas do LR se separar em uma distância **cd** (**d** sendo a posição final de **b**, ponto marcado em LR e girando ao redor de a enquanto c representa a posição final de **b**, ponto marcado em **F2** girando ao redor de **O**).

Em contrapartida, se o LR permanece intacto é possível, através da **flexão passiva da IFD, obter a flexão automática da IFP**.

Em condições **patológicas** a retração do LR:

- Fixa a deformidade do dedo denominada **"em botoeira"** decorrente da ruptura da aponeurose dorsal;
- Causa a **hiperextensão da IFD** na doença de Dupuytren em seu terceiro estágio.

Resumindo, é possível conhecer o resultado das ações musculares na flexão/extensão dos dedos:
- Extensão simultânea de F1 + F2 + F3 (Fig. 101 A):
  - sinergia **ED + Ix + Lx**;
  - ação passiva e automática do ligamento retinacular.
- Extensão isolada de F1: ED:
  + flexão **F2**: **FSD** (coadjuvante de ED) relaxamento dos Ix
  + flexão **F3**: **FPD** relaxamento dos Ix
  + flexão **F2**: **FSD** (Ix)
  + extensão **F3**: **Lx + Ix** (esta última ação é muito difícil).
- Flexão isolada de F1: **Lx** (iniciadores) + **Ix** (antagonismo ED/Ix: relaxamento ED):
  + extensão **F2** e **F3** (Fig. 101 C): Lx (extensores em todas as posições da MF)
  + equilíbrio sinérgico ED + Ix (Fig. 101 B)
  + flexão **F2**: FSD
  + extensão **F3**: Lx (ação difícil porque a flexão da IFP relaxa as faixas laterais)
  + flexão **F2**: FSD
  + flexão **F3**: FPD (sua ação é facilitada pelo "deslizamento" das faixas laterais decorrente da flexão da IFP").

Os **movimentos habituais dos dedos** ilustram os diferentes casos:
- Os **movimentos de escrita** estudados primeiro por Duchenne de Boulogne:
  + quando se desliza o lápis para a frente (Fig. 102), os músculos interósseos flexionam **F1** e estiram **F2** e **F3**;
  + quando se retorna o lápis para trás (Fig. 103), o **ED** estira **F1** e o **FSD** flexiona **F2**;
- Nos movimentos dos **dedos em garra** (Fig. 104), o **FSD** e o **FPD** são contraídos e os interósseos relaxam.

Este movimento é indispensável para o alpinista que se agarra com firmeza a uma parede rochosa vertical.

Nos movimentos dos **dedos em martelo** (Fig. 105), o ED atua para estender F1, enquanto o FSD e o FPD flexionam F2 e F3. Esta é a posição inicial dos dedos do pianista. O dedo bate na tecla através da **contração dos músculos interósseos e dos músculos lumbricais** que flexionam a MF no momento em que o ED relaxa.

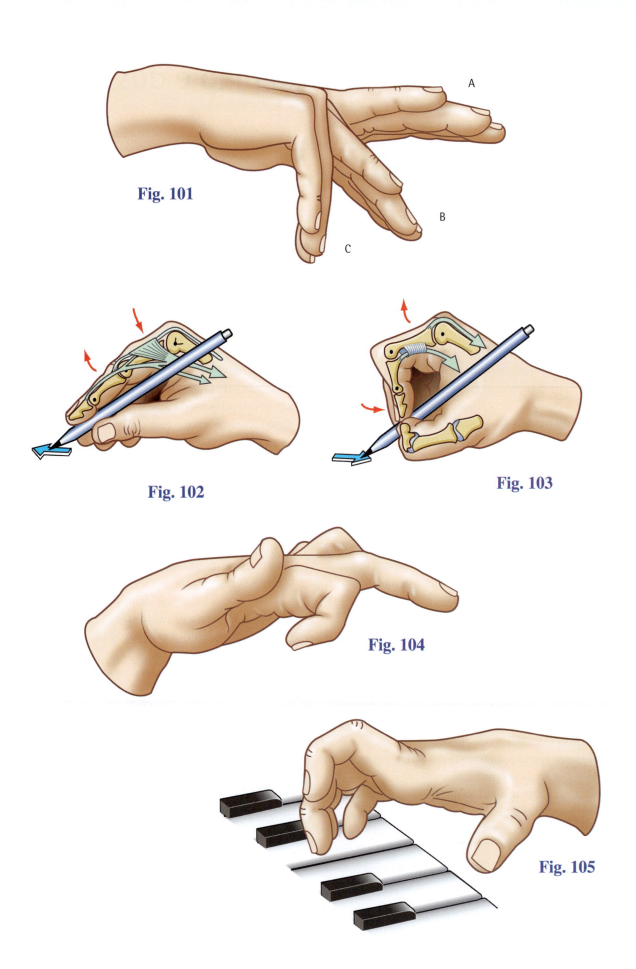

Fig. 101

Fig. 102

Fig. 103

Fig. 104

Fig. 105

As posições patológicas da mão e dos dedos

A seguir estudaremos as múltiplas posições alteradas que podem ser resultado da insuficiência ou ação exagerada de um músculo.

Entre as **deformidades dos dedos** (Fig. 106) é preciso conhecer:

- **A ruptura da aponeurose dorsal a**, ao nível da lâmina triangular, que se estende entre as duas faixas laterais e cuja elasticidade é necessária para aproximar essas faixas na posição dorsal quando a IFP se coloca em extensão. Aqui, a face dorsal da articulação forma uma hérnia no hiato aponeurótico, e as faixas permanecem em luxação nas suas faces laterais, mantidas assim em semiflexão quando a IFD está em hiperextensão. A mesma posição é provocada pela seção do músculo extensor ao nível da IFP; esta é a posição denominada **em botoeira**;
- **A ruptura do tendão do músculo extensor b** logo antes de sua inserção em F3 causa a flexão de F3, reduzível passivamente, mas não ativamente. A flexão é decorrente da tonicidade do FPD não compensada pelo músculo extensor; a deformação é denominada **dedo em martelo**;
- **A ruptura do tendão do músculo extensor dos dedos acima da MF c** é a causa da flexão da articulação metacarpofalângica sob a ação predominante da capa dorsal dos músculos interósseos; esta **posição intrínseca mais** observada quando da predominância dos músculos interósseos sobre o ED;
- **A ruptura ou insuficiência do FSD d** determina a hiperextensão da IFP sob a influência predominante dos músculos interósseos. Esta **posição em inversão** da articulação interfalângica proximal é acompanhada por uma discreta flexão da articulação interfalângica distal decorrente do encurtamento relativo do FPD (por causa da hiperextensão da IFP), daí o nome da deformidade: **pescoço de cisne**;
- **A paralisia ou a seção do tendão do FPD e** causa a perda da flexão ativa da última falange;
- **A insuficiência dos músculos interósseos f** é mostrada pela **hiperextensão da MF** sob a influência da ação do ED e pela **flexão acentuada das duas últimas falanges** sob a ação dos FSD e FPD. Dessa forma, a paralisia dos músculos intrínsecos quebra o arco longitudinal na sua parte central. Essa **posição em garra** (Fig. 108) é observada principalmente quando da **paralisia do nervo ulnar**, que inerva os músculos interósseos; é por isso que a condição também é denominada **garra ulnar**. Esta condição está associada à **atrofia da eminência hipotênar e dos espaços interósseos**.
- **A perda dos músculos extensores do punho e dos dedos**, sendo mais comum durante **paralisia radial**, determina uma postura característica da **"mão caída"** (Fig. 107) com flexão acentuada do punho e flexão das articulações metacarpofalângicas, com as duas últimas falanges permanecendo estendidas sob a ação dos músculos interósseos;
- Na **doença de Dupuytren** (Fig. 109), a **retração das faixas pré-tendíneas da aponeurose palmar média** causa flexão irredutível dos dedos em direção à palma: flexão da articulação metacarpofalângica e interfalângica proximal e extensão da articulação interfalângica distal. Essa deformidade é, amiúde, mais acentuada ao nível dos dois últimos dedos, o dedo indicador e o médio são acometidos mais tarde, o acometimento do polegar é mais raro;
- **A doença de Volkmann** (Fig. 110), decorrente da retração isquêmica (perda do aporte arterial) dos músculos flexores, determina uma postura em garra dos dedos, observada sobretudo na extensão do punho **a** e oculta na flexão **b**, que relaxa os músculos flexores;
- Uma outra postura em garra (Fig. 111) é decorrente do **fleimão da bainha ulnar-carpal**. A garra é mais acentuada em direção aos dedos mais mediais (máxima no quinto dedo). Qualquer tentativa de reduzir essa garra é muito dolorosa;
- Enfim, a postura **"em ventania ulnar"** (Fig. 112; segundo o quadro de Georges de La Tour: "Rixe de mendiants" [Briga de mendigos]) caracteriza-se pelo desvio simultâneo dos quatro últimos dedos em direção à margem medial da mão; observa-se também a projeção anormal das cabeças dos metacarpos. Esse conjunto de deformidades permite estabelecer o diagnóstico (retrospectivo) de poliartrite reumatóide.

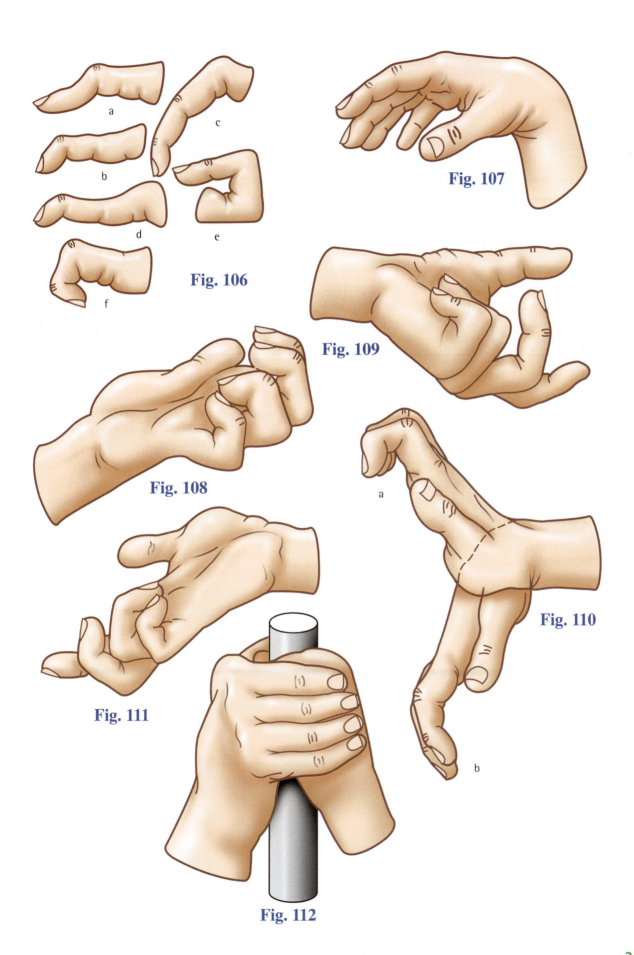

Os músculos da eminência hipotênar

A eminência hipotênar é ocupada por **três músculos** (Fig. 113):

1) O *músculo flexor curto do dedo mínimo* **1**; inserido embaixo sobre a parte medial da base de **F1**, sua direção é oblíqua para cima e para fora em direção de sua inserção carnosa sobre a face anterior do retináculo dos flexores e hâmulo do osso hamato;

2) O *músculo abdutor do dedo mínimo* **2**; abdutor em relação ao plano de simetria do corpo, termina embaixo como um músculo interósseo diretamente sobre a parte medial da base de **F1** (com o flexor curto), através de uma capa dorsal comum com o quarto músculo interósseo palmar e por meio de uma expansão em direção à faixa lateral de ED. Em cima, se insere na face anterior do retináculo dos flexores e no osso pisiforme;

3) O *músculo oponente do dedo mínimo* **3**; se insere embaixo na face medial do quinto metacarpal, contorna sua margem anterior (Fig. 114) para se dirigir (seta branca e rosa) para cima e para fora em direção à margem inferior do retináculo dos flexores e hâmulo do osso hamato, onde se insere.

No plano fisiológico

O *músculo oponente do dedo mínimo* (Fig. 114) flexiona o quinto metacarpal sobre o carpo, ao redor do eixo **XX'**, ao fazê-lo o leva para a frente (seta **1**) e para fora (seta **2**). Essa direção oblíqua é aquela do corpo muscular (seta branca e rosa).

Porém, ao mesmo tempo, imprime ao quinto metacarpal um movimento de rotação ao redor de seu eixo longitudinal (marcado com um X) no sentido da seta **3** na supinação, isto é, a porção anterior do metacarpal se orienta lateralmente, em direção ao polegar. Portanto, o oponente bem merece seu nome, porque **opõe o dedo mínimo ao polegar**.

O *músculo flexor curto do dedo mínimo* **1** e o *músculo abdutor do dedo mínimo* **2** têm, juntos, uma ação quase idêntica (Fig. 115):

- O *músculo flexor curto do dedo mínimo* (seta azul) flexiona a primeira falange sobre o metacarpal e afasta o dedo mínimo do eixo da mão;
- O *músculo abdutor do dedo mínimo* (seta vermelha) tem a mesma ação: portanto, é abdutor em relação ao eixo da mão (terceiro dedo) e pode ser considerado como o equivalente de um músculo interósseo dorsal. Como os músculos interósseos este músculo é flexor da primeira falange, através da ação da capa dorsal, e extensor das duas últimas falanges pela ação de sua expansão lateral.

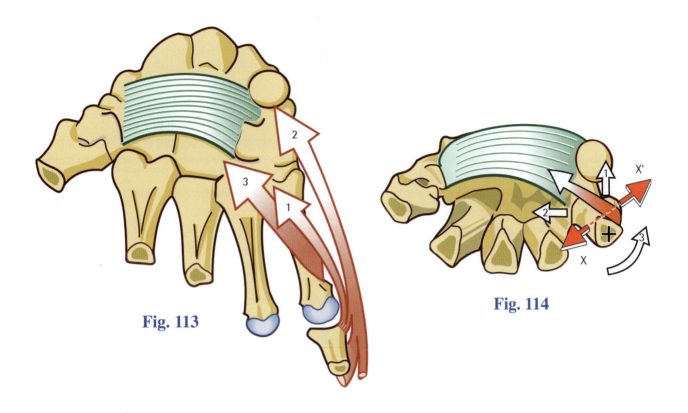

Fig. 113

Fig. 114

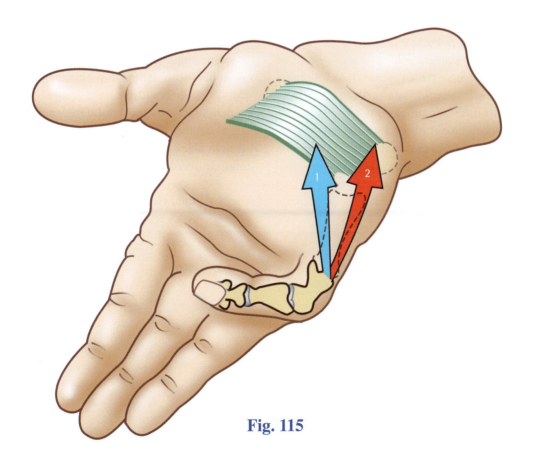

Fig. 115

249

O polegar

O polegar possui uma posição e uma função especiais na mão porque é **indispensável para a formação das pinças polegar-digitais** com cada um dos outros dedos, sobretudo o indicador, e também para a **composição da ação de força com os outros quatro dedos**. O polegar também pode participar de **ações associadas a preensões** referentes à mesma mão. **Sem o polegar a mão perde grande parte de seu potencial**. O polegar deve parte de seu desempenho notável à sua posição adiante da palma dos outros dedos (Fig. 116), permitindo que atue nos **movimentos de oposição**, se encontrando com os outros dedos isoladamente ou em conjunto, ou de se afastar por meio do movimento de **contra-oposição** para relaxar a preensão. Por outro lado, deve grande parte de sua flexibilidade à organização muito especial de sua coluna osteoarticular e de seus músculos. A **coluna osteoarticular do polegar** (Fig. 117) inclui **cinco porções ósseas** que formam o raio lateral da mão:
1) O osso **escafóide E**;
2) O osso **trapézio T**, que os embriologistas descobriram que é um equivalente de um metacarpal;
3) O **primeiro metacarpal M1**;
4) A **primeira falange do polegar F1**;
5) A **segunda falange do polegar F2**.

Ao nível anatômico, o polegar possui apenas **duas falanges**, porém o importante é que sua coluna é articulada com a mão em um **ponto muito mais proximal** do que o dos outros dedos. Portanto, sua coluna é **claramente mais curta** e sua extremidade atinge apenas o meio da primeira falange do dedo indicador. Este é seu comprimento ideal porque:

- **Se o polegar for muito curto**, como após a amputação de uma falange, ele perde seu potencial de oposição devido ao comprimento insuficiente, separação insuficiente e flexão global insuficiente;
- **Se o polegar for muito comprido**, por exemplo em uma malformação congênita que apresente três falanges, a oposição fina ponta-ponta pode ser comprometida devido à flexão insuficiente da articulação interfalângica distal do dedo ao qual se opõe.

Portanto, esta é uma demonstração do **Princípio da Economia Universal** (Princípio de Occam; ver rodapé no final do capítulo), segundo o qual toda função é garantida pelo mínimo de estrutura e de organização: para a função ótima do polegar **são necessárias e suficientes cinco porções**.

As **articulações da coluna do polegar** são em número de **quatro**:
1) A **articulação escafóide-trapézio ET**, articulação plana que, como já vimos, permite que o trapézio realize um discreto deslocamento para a frente com sua face articular inferior, que se apóia sobre o tubérculo do osso escafóide; aqui se insinua um movimento de flexão de pequena amplitude;
2) A **articulação trapézio-metacarpal TM**, que possui dois graus de liberdade;
3) A **articulação metacarpofalângica MF**, possuindo dois graus de liberdade;
4) A **articulação interfalângica IF,** que possui apenas um grau de liberdade.

Ou seja, no total **cinco graus de liberdade** são necessários e suficientes para realizar a oposição do polegar.

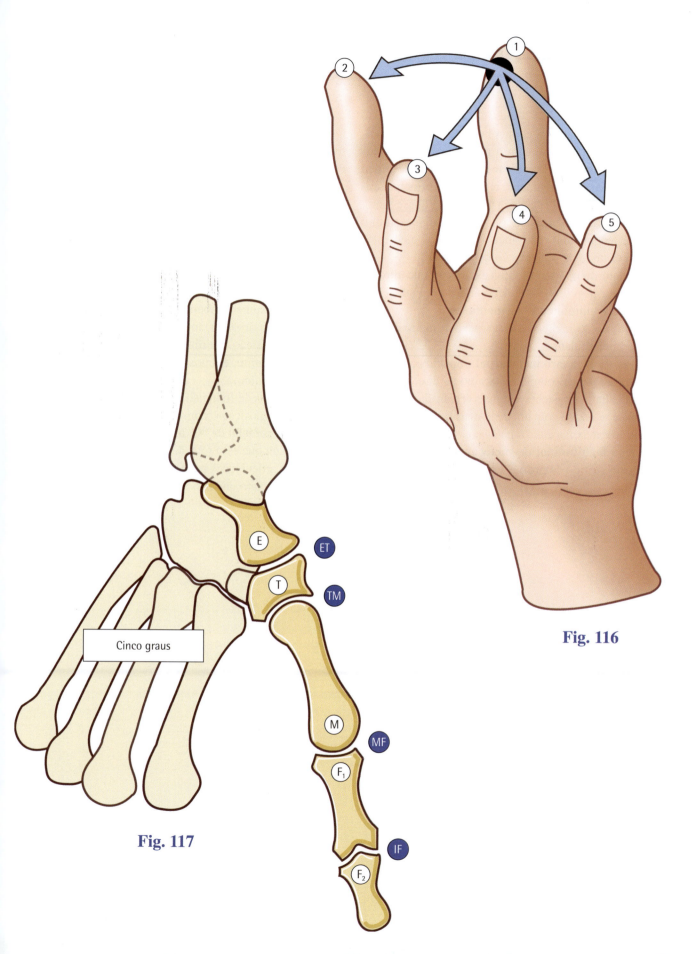

Cinco graus

Fig. 117

Fig. 116

A oposição do polegar

A oposição do polegar é a **capacidade de colocar a polpa do polegar em contato com a polpa de cada um dos quatro outros dedos** para realizar o movimento de **pinça (polegar-dedos)**: este movimento representa a principal utilidade funcional da mão; sua perda torna a mão quase inútil, a ponto de serem realizadas intervenções cirúrgicas com o objetivo de reconstituir essa pinça a partir dos elementos restantes: a cirurgia de **policização de um dedo**.

No movimento de oposição, o polegar vai ao encontro de outro dedo (ver pág. 289), amiúde, o indicador. Esta ação é a **soma de três componentes elementares**:

1) A **antepulsão** do primeiro metacarpal e de modo acessório da primeira falange;
2) A **adução do primeiro metacarpal** e a inclinação lateral da primeira falange sobre o metacarpo na direção de sua margem radial; essas ações são mais acentuadas quando a oposição é realizada com um dedo mais medial. Portanto, a oposição é máxima entre o polegar e o dedo mínimo;
3) A **rotação longitudinal do metacarpal e da primeira falange** no sentido da **pronação**.

Os dois primeiros componentes dependem da ação combinada do músculo *abdutor longo do polegar* e dos músculos do grupo tênar lateral.

A **rotação axial** precisa ser analisada mais detalhadamente. Esta rotação pode ser claramente evidenciada pela **experiência de Sterling Bunnell** (Figs. 118, 119 e 120), que você mesmo pode realizar facilmente: depois de colar as marcações nos três segmentos esqueléticos (um fósforo transversal na unha, um fósforo perpendicular nas falanges e outro no metacarpal), coloca-se a mão em posição de partida (Fig. 118), palma levemente aberta, eminência tênar retraída, polegar em extensão-abdução máxima; a seguir coloca-se o polegar em posição intermediária (Fig. 119) de oposição ao indicador; enfim, em posição de oposição máxima (Fig. 120) ao dedo mínimo.

Quando ficamos de frente ao espelho e olhamos a mão nessas diferentes posições, constatamos que o plano da unha efetuou uma **rotação de 90° a 120°**.

Isto quer dizer que essa rotação axial foi totalmente realizada nas duas articulações trapézio-metacarpais e metacarpofalângicas? É claro que não.

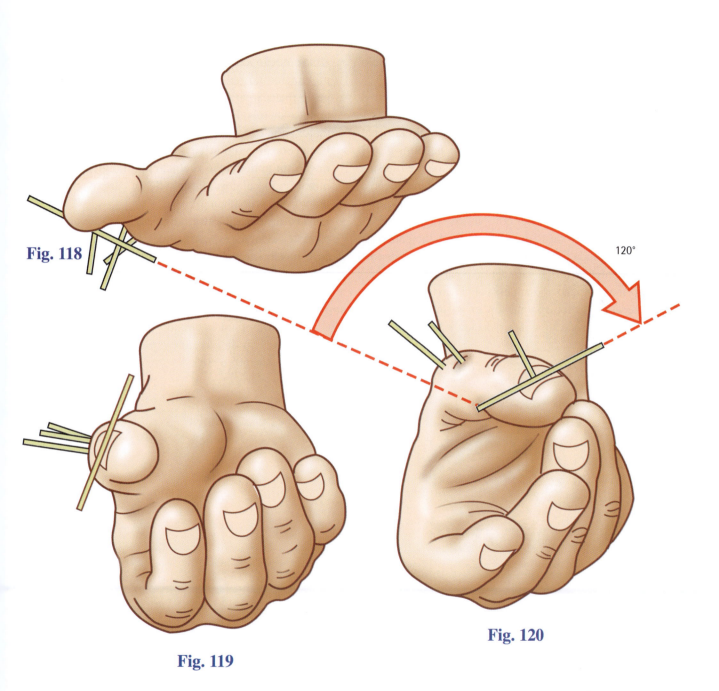

Fig. 118

Fig. 119

Fig. 120

120°

253

Na verdade, consideremos (Fig. 121) um modelo de polegar (experiência pessoal realizada com modelo de papel): a faixa de papelão que representa o polegar está articulada com a palma por meio de um eixo O (abdução-adução) e dobrada nas três linhas perpendiculares ao eixo longitudinal da faixa representando as três articulações distais do polegar.

Ao realizar sucessivamente dois movimentos nesse modelo do polegar:

1) **Abdução de 120°** ao redor de O;
2) **Flexão de 180°** ao redor das três pregas;

realizamos uma oposição: a seta 3 se dirige diretamente para o quarto e quinto dedos, sem realizar nenhum movimento de torção axial na faixa — a rotação axial é o resultado geométrico dos movimentos combinados de abdução e de flexão. Entretanto, na verdade, a abdução não pode, por motivos articulares, ultrapassar 60°. Nessas condições (Fig. 122), o resultado da rotação axial não é mais suficiente para direcionar a segunda falange (seta 3) para os últimos dedos; a segunda falange se dirige para dentro e para cima.

Para realizar a oposição apesar dessa abdução limitada (Fig. 123), é necessário efetuar uma torção no modelo, isto é, uma determinada rotação axial associada à flexão de diferentes segmentos.

Nesse modelo, um método simples consiste em tornar oblíquos os eixos de flexão (linha tracejada), de modo que a flexão esteja obrigatoriamente associada à rotação axial.

Na verdade, essa rotação axial não ocorre devido à inclinação dos eixos de flexão, mas graças à **associação de muitos fatores**:

- Uma **rotação axial automática** devido à composição do movimento ao redor dos dois eixos da articulação trapézio-metacarpal (ver adiante) sob a ação dos músculos tênares laterais. Essa rotação ativa e automática atua, na maior parte das vezes, no mecanismo de oposição;
- Uma **rotação axial ativa**, devido ao movimento de **pronação na articulação metacarpofalângica**, graças aos motores musculares: músculo flexor curto e músculo abdutor curto (ver adiante);
- Uma **rotação axial automática** em pronação na articulação interfalângica (ver adiante).

A **ação mecânica**, na articulação trapézio-metacarpal e na metacarpofalângica decorrente da frouxidão ligamentar sob a ação dos músculos tênares laterais, representa um **fator suplementar, porém não essencial**. Empiricamente podemos avaliar a amplitude girando passivamente a segunda falange do polegar direito entre o polegar e o indicador esquerdos: ela é de 60° a 80°.

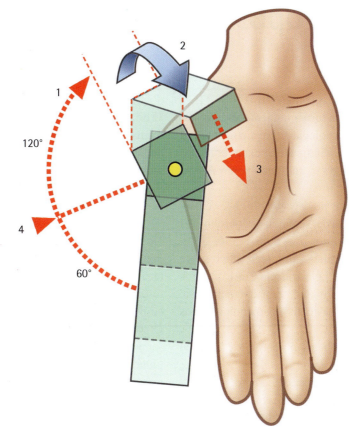

Fig. 121

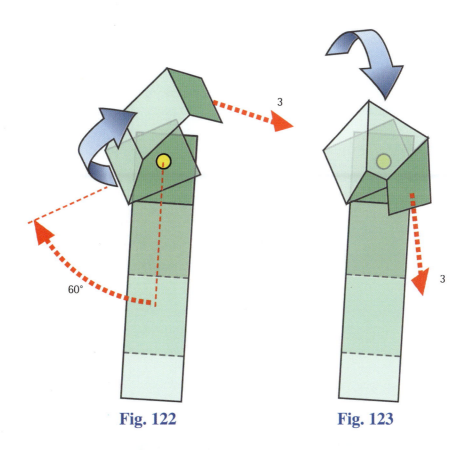

Fig. 122 **Fig. 123**

255

Geometria da oposição do polegar

Do ponto de vista estritamente **geométrico** (Fig. 124), a oposição do polegar consiste em tornar tangente, em um determinado ponto **A'**, a polpa do polegar sobre a polpa de um dos outros dedos, por exemplo, o indicador, em um ponto **A**: isto é, fazer coincidir no espaço em um único ponto **A + A'** os planos pulpares tangentes **A** e **A'**.

Para fazer coincidir dois pontos no espaço (Fig. 125) é preciso utilizar três graus de liberdade, segundo as coordenadas **X**, **Y** e **Z**. A seguir, são necessários dois outros graus de liberdade para fazer coincidir os planos pulpares, plano sobre plano e direção sobre direção, pela rotação em torno dos eixos **t** e **u** (como as polpas não podem virar dorso a dorso, é inútil um terceiro grau ao redor do eixo perpendicular aos dois precedentes).

No total, a coincidência dos planos pulpares exige **cinco graus de liberdade**:

- Três para a coincidência dos pontos de contato;
- Dois para a coincidência, mais ou menos forçada, dos planos pulpares.

Como podemos demonstrar de forma simples que cada eixo de uma articulação forma um grau de liberdade que se soma aos demais para chegar a um resultado final, concluímos que **são necessários e suficientes cinco graus de liberdade da coluna do polegar** para realizar a oposição.

Se consideramos somente dentro do plano (Fig. 127) o movimento dos três segmentos móveis M_1, F_1 e F_2 da coluna do polegar ao redor dos três eixos de flexão **YY'** para a **TM**, f_1 para a **MF** e f_2 para **IF**, constatamos que são necessários dois graus para colocar a extremidade de F_2 em um ponto **H** do plano: se f_1 ou f_2 forem bloqueadas, existe apenas uma forma nos dois casos de se atingir o ponto **H**. Mas a introdução de um terceiro grau permite chegar no ponto H sob incidências variadas: duas orientações pulpares **O** e **O'** são representadas aqui sob dois ângulos α e β, e observamos que esse mecanismo exige três graus de liberdade no plano.

No espaço (Fig. 127), a soma de um quarto grau de liberdade, ao redor do segundo eixo Y_2Y_2' da **TM**, permite a orientação suplementar da polpa que se dirige para uma direção diferente, permitindo uma verdadeira escolha da oposição com um determinado dedo desde o indicador até o mínimo. Um quinto grau de liberdade (Fig. 128) fornecido por um segundo eixo da **MF** melhora ainda mais a coincidência dos planos pulpares, permitindo a rotação limitada de um plano sobre o outro ao redor do ponto de tangência. Na verdade, podemos constatar que o eixo de flexão f_1 da **MF** só é realmente transversal na flexão direta; na maior parte das vezes o eixo é oblíquo em um sentido ou no outro:

- Oblíquo em f_2: a flexão está associada à inclinação ulnar e à supinação;
- Oblíquo em f_3, a flexão está associada à inclinação radial e à pronação.

Resumindo, graças aos cinco graus de liberdade disponíveis no sistema mecânico da coluna do polegar, existem **várias formas de opor a polpa do polegar à de um outro dedo**.

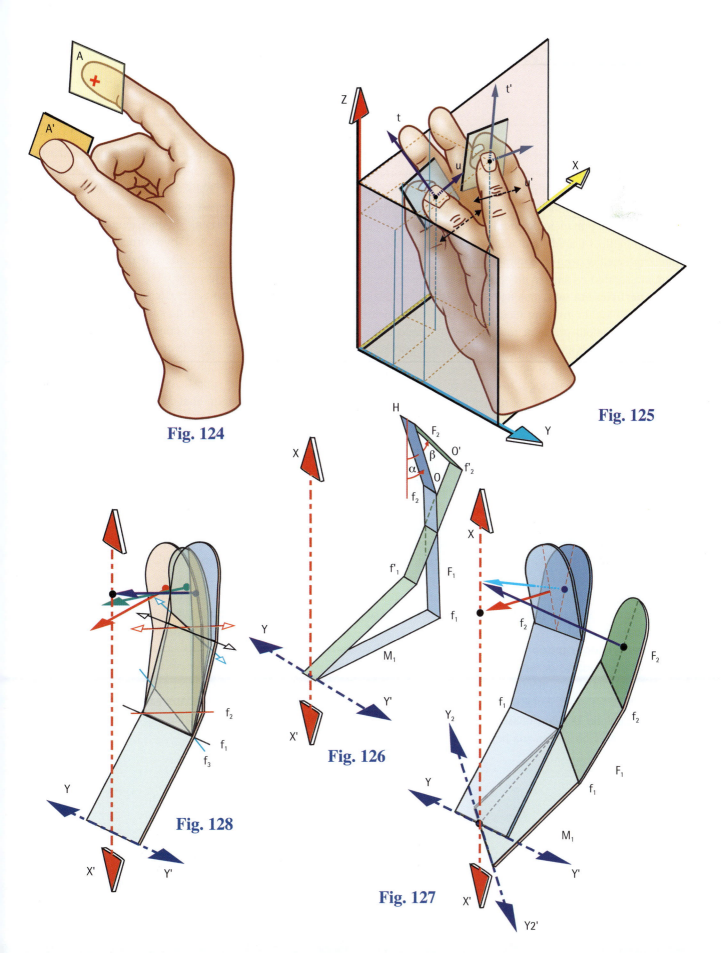

Fig. 124

Fig. 125

Fig. 126

Fig. 128

Fig. 127

257

A articulação trapézio-metacarpal

Topografia das superfícies

A articulação trapézio-metacarpal TM situada na base da coluna móvel do polegar desempenha um papel importante porque **garante sua orientação** e tem **papel preponderante no mecanismo de oposição**. Os anatomistas a denominaram **articulação por meio de encaixe recíproco**, o que não quer dizer muito, ou ainda **articulação selar** (Fig. 129), que é um termo melhor porque lembra sua forma de sela, côncava em um sentido e convexa no outro. Na verdade, existem **duas superfícies em sela**, uma na porção distal do trapézio e a outra na base do primeiro metacarpal. Essas superfícies só se correspondem graças à rotação de 90° que causa a coincidência da curvatura convexa de uma com a curvatura côncava da outra e vice-versa.

Existe um estudo topográfico, muito preciso por meio de cortes seriados e reconstituição, realizado pelo autor italiano A. Caroli, que mostra (Fig. 130) que efetivamente essas duas superfícies, a do trapézio **a** e a do metacarpal **b**, possuem uma dupla superfície invertida, que se assemelha à forma de uma sela de montar, porém os raios das curvaturas apresentam variações locais, de modo que quando se superpõem (**c**) a coincidência não é absoluta.

A topografia exata das superfícies desta articulação foi alvo de vários estudos e debates. Em 1974, o autor escocês K. Kuczynski realizou a primeira descrição precisa desta. Com a articulação TM aberta (Fig. 131) e a base do primeiro metacarpal basculado para fora, as superfícies articulares do trapézio **Tr** e do primeiro metacarpal **M1** apresentam as seguintes particularidades:

- **A superfície do trapézio T** apresenta uma crista mediana **CD** ligeiramente encurvada seguida de uma concavidade orientada para dentro e para a frente. A porção dorsal **C** dessa crista é claramente mais convexa do que sua face palmar **D**, que é quase reta. Essa crista apresenta uma depressão **AB** na sua porção média, que a cruza transversalmente e se estende da margem dorsal lateral **A** até a margem palmar medial **B**, onde é claramente mais escavada. É importante observar que este sulco é curvo, apresentando uma convexidade ântero-lateral. A porção póstero-lateral **E** é quase plana;
- **A superfície metacarpal M1** apresenta configuração inversa, com uma crista **A'B'** que corresponde à depressão **AB** da superfície do trapézio e à depressão **C'D'**, que se encaixa na crista do trapézio **CD**.

O metacarpal ultrapassa a superfície do trapézio (Fig. 132) nas duas extremidades **a** e **b** do sulco. Além disso, em um corte (Fig. 133) parece que a concordância das superfícies não é absoluta, com os raios da curvatura sendo ligeiramente diferentes. Entretanto, colocadas firmemente uma contra a outra, o encaixe das superfícies não permite nenhuma rotação sobre o eixo longitudinal do primeiro metacarpo, sempre segundo K. Kuczynski.

Devido à curvatura da sela sobre seu eixo longitudinal, K. Kuczynski a compara a uma sela (mole!) colocada sobre o dorso de um cavalo com escoliose (Fig. 134). Essa condição também se assemelha a um **vale entre duas montanhas** (Fig. 135), passando por uma via curva: a direção (seta azul) do caminhão que sobe forma um ângulo **R** com aquela (seta rosa) do mesmo caminhão que desce o outro lado da crista. Segundo K. Kucynski, esse ângulo que atinge 90° entre os pontos **A** e **B** do sulco do trapézio explicaria a rotação do primeiro metacarpal sobre seu eixo longitudinal durante a oposição. Entretanto, para que isso fosse verdadeiro, seria preciso que a base de M1 percorresse (como um caminhão no vale) todo o sulco do trapézio, o que exigiria uma luxação completa da articulação em um sentido e/ou no outro, quando o movimento é apenas parcial; portanto, o essencial dessa rotação longitudinal ocorre **graças a um outro mecanismo** que explicaremos adiante.

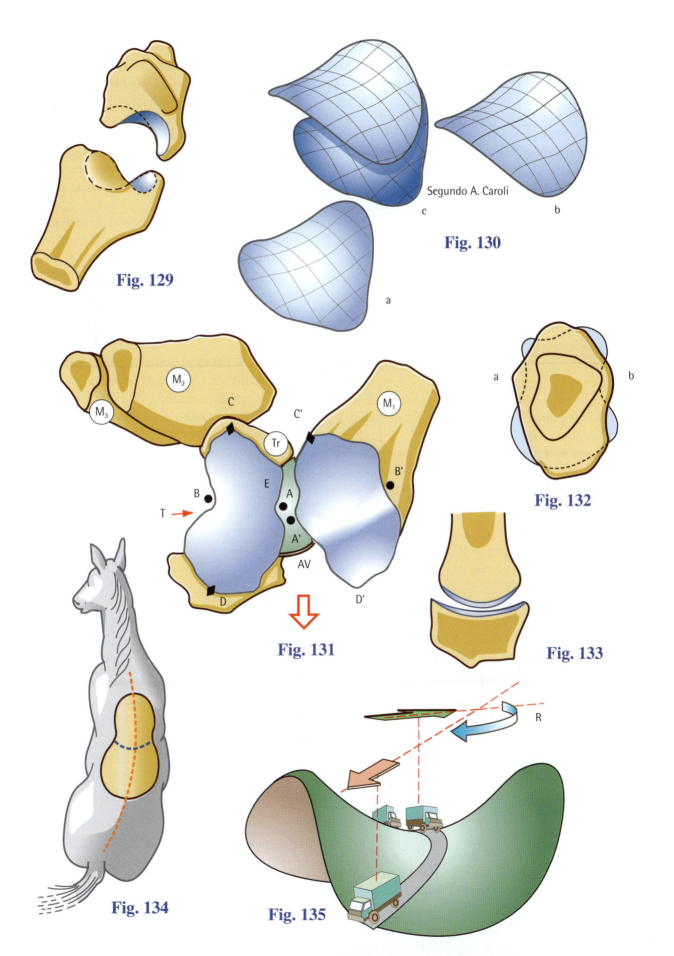

Fig. 129

Fig. 130

Fig. 131

Fig. 132

Fig. 133

Fig. 134

Fig. 135

Coaptação

A cápsula da articulação trapézio-metacarpal **TM** é considerada frouxa, permitindo uma importante ação mecânica, origem, de acordo com os autores clássicos e mesmo alguns modernos, da rotação do primeiro metacarpal sobre seu eixo longitudinal que, conforme veremos adiante, é falso.

Na verdade, a frouxidão capsular na prática tem apenas o efeito de permitir a excursão da superfície metacarpal sobre o trapézio, mas essa articulação **trabalha sob compressão**, mais ou menos como um eixo (Fig. 136), permitindo a orientação do primeiro metacarpal em todas as direções do espaço, como um pilão cuja orientação pode ser alterada modificando-se a tensão dos cabos que, nesse caso, correspondem aos músculos tenares. Portanto, esses cabos garantem a coaptação articular em todas as direções.

Os ligamentos da articulação trapézio-metacarpal conduzem o movimento e garantem, de acordo com seu grau de tensão, a coaptação em cada posição. Sua descrição e seu papel foram estabelecidos em 1970 por J.-Y. de la Caffinière. Independentemente das muitas outras descrições, esta continua a ser útil, pelo menos no que diz respeito a sua coerência e simplicidade. Foram diferenciados quatro ligamentos (Fig. 137: vista anterior e Fig. 138: vista posterior):

1) O **ligamento intermetacarpal 4 LIM**: feixe fibroso, espesso, curto, que se estende entre as bases do primeiro e segundo metacarpais, na parte mais alta da primeira comissura;

2) O **ligamento oblíquo póstero-medial 3 LOPM**: descrito pelos especialistas como feixe largo, porém pouco espesso, envolvendo a articulação por trás, para se enrolar medialmente na base do primeiro metacarpal, dirigindo-se para a frente;

3) O **ligamento oblíquo ântero-medial* 2 LOAM**: se estende da porção distal da crista do trapézio até a zona justacomissural da base do primeiro metacarpal, cruza a face anterior da articulação se enrolando no sentido inverso do precedente;

4) O **ligamento reto ântero-lateral 1 LRAL**: estendido diretamente entre o trapézio e a base do primeiro metacarpal na face anterior externa da articulação: seu limite interno claro e nítido limita um hiato capsular através do qual passa uma bolsa serosa em direção ao tendão do *músculo abdutor longo do polegar* **ALP**.

Segundo esse autor, podemos **associar esses ligamentos dois a dois**:

- O **LIM** e o **LRAL**; o primeiro limita a abertura da primeira comissura no plano da palma, enquanto o segundo controla seu fechamento;
- O **LOPM** e o **LOAM**; esses ligamentos são exigidos essencialmente durante a rotação do primeiro metacarpal sobre seu eixo longitudinal, com o **LOPM** limitando sua pronação e o **LOAM** sua supinação.

---

*N.R.T.: Os ligamentos oblíquo ântero-medial e reto ântero-lateral são englobados pela FCAT nos ligamentos carpometacarpais ventrais, e o oblíquo póstero-medial entre os carpometacarpais dorsais.

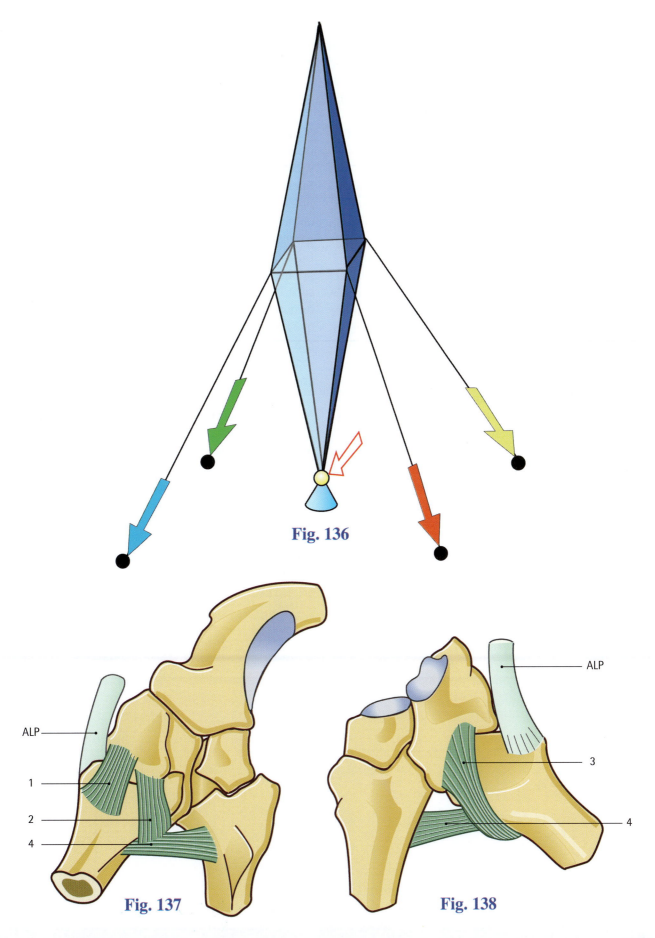

Fig. 136

Fig. 137

Fig. 138

261

Papel dos ligamentos

Na verdade, o que parece é que esses fenômenos são um pouco mais complexos, porque é preciso descrever a ação dos ligamentos **em relação aos movimentos de anteposição/retroposição e de flexão/extensão** do primeiro metacarpal, o que faremos mais adiante.

Por ocasião dos movimentos de anteposição e de retroposição observamos:

- Na **vista anterior em anteposição A** (Fig. 139), a tensão do **LOAM** e o relaxamento do **LRAL**, enquanto posteriormente (Fig. 140) a anteposição **A** tensiona o **LOPM**;
- Na **vista anterior em retroposição R** (Fig. 141), tensão do **LRAL** e relaxamento do **LOAM**, enquanto posteriormente (Fig. 142) a retroposição **R** relaxa o **LOPM**;
- A **vista anterior do LIM** (Fig. 143) revela que este está tensionado tanto na anteposição **A**, onde puxa a base do **M1** em direção ao **M2**, quanto em retroposição **R**, onde mantém a base de **M1** já em subluxação sobre o trapézio. É apenas na posição mediana, bissetriz do ângulo formado pelas duas posições extremas dos ligamentos, que este fica relaxado.

Durante os movimentos seguintes observamos:

- Na **extensão E** (Fig. 144), os ligamentos anteriores **LRAL** e **LOAM** se estiram e o **LOPM** se relaxa;
- Na **flexão F** (Fig. 145) ocorre o inverso: relaxamentos de **LRAL** e de **LOAM** e tensão do **LOPM.**

O **LOPM** e o **LOAM**, que estão envolvendo em sentido inverso a base do M1 (Fig. 146: vista axial de M1 sobre o trapézio e M2 M3), controlam a estabilidade da rotação do M1 sobre seu eixo longitudinal.

- O **LOAM** se estende durante a pronação **P**; conseqüentemente, sua retração isolada causaria supinação.
- O **LOPM** é exigido durante a supinação **S**; portanto, pode-se dizer que sua tensão isolada causaria pronação do primeiro metacarpo.

Na oposição, que associa a anteposição e a flexão, todos os ligamentos (**LIM, LOAM, LOPM**) estão tensionados, exceto **LRAL**, o que é normal, porque este ligamento é paralelo aos músculos contraídos (*músculo abdutor curto do polegar, músculo oponente do polegar, músculo flexor curto do polegar*). É verificado que o mais estirado é o **LOPM**, garantindo a estabilidade posterior da articulação. Portanto, a oposição corresponde à ***posição fechada***, conforme já observado por Mac Conaill: esta é a posição na qual as superfícies articulares estão mais fortemente próximas uma da outra, o que, junto com o fato de os dois ligamentos oblíquos estarem estirados simultaneamente, exclui toda rotação sobre o eixo longitudinal do primeiro metacarpal, conseqüentemente, todo trabalho mecânico entre as superfícies articulares.

Na posição intermediária, que definiremos mais adiante, todos os ligamentos estão relaxados e, conseqüentemente, o trabalho mecânico é máximo, o que não proporciona nenhuma vantagem para a rotação longitudinal do **M**. É nesta posição que podemos evidenciar passivamente o trabalho mecânico da articulação trapézio-metacarpal que, portanto, não intervém na oposição.

Na contra-oposição, a tensão quase isolada do **LOAM** é capaz de causar determinado grau de supinação do **M1** sobre seu eixo longitudinal.

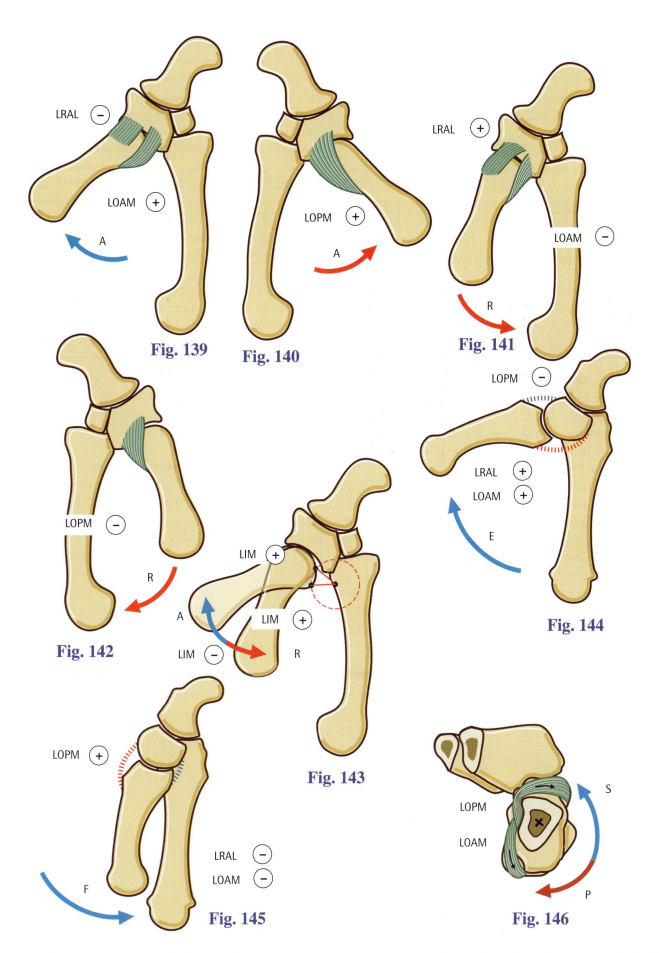

Geometria das superfícies

Se não é possível explicar de forma satisfatória a rotação do primeiro metacarpal sobre seu eixo longitudinal por meio do trabalho mecânico nem pela ação dos ligamentos, resta entendê-la graças às propriedades das superfícies articulares. É importante observar que este modo de explicação é bem aceito no caso do quadril.

As superfícies selares (em forma de sela) possuem, como dizem os matemáticos, uma **curvatura negativa**, quer dizer que, sendo convexas em um sentido e côncavas no outro, elas podem se fechar sobre si mesmas, como a esfera, exemplo perfeito de curvatura positiva. Nós conhecemos as **propriedades não-euclidianas** dessas superfícies desde **Gauss** e **Riemann**.

As superfícies selares assemelham-se a:

- Um **segmento da hipérbole de rotação** (Fig. 147) segundo Bausenhart e Littler: a superfície (verde-escuro) é gerada pela rotação de uma hipérbole **HH** ao redor de um eixo, se apoiando sobre dois círculos **C**, ou, ainda;
- Um **segmento da hipérbole parabólica** (Fig. 148): a superfície (rosa) é criada por uma hipérbole **HH** que se apóia sobre duas parábolas **P**, ou, ainda;
- Um **segmento da hipérbole hiperbólica** (Fig. 149): a superfície (azul) cria uma hipérbole **HH** que se apóia em duas outras hipérboles **H'**;
- Um **segmento axial de superfície circular** (Fig. 150) nos parece uma comparação mais interessante: na porção central de uma câmara de ar, que representa bem um **círculo**, existe uma **curvatura côncava** cujo centro é o eixo **XX'** e uma **curvatura convexa** cujo centro é o eixo do "pneu". Na verdade, existe uma série de eixos **p, q, s**..., onde o **q** corresponde ao centro da sela. Essa superfície selar ou **superfície circular negativa**, desenhada sobre a parte axial do círculo possui, portanto, **dois eixos principais ortogonais** e, conseqüentemente, **dois graus de liberdade** de acordo com as duas curvaturas.

Se levarmos em consideração a descrição de K. Kuczynski com a curvatura lateral da crista da sela — "o cavalo com escoliose" (Fig. 134) — este segmento axial de superfície circular deve ser delimitado assimetricamente (Fig. 151) sobre o círculo como se a sela se **deformasse deslizando lateralmente** no dorso de um cavalo normal. O grande eixo longitudinal, a crista da sela **nm**, está curvado lateralmente de forma que os raios **u, v,** e **w** passam através de cada ponto da crista convergindo em um ponto **O'** localizado sobre o eixo **XX'** do círculo por fora de seu plano de simetria, portanto, distinto do centro O do círculo. Essa superfície selar continua a ser **uma superfície circular negativa** com dois eixos principais ortogonais e dois graus de liberdade, **porém é assimétrica**.

Nestas condições é perfeitamente lógico e correto **construir modelos da articulação trapézio-metacarpal**, da mesma forma que os especialistas em biomecânica modelam o quadril sob a forma de uma articulação esferóide, embora saibamos que a cabeça do fêmur não é uma esfera perfeita.

O **modelo mecânico de uma articulação com dois eixos** é a **articulação universal (cardã)*** (Fig. 152): dois eixos **XX'** e **YY'** perpendiculares e concorrentes permitindo os movimentos nos dois planos perpendiculares AB e CD, respectivamente.

Da mesma forma, **duas superfícies selares a e b colocadas uma sobre a outra** (Fig. 153) permitem, uma em relação à outra (Fig. 154), os movimentos **AB** e **CD** nos dois planos perpendiculares.

Mas o estudo da mecânica da articulação universal revela que as articulações com dois eixos possuem uma outra possibilidade, **a rotação automática do segmento móvel sobre seu eixo longitudinal**, neste caso o primeiro metacarpal, que veremos a seguir.

---

*Do nome de **Gerolamo Cardano** (1501-1576), seu inventor.

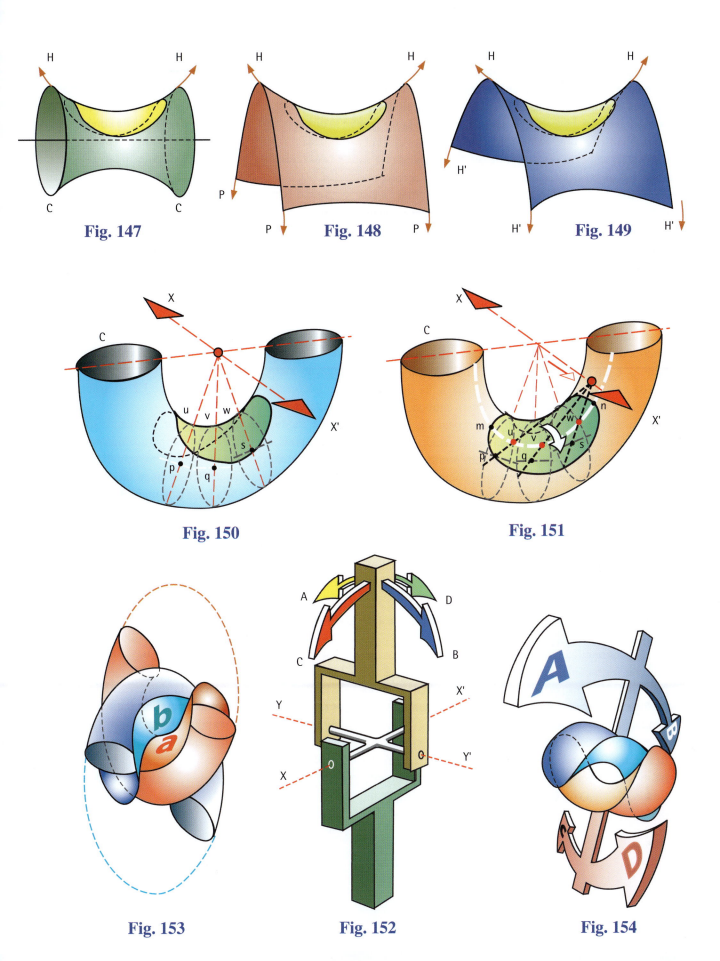

A rotação sobre o eixo longitudinal

Para compreender as explicações desta página recomenda-se a construção por recorte e colagem de um **modelo mecânico da coluna do polegar**, incluindo uma **articulação universal** em sua base e três segmentos articulados por **duas dobradiças** (Fig. 155). A articulação universal imita a articulação trapézio-metacarpal e as duas dobradiças, as articulações metacarpofalângica e interfalângica do polegar. Em uma tira de papelão com 1 mm de espessura marcam-se três regiões. O pedaço **T**, em azul, representa o trapézio: esta região inclui uma dobradura, marcada pela linha tracejada, que atua como uma dobradiça. A segunda porção, em amarelo, inclui três dobras paralelas e no mesmo sentido, que separam **M**, o primeiro metacarpal, **F1**, a primeira falange e **F2**, a segunda falange. Para obter dobras precisas, recomenda-se realizar, com o auxílio de uma lâmina bem afiada, uma incisura superficial no verso do papelão, fazendo a dobra no outro lado. O terceiro pedaço, em azul e amarelo, é um círculo de diâmetro igual à largura da tira. Em cada uma das faces, desenha-se uma linha diametral, fazendo com que fiquem perpendiculares entre si. Observe que este modelo parcial está integrado no modelo mecânico completo da mão realizável ao final deste estudo.

As peças são coladas quando estiverem prontas. O pedaço azul é colado em uma face do círculo, coincidindo a dobra com a linha diametral. A peça amarela é colada na outra face do círculo, mas ultrapassando 90°, isto é, coincidindo a dobra com a outra linha diametral: essas duas dobras formam a articulação universal. O modelo está pronto e vai permitir materializar a rotação automática ao redor do eixo longitudinal do segmento móvel, graças às propriedades mecânicas da articulação universal.

Inicialmente, realiza-se **o funcionamento isolado da articulação universal** (Figs. 156, 157, 158, 159):

- As duas dobradiças são acionadas isoladamente e, a seguir, de forma simultânea (Fig. 156); na dobradiça **1**, a peça amarela gira permanecendo em seu plano. Na dobradiça **2**, a peça amarela se move em dois sentidos perpendiculares a seu plano;
- A seguir, constatamos (Fig. 157) que durante o movimento ao redor de seu eixo **1**, a peça amarela se dirige sempre na mesma direção, no curso de sua rotação **a**. Portanto, trata-se de uma **rotação planar**, quer dizer, dentro de um plano;
- Se antes de mover a peça amarela ao redor do eixo **1** (Fig. 158) for realizada uma determinada flexão **a**, quando se provoca o seu giro seguindo **b** ao redor do eixo **1**, constata-se que ela muda de orientação, mas que sempre se dirige para o mesmo ponto **O**, ápice do cone descrito pela peça móvel. Trata-se de uma **rotação cônica**;
- Ao realizar a flexão prévia da peça amarela até 90° (Fig. 159), sua orientação muda grau a grau em relação à rotação **R** ao redor do eixo **1**. Esta é uma **rotação cilíndrica**, que antecipa a rotação longitudinal da coluna do polegar.

Agora conseguimos entender o que ocorre durante a oposição do polegar (Fig. 160). Como é impossível realizar uma flexão de 90° no segundo eixo da articulação trapézio-metacarpal, mostrada pelo eixo **2** da articulação universal, esta **flexão é dividida pelas três dobradiças**: primeira flexão moderada do primeiro metacarpal **M1** na articulação universal; flexão suplementar na primeira falange **F1** na articulação metacarpofalângica (eixo **3**); e, finalmente, flexão complementar da segunda falange **F2** na articulação interfalângica (eixo **4**).

Desse modo, a polpa do polegar, localizada na segunda falange, pode sempre se orientar para o mesmo ponto **O** ao realizar uma rotação cilíndrica sobre seu eixo longitudinal. Resumindo, esta rotação longitudinal da coluna do polegar é **determinada na sua base por meio da articulação universal** da articulação trapézio-metacarpal, graças ao fenômeno de rotação automática própria desse tipo de articulação, que Mac Conaill denomina **rotação conjunta**. Essa rotação pode ser calculada por meio de uma equação trigonométrica simples que leva em conta as duas rotações (essa equação não será mencionada aqui).

Está claro que entre a rotação conjunta automática nula da rotação plana e máxima da rotação cilíndrica todos os valores intermediários são possíveis nas articulações de dois eixos, do tipo universal.

É graças à ação coordenada das três articulações, trapézio-metacarpal, metacarpofalângica e interfalângica, que ocorre a rotação do polegar sobre seu eixo longitudinal, mas é a articulação trapézio-metacarpal, **a rainha**, que comanda o movimento.

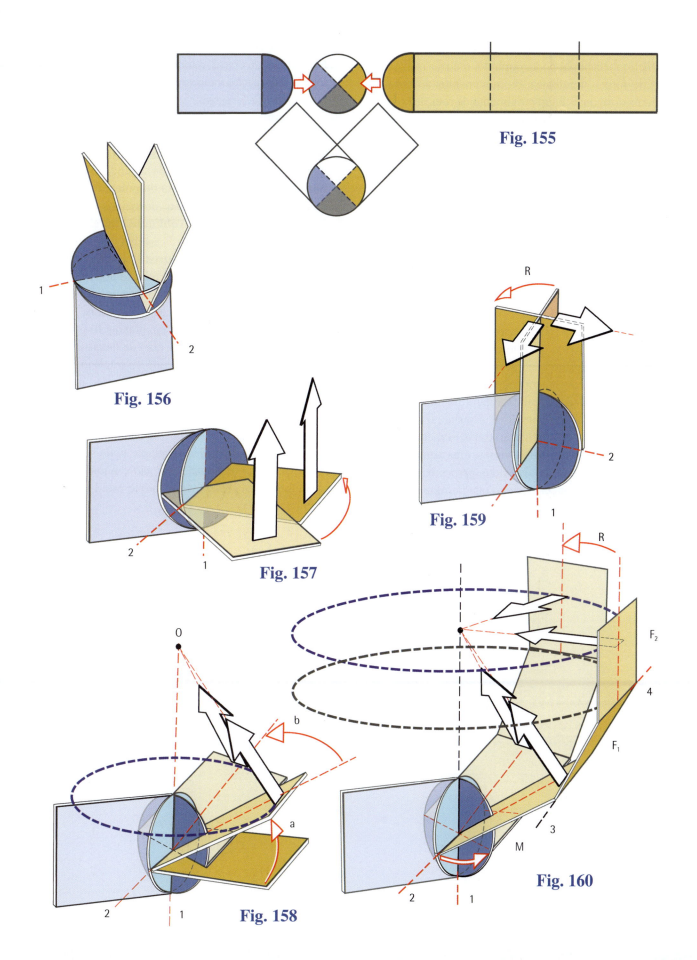

Os movimentos do primeiro metacarpal

O primeiro metacarpal pode, portanto, realizar isoladamente, ou de forma simultânea, os movimentos ao redor dos dois eixos ortogonais e um movimento de rotação sobre seu eixo longitudinal, **resultando nos movimentos precedentes**. Ainda falta definir **a posição no espaço dos dois eixos principais da articulação trapézio-metacarpal**, que não estão **incluídos nos três planos de referência** habituais.

Se em uma **preparação anatômica** (Fig. 161) for inserida uma haste metálica ao nível do centro da curvatura média de cada uma das superfícies do trapézio e do metacarpal, veremos:

- Na base do primeiro metacarpal, o eixo 1 correspondendo à curvatura côncava do trapézio;
- No trapézio, o eixo 2 correspondendo à curvatura côncava da sela metacarpal.

É claro que nos seres vivos esses eixos não são imóveis, mas móveis, evolutivos durante o movimento, com a haste representando apenas uma posição média. Entretanto, à primeira vista podemos, para criar um modelo, ou seja, uma representação parcial da realidade para facilitar a compreensão de um fenômeno complexo, considerar esses eixos como os dois eixos da articulação trapézio-metacarpal. Esses eixos formam, conforme já vimos, uma articulação universal, porque são **ortogonais**, isto é, perpendiculares entre si no espaço e não concorrentes, o que permite dizer que a articulação possui as propriedades mecânicas de uma articulação universal.

Podemos observar **duas características importantes**:

- Por um lado, o eixo 2, paralelo aos eixos de flexão-extensão da articulação metacarpofalângica 3 e da articulação interfalângica 4; a seguir veremos as conseqüências dessa configuração;
- Por outro lado, o eixo 1, ortogonal ao eixo 2, bem como ao eixo 3 e, também, ao eixo 4, estando então incluído no plano de flexão da primeira e da segunda falanges, isto é, **no plano de flexão da coluna do polegar**.

Enfim, é importante saber que os dois eixos 1 e 2 da articulação trapézio-metacarpal são **oblíquos em relação aos três planos de referência**: frontal F, sagital S e transversal T. Dessa forma, os **movimentos puros** do primeiro metacarpal ocorrem em planos oblíquos em relação aos três planos de referência clássicos e não podem, portanto, ser designados pelos termos criados pelos antigos anatomistas, pelo menos no que diz respeito à abdução, cujo plano é frontal.

Estudos recentes afirmam que o eixo de flexão-extensão do primeiro metacarpal está localizado no trapézio, que o eixo de abdução-adução está localizado na base do metacarpal e que os mesmos estão pouco separados um do outro. Por outro lado, esses eixos não formam um ângulo reto no espaço e, portanto, não são ortogonais, mas formam um **ângulo em torno de 42°**. Esta articulação sempre pode ser comparada a uma articulação universal, mas não é homocinética; isto é, atua em setores preferenciais, o que está bem de acordo com sua fisiologia.

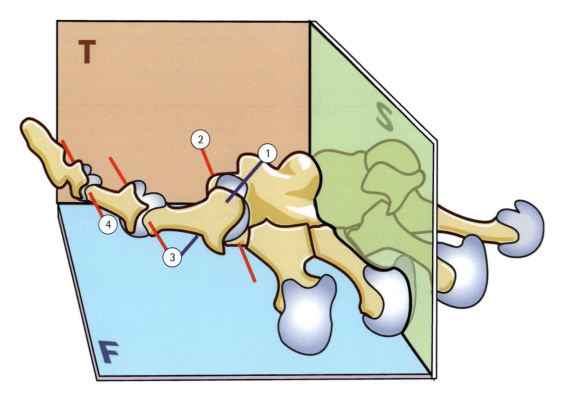

Fig. 161

A **definição dos movimentos puros do primeiro metacarpal** (Fig. 162) no **sistema de referência do trapézio** é estabelecida da seguinte forma:

- **Ao redor do eixo XX'** (o eixo 1 da figura anterior), que denominaremos **principal**, porque é graças a este eixo que o polegar "escolhe" o dedo ao qual vai se opor, ocorre um **movimento de anteposição/retroposição** durante o qual a coluna do polegar se move em um plano AOR perpendicular ao eixo 1 e paralelo ao ângulo da unha do polegar:
    - a **retroposição R** leva o polegar para trás para trazê-lo ao plano da palma, separado aproximadamente 60° do segundo metacarpo;
    - a **anteposição A** leva o polegar para a frente, quase perpendicular ao plano da palma em uma posição que os autores anglófonos denominam abdução (o que não ajuda a esclarecer as dúvidas).
- **Ao redor do eixo YY'** (o eixo 2 da figura anterior), que em relação ao primeiro denominaremos **secundário**, ocorre um movimento de flexão/extensão no plano FOE perpendicular ao eixo 2 e ao plano precedente.
    - a **extensão E** leva o primeiro metacarpal para cima, para trás e para fora e se prolonga através da extensão da primeira e da segunda falanges, quase trazendo a coluna do polegar para o plano da palma;
    - a **flexão F** leva o primeiro metacarpal para baixo, para a frente e para dentro, não ultrapassando nesta direção o plano sagital que passa pelo segundo metacarpal, mas se prolongando por outro lado, através da flexão das falanges que fazem o contato da polpa com a palma na base do dedo mínimo.

A **noção de flexão-extensão do primeiro metacarpal** é dessa forma **perfeitamente justificada** por complementar o movimento homólogo nas duas outras articulações da coluna do polegar.

Com exceção dos movimentos puros de anteposição e de retroposição e de flexão/extensão, todos os outros movimentos do primeiro metacarpal são **movimentos complexos** que associam graus diferentes de movimentos ao redor de dois eixos, sejam sucessivos ou simultâneos e que, conforme já observamos, integram uma rotação automática ou conjunta sobre o eixo longitudinal, a qual desempenha um papel fundamental na oposição do polegar.

Os movimentos de flexão-extensão e de anteposição-retroposição do primeiro metacarpal partem da **posição neutra** ou de repouso muscular do polegar (Fig. 163), definida por C. Hamonet e por P. Valentin, correspondendo à posição de **silêncio eletromiográfico**: nenhum dos músculos do polegar, em estado de relaxamento, evoca potencial de ação. Essa **posição N** pode ser determinada nas radiografias: a projeção no plano frontal **F** de **M1** com **M2** forma um ângulo de **30°**. O mesmo ângulo no plano sagital **S** é de **40°** e no plano transversal **T** (ou axial) é de **40°**.

Esta posição **N** corresponde ao relaxamento dos ligamentos e à congruência máxima das superfícies articulares que, portanto, se sobrepõem quase exatamente.

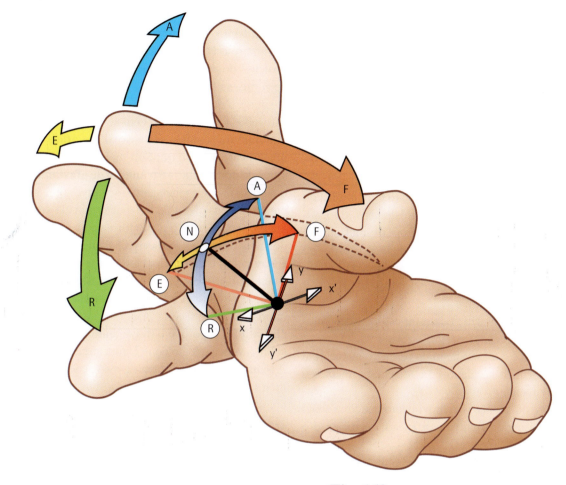

Fig. 162

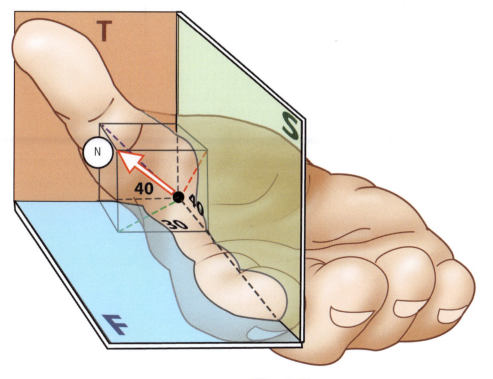

Fig. 163

A avaliação dos movimentos do primeiro metacarpal

Os movimentos verdadeiros do primeiro metacarpal já foram definidos; como avaliá-los na prática? Existem três sistemas propostos, o que não facilita o problema.

O **primeiro sistema de avaliação**, que podemos denominar **clássico** (Fig. 164), no qual o primeiro metacarpal evolui em um triedro de referência retangular formado pelos três planos perpendiculares, transversal **T**, frontal **F** e sagital **S**, com os dois últimos se cortando sobre o eixo longitudinal do segundo metacarpal e a interseção dos três planos se localizando ao nível do centro da articulação trapézio-metacarpal. A posição de referência é determinada quando o primeiro metacarpal **está "colado" ao segundo, no plano da palma**, *grosso modo*, no plano **F**. Duas observações se impõem:
- Esta posição não é natural; e
- O primeiro metacarpal não pode estar estritamente paralelo ao segundo.

A **abdução** (seta 1) é o afastamento do primeiro metacarpal em relação ao segundo no plano **F**; a adução, ou reaproximação, é o movimento inverso.

A **flexão** (seta 2), ou avanço, é o movimento que leva o primeiro metacarpal para a frente, a extensão, ou recuo, é o inverso.

A posição do primeiro metacarpal é definida por dois ângulos (Fig. 165): a abdução **Ab** e seu oposto, a adução **Ad**, definidas pelo ângulo **a**, e a flexão ou avanço **A** e seu oposto, a extensão ou recuo **R**, definidos pelo ângulo **b**.

Esse sistema tem dois inconvenientes:
- As projeções são medidas em planos abstratos e não em ângulos verdadeiros;
- A rotação sobre o eixo longitudinal não é avaliada.

O **segundo sistema de avaliação**, que pode ser denominado **moderno** (Fig. 166), proposto por J. Duparc, J.-Y. de la Caffinière e H. Pineau, não define os movimentos, mas as posições do primeiro metacarpal de acordo com um sistema de coordenadas polares.

A situação do primeiro metacarpal é definida por sua posição sobre um cone, cujo **eixo** se confunde com o eixo longitudinal do segundo metacarpal e o **ápice** está situado ao nível da articulação trapézio-metacarpal. O meio ângulo no ápice do cone (seta 1) é o **ângulo de afastamento**, aplicável quando o primeiro metacarpal se move sobre a superfície do cone. Sua posição no cone é determinada sem dúvida pelo ângulo (seta 2) que o plano forma ao passar através do eixo dos dois primeiros metacarpais com o plano frontal **F**.

Em relação ao triedro de referência (Fig. 167), esse ângulo **b** é denominado pelos autores de **ângulo de rotação espacial**, o que é redundante, porque toda rotação só pode ser feita no espaço. Pareceria mais indicado chamá-lo **ângulo de circundução**, porque o movimento do primeiro metacarpal sobre a superfície do cone é uma circundução.

A vantagem deste sistema de avaliação, em relação ao primeiro, é que é muito fácil medir seus dois ângulos com um compasso.

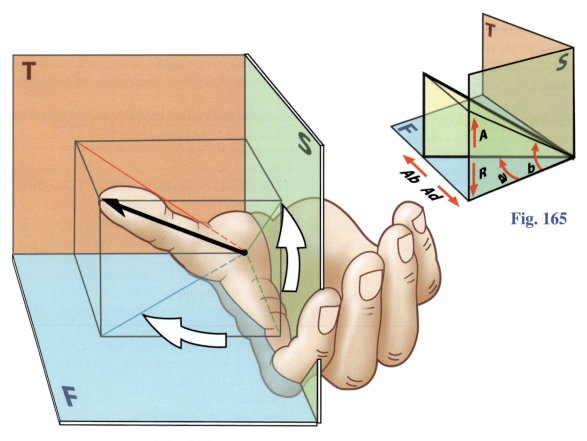

Fig. 164

Fig. 165

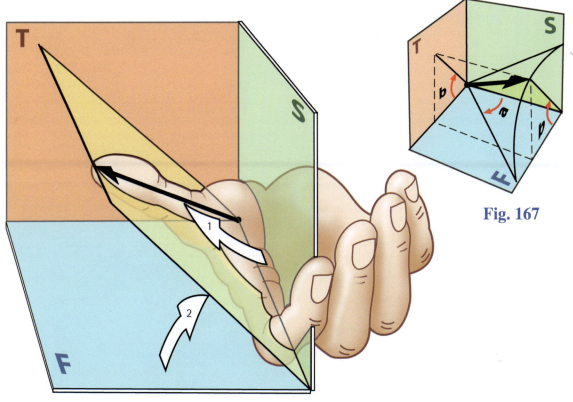

Fig. 166

Fig. 167

273

A radiografia da articulação trapézio-metacarpal e o sistema do trapézio

Esta seção é baseada em **estudos radiográficos** a partir de clichês frontais e de perfil realizados em **incidências específicas** que foram definidas pelo autor em 1980. O princípio consiste em modificar o raio principal levando em consideração a obliqüidade dos eixos da articulação e representar as superfícies articulares, em suas **curvaturas verdadeiras, sem deformação de perspectiva**, como nas incidências consideradas clássicas da mão, frontais e de perfil. Dessa forma pode-se medir de forma precisa não apenas as amplitudes dos movimentos puros da articulação trapézio-metacarpal, mas também suas características morfológicas, que desempenham um papel importante na fisiologia e na patologia.

Portanto, graças às radiografias obtidas em incidências específicas frontais e de perfil propomos um **terceiro sistema de avaliação das amplitudes** desta articulação, o **sistema de referência do trapézio**:

Em uma **radiografia em incidência frontal da coluna do polegar** (Fig. 168), a curvatura côncava do trapézio e a curvatura convexa do primeiro metacarpal são vistas estritamente de perfil, sem nenhum efeito de perspectiva. Uma radiografia é obtida em retroposição **R** e outra em anteposição **A**. As amplitudes são medidas entre os eixos longitudinais do primeiro e do segundo metacarpais.

A subtração do valor da retroposição do valor de anteposição define **a curva de anterretroposição**:
- A retroposição faz com que o eixo do primeiro metacarpal fique quase paralelo ao eixo do segundo;
- A anteposição abre o ângulo entre os dois primeiros metacarpais até 50-60°.

A **amplitude da anterretroposição** é de 22° ± 9°, com uma diferença de acordo com o sexo:
- Homem: 19° ± 8°;
- Mulher: 24° ± 9°.

Na **incidência de perfil da coluna do polegar** (Fig. 169), a curvatura convexa do trapézio e a curvatura côncava do metacarpal são vistas sem nenhuma deformação de perspectiva. Obtém-se uma radiografia em extensão **E** e uma em flexão **F**:
- A extensão separa o primeiro metacarpal do segundo formando um ângulo de 30-40°;
- A flexão aproxima o primeiro metacarpal do segundo e os torna quase paralelos.

A **amplitude da flexão-extensão** é de 17° ± 9°, com diferença de acordo com o sexo:
- Homem: 16° ± 8°;
- Mulher: 18° ± 9°.

Definitivamente, a amplitude dos movimentos na articulação trapézio-metacarpal é menor do que se poderia supor de acordo com a grande mobilidade da coluna do polegar.

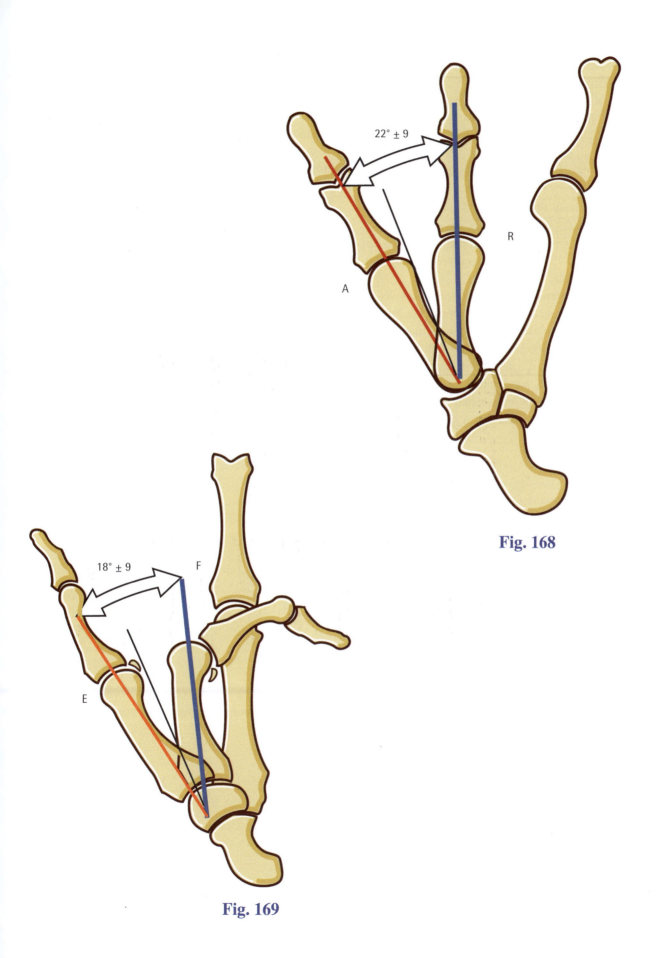

Fig. 168

Fig. 169

As características morfológicas e funcionais da articulação trapézio-metacarpal

Em 1993, A. I. Kapandji e T. Kapandji realizaram **estudos morfológicos e dinâmicos** em 330 prontuários estabelecendo:

- A **mobilidade do trapézio** (Fig. 170) é de 2°9 ± 2° entre a anteposição **A** e a retroposição **R**: amplitude baixa, porém verdadeira;
- A **dinâmica da base do metacarpal**: na **retroposição** (Fig. 171) a base do metacarpal está em posição de subluxação lateral sobre a sela do trapézio, enquanto em **anteposição** (Fig. 172) a base retorna perfeitamente para a concavidade da sela.
- Um **início de rizoartrose** (Fig. 173) se manifesta nas incidências frontais através do sinal de **reposicionamento imperfeito da base do metacarpal**, que permanece engatada no encaixe (saliência lateral) da sela quando da anteposição;
- Enquanto, normalmente, nas incidências de perfil (Fig. 174), o processo da base do metacarpal retorna perfeitamente para a curvatura convexa do trapézio;
- No **início da rizoartrose** (Fig. 175), constatamos o **retorno imperfeito do processo do metacarpal**, que permanece encaixado sobre a convexidade do trapézio, sob efeito da tração do tendão do *músculo abdutor longo do polegar* **ALP** (em branco);
- A medida, nas incidências frontais, do **ângulo de inclinação da sela** apresenta importância fundamental no **estágio inicial da rizoartrose**. Normalmente (Fig. 176) este ângulo, medido entre o eixo do segundo metacarpal e a linha da sela, totaliza aproximadamente 127°. Nessas condições, o ligamento intermetacarpal ou LIM (em verde) é capaz de reintegrar a base do primeiro metacarpal sobre a sela;
- Quando este **ângulo de inclinação é aumentado para cerca de 140°** (Fig. 177) pode-se temer o aparecimento de uma rizoartrose, sobretudo se o paciente já sente as dores ocasionais neste nível. Esse estado constitucional de **"sela deslizante"**, a displasia da sela do trapézio, favorece o aparecimento de rizoartrose porque, com o passar do tempo, o LIM não é mais capaz de reintegrar a base do metacarpal, cuja subluxação lateral permanente vai acabar desgastando, diminuindo a interlinha da TM.

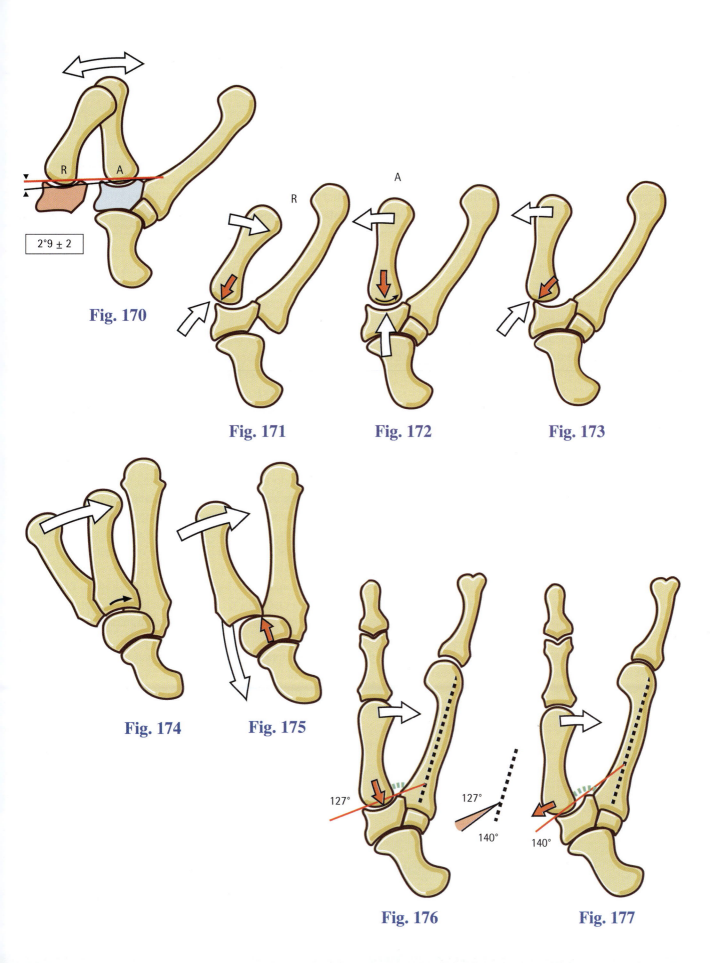

Fig. 170 Fig. 171 Fig. 172 Fig. 173

Fig. 174 Fig. 175 Fig. 176 Fig. 177

A articulação metacarpofalângica do polegar

A **articulação metacarpofalângica do polegar** é considerada pelos anatomistas como uma **condilar**, com formato ovóide segundo os autores anglófonos. Portanto, esta articulação possui, como todas as condilares, **dois graus de liberdade**, a flexão-extensão e a lateralidade. Na verdade, sua biomecânica complexa a associa a um terceiro grau de liberdade, a **rotação da primeira falange sobre seu eixo longitudinal** seja na supinação seja na pronação, movimento não apenas passivo, mas também e, sobretudo, ativo, indispensável na oposição.

Na **articulação metacarpofalângica**, aberta anteriormente (Fig. 178), com a primeira falange, rebatida superior e posteriormente, a **cabeça do metacarpal 1** parece convexa nos dois sentidos, mais comprida do que larga, estendendo-se para a frente através dos dois suportes assimétricos, com o medial **a** sendo mais saliente do que o lateral **b**. A **base da primeira falange** é ocupada por uma superfície cartilaginosa **2** côncava nos dois sentidos e sua margem anterior fornece inserção para a **fibrocartilagem articular 3** ou **ligamento palmar**, que contém próximo a sua margem inferior os **dois ossos sesamóides**, o medial **4** e o lateral **5**, cujas faces cartilaginosas estão em continuidade com a cartilagem do ligamento palmar. Sobre os ossos sesamóides se fixam os **músculos mediais 6** e **laterais 7**. A porção da cápsula **8** é marcada de um lado e outro pelo espessamento formado pelos **ligamentos metacarpo-palmar medial 9** e **lateral 10**. Podemos diferenciar os **fundos-de-saco capsulares anterior 11** e **posterior 12**, bem como os **ligamentos colaterais**, com o **medial 13** sendo mais curto e mais rapidamente estirado do que o **lateral 4**. As setas **XX'** exibem o **eixo da flexão-extensão** e a seta **YY'** o **eixo da lateralidade**.

Na **vista anterior** (Fig. 179) encontramos os mesmos elementos: o **metacarpal 15** embaixo, a **primeira falange 16** em cima, mas podemos diferenciar melhor os detalhes do ligamento palmar **3**, o osso sesamóide medial **4** e o lateral **5** ligados pelo **ligamento intersesamóide 17**, ligados à cabeça do metacarpo pelos **ligamentos metacarpo-articulares medial 18** e **lateral 19** e à base da primeira falange pelas **fibras falange-sesamóides diretas 20** e **cruzadas 21**. Os músculos sesamóides **6** se inserem no osso sesamóide medial e enviam uma **expansão 22** para a base da falange mascarando parcialmente o ligamento colateral medial **13**. A **expansão falângica 23** dos músculos laterais **7** foi submetida à ressecção para mostrar melhor o ligamento colateral lateral **14**.

No **perfil medial** (Fig. 180) e no **perfil lateral** (Fig. 181) diferenciamos também o **fundo-de-saco capsular posterior 24** e o **anterior 25**, junto com a inserção do tendão do *músculo extensor curto do polegar* **26**, e observamos a inserção metacarpal nitidamente compensada dos ligamentos colaterais medial **13** e lateral **14** e dos ligamentos metacarpo-articulares **18** e **19**. Podemos constatar também que o ligamento colateral medial, mais curto e mais rapidamente estendido do que o lateral, determina um movimento mais limitado da base da falange sobre a margem medial da cabeça do metacarpal do que sobre a margem lateral. O diagrama superior (Fig. 186, página seguinte) da cabeça do metacarpal (transparente) explica como este movimento diferencial, **SM** para dentro e **SL** para fora, cria uma rotação longitudinal na pronação da base da falange, sobretudo quando os músculos inseridos no sesamóide lateral **7** se contraem mais vigorosamente do que os inseridos no medial **6**.

Este fenômeno é ainda mais acentuado pela **assimetria da cabeça do metacarpal** (Fig. 182: vista frontal), onde o **suporte ântero-medial a** mais saliente desce menos do que o **lateral b**: o lado lateral da base da falange se move mais para a frente e para baixo, o que durante a flexão associa a pronação e a inclinação radial da primeira falange.

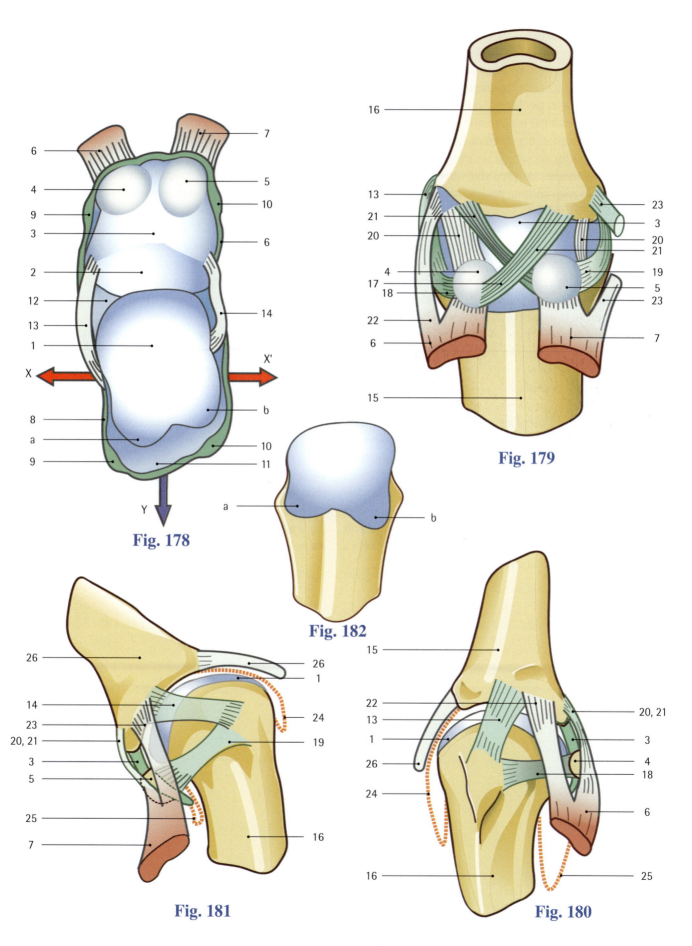

Fig. 178

Fig. 179

Fig. 182

Fig. 181

Fig. 180

279

O potencial de inclinação e de rotação longitudinal da falange depende de seu grau de flexão. Na **posição alinhada ou de extensão** (Fig. 183) **os ligamentos colaterais 1** estão relaxados, mas o sistema do **ligamento palmar 2** e dos **ligamentos metacarpo-articulares 3** está tensionado, impedindo a rotação longitudinal e a lateralidade. Esta é a primeira posição de fechamento, em extensão, com os sesamóides **4** fortemente aplicados na cabeça do metacarpal. Vale observar que os **dois fundos-de-saco sinoviais**, o posterior **5** e o anterior **6**, estão relaxados na posição média.

Na **posição intermediária ou de semiflexão** (Fig. 184) os ligamentos colaterais **1 ainda estão relaxados**, o lateral mais do que o medial, e o sistema do ligamento palmar **2** é relaxado pelo movimento de báscula dos **sesamóides 4** sob os suportes anteriores da cabeça do metacarpal. É a posição de **mobilidade máxima** onde os movimentos de lateralidade e de rotação longitudinal são possíveis sob a ação dos músculos que se inserem nos sesamóides: a contração dos músculos mediais determina a inclinação ulnar e uma fraca supinação, a contração dos músculos laterais determina a inclinação radial e a pronação.

Na **posição de flexão máxima** ou de fechamento (Fig. 185) o sistema do ligamento palmar está relaxado, mas os **ligamentos colaterais estão estirados ao máximo**, o que provoca um movimento de báscula da base da falange em **inclinação radial e pronação**. A articulação é literalmente fechada pela tensão dos ligamentos colaterais e do fundo-de-saco dorsal **5** em uma posição inequívoca de **oposição máxima** sob a ação predominante e quase exclusiva dos músculos **tênares laterais**. Esta é a *posição fechada* de Mac Conaill. Esta é a segunda posição de fechamento, em flexão.

A **vista superior** (Fig. 186), com a base da falange supostamente transparente, mostra o **efeito de rotação em pronação da falange** sob a ação predominante dos sesamóides laterais (**SL**).

No total, a articulação metacarpofalângica do polegar pode realizar **três tipos de movimentos** (Kapandji, 1980), a partir da posição reta (Fig. 187), conforme mostrado nesta vista posterior da cabeça metacarpal com os eixos dos diferentes movimentos:

- A **flexão pura** (seta **1**) ao redor do eixo transversal f_1, através da ação equilibrada dos músculos que se inserem nos sesamóides laterais e mediais até a semiflexão;
- Dois tipos de movimentos complexos de flexão-inclinação-rotação longitudinal:
  - seja a **flexão-inclinação ulnar-supinação** (seta **2**) ao redor de um eixo oblíquo e evolutivo f_2 através da rotação cônica e sob a ação predominante dos músculos inseridos nos sesamóides internos;
  - seja a **flexão-inclinação radial-pronação** (seta **3**) ao redor de um eixo oblíquo no outro sentido, também evolutivo, de inclinação mais acentuada f_3. Aqui também se trata de uma rotação cônica e o movimento se deve à ação predominante dos músculos inseridos nos sesamóides laterais.

Portanto, a flexão máxima sempre leva à inclinação radial-pronação devido à forma assimétrica da cabeça do metacarpal e da tensão desigual dos ligamentos colaterais, o que vai no **sentido do movimento global de oposição da coluna do polegar**.

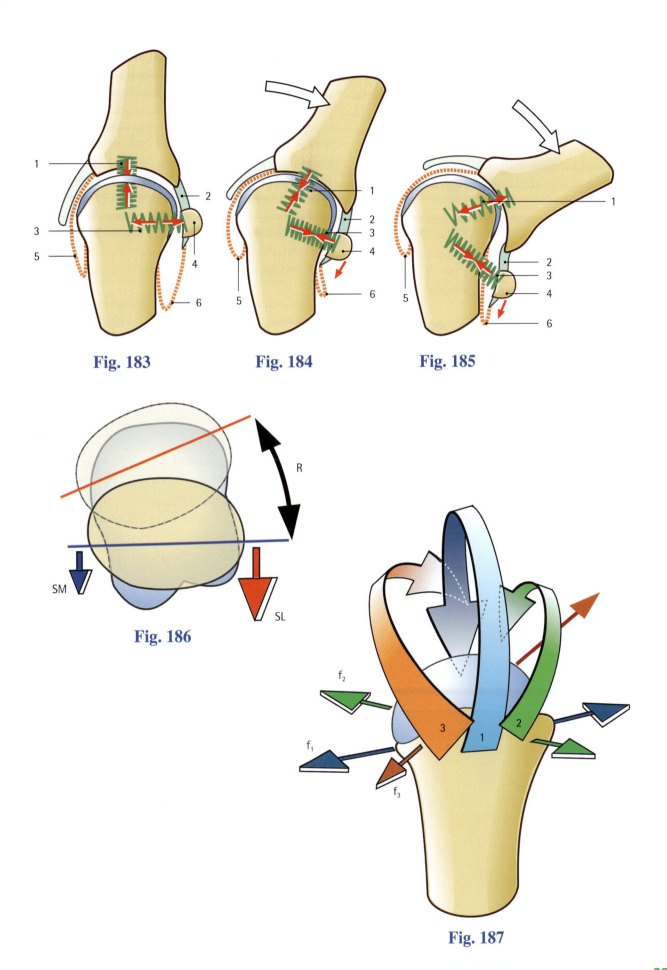

Fig. 183　　　Fig. 184　　　Fig. 185

Fig. 186

Fig. 187

Os movimentos na articulação metacarpofalângica do polegar

A **posição de referência da articulação metacarpofalângica** do polegar é **neutra** (Fig. 188): o eixo da primeira falange se prolonga no eixo do primeiro metacarpal. Para avaliar os movimentos elementares das articulações dos dedos é aconselhável afixar um **triedro retangular de referência**, feito com fósforos, sobre cada um dos segmentos da articulação.

A partir desta posição, **a extensão é nula**, seja **ativa ou passiva**, no indivíduo **normal**.

A **flexão ativa** (Fig. 189) é de 60°-70°, a flexão passiva atinge 80°, podendo chegar até mesmo a 90°. É durante este movimento que se pode avaliar os componentes elementares, graças aos triedros.

Na **vista dorsal alinhada** (Fig. 190), os triedros são fixados de modo que os fósforos fiquem paralelos ou no prolongamento um do outro. Dessa forma podemos evidenciar sobretudo os componentes de rotação e de inclinação.

Na **posição de semiflexão** é possível **contrair voluntariamente** os músculos fixados aos sesamóides mediais e/ou aos sesamóides laterais.

A **contração dos músculos mediais**: pode ser avaliada na vista distal (Fig. 191), com o polegar em discreta anteposição e, na vista proximal (Fig. 192) com o polegar em retroposição no plano da palma. Graças aos fósforos, podemos observar que a contração dos músculos fixados aos sesamóides mediais provoca a inclinação ulnar de alguns graus e supinação de 5 a 7°.

A **contração dos músculos fixados aos sesamóides laterais**: aqui também na vista distal (Fig. 193) e na vista proximal (Fig. 194) observamos que a contração dos músculos laterais determina a inclinação radial, bem visível na vista proximal, claramente mais importante do que a inclinação ulnar precedente, além de pronação de 20°.

Adiante veremos toda a importância do movimento de flexão-inclinação radial-pronação na oposição do polegar.

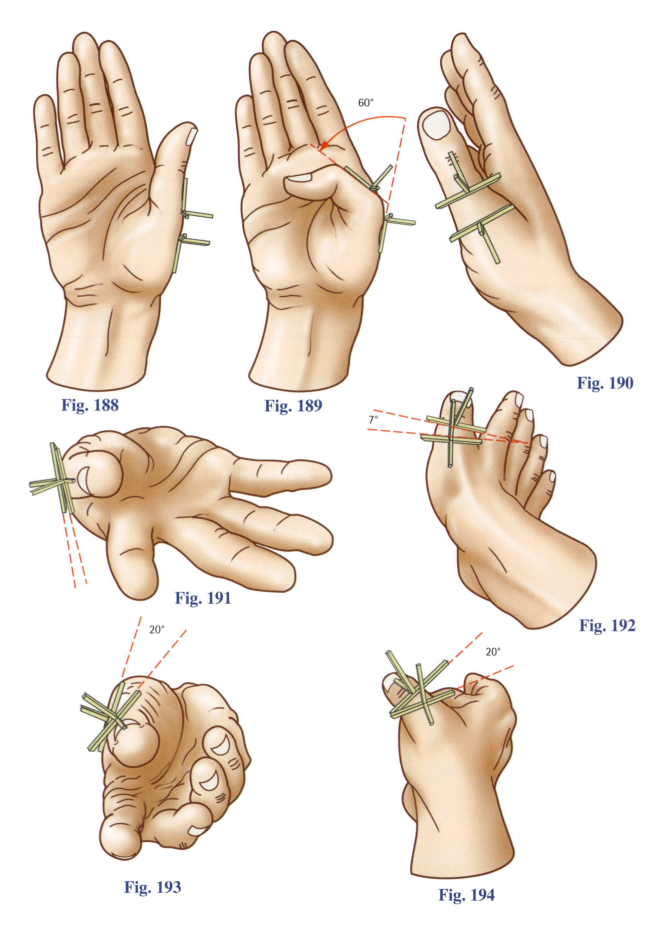

Fig. 188 Fig. 189 Fig. 190 Fig. 191 Fig. 192 Fig. 193 Fig. 194

Os movimentos de inclinação-rotação da articulação metacarpofalângica

Nos **movimentos de preensão cilíndricos com toda a palma** é a **ação dos músculos fixados aos sesamóides laterais** sobre a articulação metacarpofalângica que garante o fechamento da preensão. Quando o polegar não interfere (Fig. 195) e fica paralelo ao eixo do cilindro, a preensão não se completa e o objeto pode "escapar" facilmente pelo espaço livre entre as pontas dos dedos e a eminência tênar.

Se, por outro lado, **o polegar se coloca na direção dos outros dedos** (Fig. 196), o cilindro não pode mais escapar: a **inclinação radial da primeira falange**, nitidamente visível graças aos triedros de referência, completa o movimento de anteposição do primeiro metacarpal. Desse modo, o polegar segue o caminho mais curto ao redor do cilindro, isto é, o círculo gerador **f**, enquanto sem inclinação radial seguiria um trajeto elíptico mais longo **d**.

Portanto, a inclinação radial é indispensável para o fechamento da preensão, tanto que o anel formado pelo polegar e pelo indicador que segura o objeto é mais firme e segue, sobre a superfície do objeto, o trajeto mais curto (Fig. 197): da posição **a** na qual o polegar está situado ao longo da geratriz do cilindro e pela qual o anel de preensão se rompe, passando pelas posições sucessivas **b-c-d-e**, nas quais o anel se fecha ainda mais, até que, finalmente, na posição **f**, onde o polegar acompanha o círculo gerador, fechando completamente o anel, a preensão é cada vez mais firme.

Por outro lado (Fig. 198), **a pronação da primeira falange** visível pelo ângulo de 12° formado pelos dois marcos transversais permite que o polegar se apóie no objeto utilizando ao máximo sua face palmar e não sua margem medial. Ao aumentar a superfície de contato, a pronação da primeira falange é, portanto, fator de fortalecimento da preensão. Quando, por causa do **diâmetro mais reduzido do cilindro** (Fig. 199), o polegar se sobrepõe parcialmente ao dedo indicador, o anel da preensão se torna ainda mais apertado, o fechamento mais absoluto e a preensão mais firme.

A fisiologia muito especial da articulação metacarpofalângica do polegar e de seus músculos é, portanto, **notavelmente adaptada à função de preensão**.

A estabilidade da articulação metacarpofalângica do polegar não depende apenas de fatores articulares, mas também de **fatores musculares**. Normalmente, no movimento de oposição do polegar (Fig. 200), as **duas cadeias articulares** do indicador e do polegar são estabilizadas pela ação dos músculos antagonistas (mostrados pelas setas pequenas). Em alguns casos (Fig. 201, segundo Sterling Bunnell), é possível observar a articulação metacarpofalângica se inverter na extensão (seta branca):

- Quando a insuficiência do *músculo abdutor curto do polegar* e do *músculo flexor curto do polegar* permite o movimento de báscula da falange;
- Quando a retração dos músculos do primeiro espaço interósseo aproxima o primeiro metacarpal do segundo;
- Quando a insuficiência do *músculo abdutor longo do polegar* impede a abdução do primeiro metacarpal.

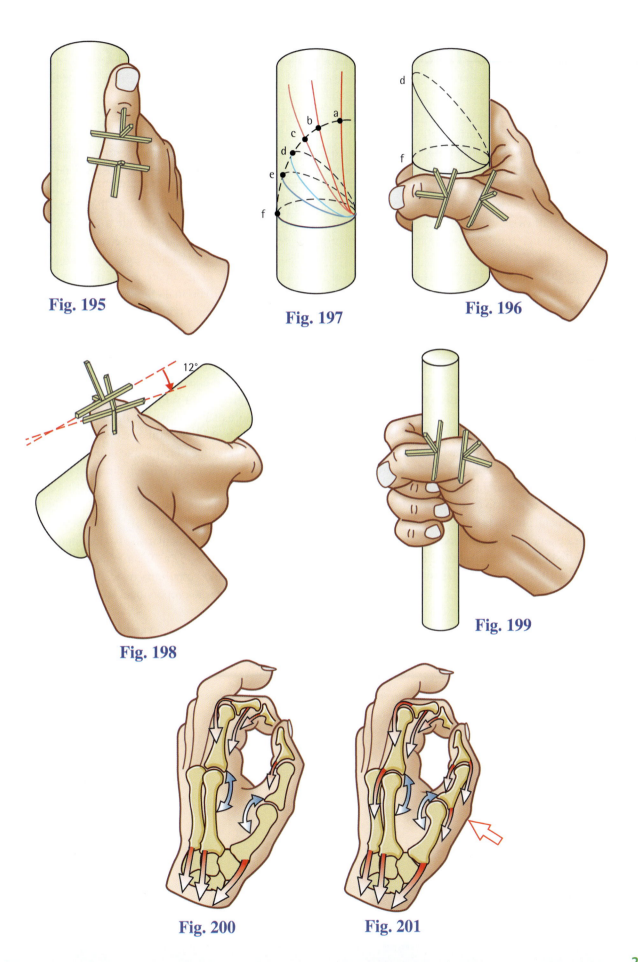

Fig. 195

Fig. 197

Fig. 196

Fig. 198

Fig. 199

Fig. 200

Fig. 201

A articulação interfalângica do polegar

À primeira vista, a articulação interfalângica do polegar não tem nenhum mistério: do **tipo gínglimo**, esta articulação possui um único eixo transversal e fixo, que passa pelo centro da curvatura da cabeça da primeira falange, ao redor do qual ocorrem os movimentos de flexão-extensão.

A **flexão** (Fig. 202) ativa de 75° a 80° é medida com o auxílio de um goniômetro (Fig. 203); a flexão passiva atinge 90°.

A **extensão** (Fig. 204) ativa de 5° a 10° é sobretudo notável como hiperextensão passiva (Fig. 205) que pode ser mais acentuada (30°) em alguns profissionais como os escultores, que utilizam o polegar como espátula para trabalhar a argila.

A verdade é um pouco mais complexa porque à medida que a articulação se flexiona, a segunda falange apresenta **rotação longitudinal automática no sentido da pronação**.

Nesta preparação anatômica (Fig. 206), após inserir duas hastes paralelas, **A** na cabeça da primeira falange, **a** na base da segunda **b**, em extensão completa, a flexão da articulação interfalângica **B** provoca o surgimento de um ângulo de 5° a 10°, aberto do lado medial, isto é, no sentido da pronação.

A mesma experiência, realizada em um ser vivo com fósforos colados paralelamente na face dorsal de **F1** e **F2**, chega ao mesmo resultado: **a segunda falange do polegar sofre pronação de 5° a 10° durante sua flexão**.

A explicação desse fenômeno é fornecida pelas disposições puramente anatômicas. A abertura da articulação por sua face dorsal (Fig. 207) permite observar de imediato as diferenças entre as porções lateral e medial da cabeça da falange proximal: a medial é mais saliente, mais estendida para a frente e medialmente do que a lateral (Fig. 208). O raio de curvatura da porção lateral é menor, o que faz com que sua porção anterior "desça" mais abruptamente em direção à face palmar. O que ocorre é que o ligamento colateral interno (LCI), estirado mais rapidamente do que o externo durante a flexão, freia a porção medial da falange, enquanto a porção lateral da base da falange continua seu caminho.

Visto de outro modo (Fig. 209), o caminho percorrido **AA'** sobre a porção medial é ligeiramente mais curto do que o percorrido sobre o eixo **BB'**, o que causa a **rotação longitudinal combinada da falange distal**. Portanto, podemos dizer que não existe um eixo de flexão-extensão, mas sim uma **série de eixos instantâneos e evolutivos** entre a posição inicial **i** e a posição final **f**, que convergem no ponto **O** situado fora da articulação e que induz uma rotação cônica.

Se desejarmos montar um modelo desta articulação, por exemplo, em cartolina (Fig. 210), é suficiente traçar uma prega de flexão, não perpendicular ao eixo longitudinal do dedo, mas com inclinação de 5° a 10°: a falange distal descreverá seu trajeto na flexão como uma rotação cônica que implica mudança de orientação proporcional ao grau de flexão.

Esse componente da pronação ao nível da articulação interfalângica se integra, conforme veremos adiante, na pronação global da coluna do polegar durante a oposição.

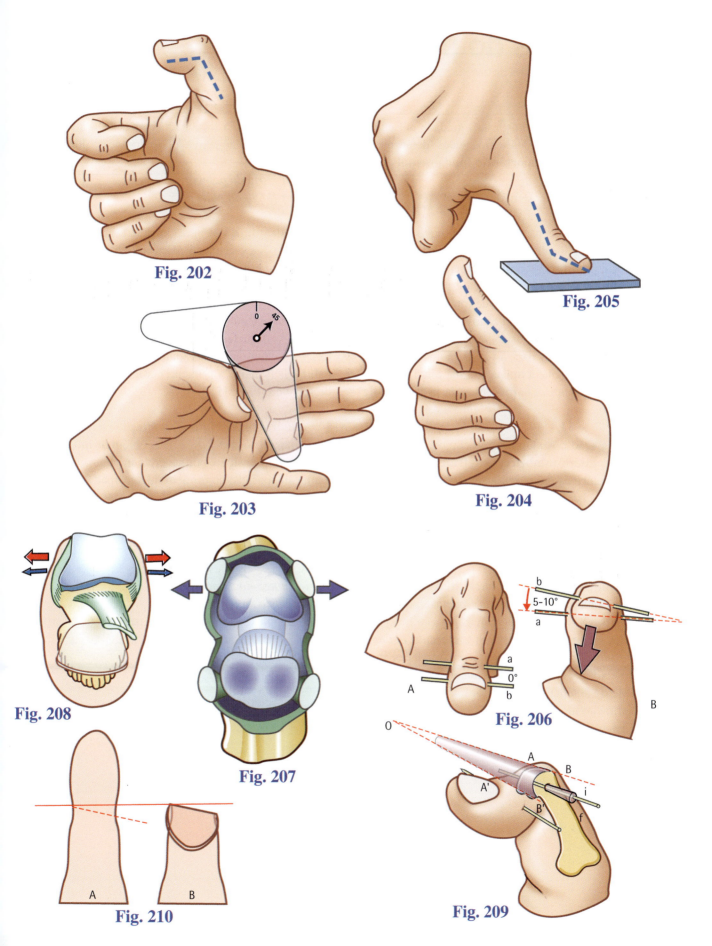

Fig. 202

Fig. 203

Fig. 204

Fig. 205

Fig. 206

Fig. 207

Fig. 208

Fig. 209

Fig. 210

287

Os músculos do polegar

O polegar possui **nove músculos**: esta variedade muscular, que ultrapassa claramente a dos outros dedos, determina a **mobilidade superior e a importância fundamental** desse dedo.

Esses músculos são divididos em dois grupos:

1) Os **músculos extrínsecos**, ou músculos longos, em número de **quatro**, localizados no antebraço. **Três são extensores e abdutores** e utilizados para relaxar a preensão, **o último é flexor** e sua força é utilizada para o fechamento do polegar nas ações de força.
2) Os **músculos intrínsecos**, localizados na eminência tênar e no primeiro espaço interósseo, em número de **cinco**. Esses músculos servem para a realização de diferentes ações e, particularmente a **oposição**. Sua força é limitada, mas são principalmente **músculos da precisão e de coordenação**.

Para entender a ação dos músculos no conjunto da coluna do polegar, é necessário **estabelecer seu trajeto em relação aos dois eixos teóricos da articulação trapézio-metacarpal** (Fig. 212): o eixo **YY'** de flexão-extensão, paralelo aos eixos f_1 e f_2 de flexão da articulação metacarpofalângica e da articulação interfalângica, e o eixo **XX'** de anteposição e de retroposição delimitam entre eles **quatro quadrantes**:

1) Um **quadrante X'Y'** localizado atrás do eixo **YY'** de flexão-extensão da articulação trapézio-metacarpal e para fora do eixo XX' de anteposição-retroposição, ocupado pelo tendão de um único músculo, o *músculo abdutor longo do polegar* **1** localizado nas proximidades imediatas do eixo **XX'**. Isto explica seu componente pouco importante de anteposição e sua forte ação de extensão sobre o primeiro metacarpal (Fig. 211: vista lateral e proximal do punho visto da extremidade);

2) Um **quadrante X'Y** localizado medialmente ao eixo XX' e posteriormente ao eixo YY', incluindo os dois tendões extensores:
- *Extensor curto do polegar* **2**;
- *Extensor longo do polegar* **3**.

3) Um **quadrante XY** (Fig. 213) situado na frente dos eixos YY' e XX', ocupado pelos dois músculos situados no primeiro espaço interósseo que causam retroposição associada a discreta flexão na articulação trapézio-metacarpal:
- *Adutor do polegar* com seus dois feixes **8**;
- *Primeiro interósseo palmar* **9**, quando existe.
- Esses dois músculos são adutores do primeiro metacarpal: eles "fecham" a primeira comissura aproximando-a da segunda (Fig. 211);

4) Um **quadrante XY'** (Fig. 213) situado na frente do eixo YY' e lateral ao eixo XX' e que contém os **músculos essenciais da oposição**, porque efetuam juntos uma flexão e uma anteposição do primeiro metacarpal;
- *Oponente do polegar* **6**;
- *Abdutor curto do polegar* **7**.

Os dois últimos músculos do polegar estão localizados **no eixo XX'**:
- *Flexor longo do polegar* **4**;
- *Flexor curto do polegar* **5**.

Portanto, são flexores da articulação trapézio-metacarpal.

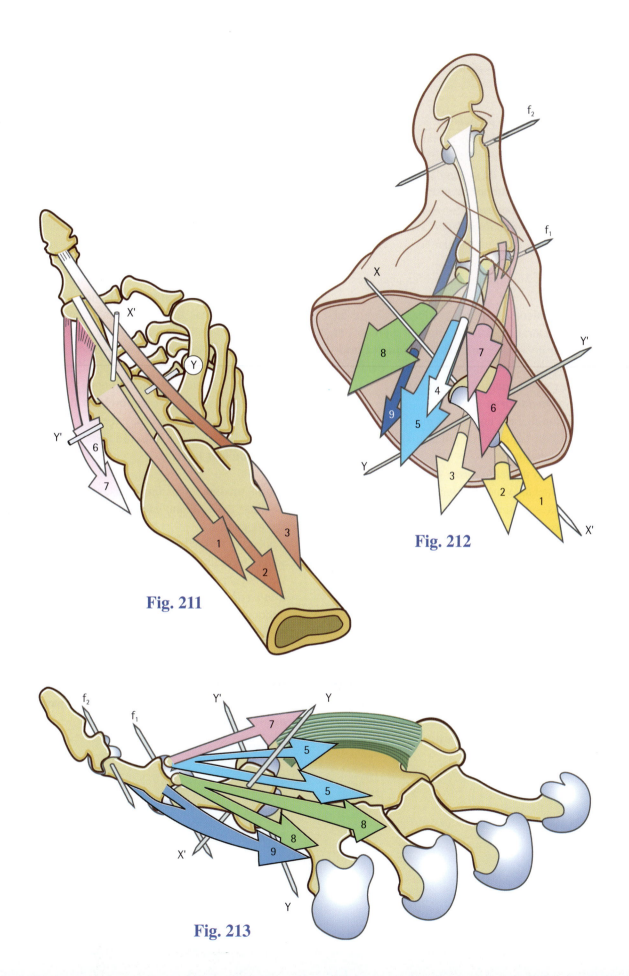

Fig. 211

Fig. 212

Fig. 213

289

Uma rápida **revisão da anatomia** esclarece a fisiologia dos músculos do polegar, descritos em dois grupos:

1) Os **músculos extrínsecos:**
- O *músculo abdutor longo do polegar* **1** (Fig. 214: vista anterior) se fixa na porção ântero-lateral da base do primeiro metacarpal;
- O *músculo extensor curto do polegar* **2**; paralelo ao precedente (Fig. 215: vista lateral), se insere na porção dorsal da base da primeira falange;
- O *músculo extensor longo do polegar* **3** termina sobre a porção dorsal da base da segunda falange.

Duas observações são importantes com referência a esses três músculos:
- **No plano anatômico**: esses três tendões, visíveis na porção dorsal e lateral do polegar, limitam entre si um espaço triangular no vértice inferior, a **tabaqueira anatômica**, na base da qual deslizam os tendões paralelos dos músculos *extensor radial longo do carpo* **10** e o *extensor radial curto do carpo* **11**;
- **No plano funcional**: cada um desses músculos é motor de um segmento do esqueleto do polegar, agindo os três no sentido da extensão;
- Em contrapartida, o *músculo flexor longo do polegar* **4** é palmar: inicialmente avança no canal do carpo, a seguir entre os dois feixes musculares do *músculo flexor curto do polegar*, depois desliza entre os dois ossos sesamóides da articulação metacarpofalângica do polegar (Fig. 214) para se fixar na face palmar da base da segunda falange.

2) Os **músculos intrínsecos** (Figs. 214 e 215) são divididos em dois grupos:
- O **grupo lateral** inclui três músculos, inervados pelo nervo mediano, que são, da porção profunda para a superficial:
    - o *músculo flexor curto do polegar* **5** formado por duas cabeças, uma fixa na base do túnel do carpo, e a outra na margem inferior do retináculo dos músculos flexores e no tubérculo do trapézio; esses músculos terminam em um tendão comum no sesamóide lateral e na face lateral da base da primeira falange; a direção deste músculo é oblíqua para cima e medialmente;
    - o *músculo oponente* **6** se insere na porção lateral da face *anterior do primeiro metacarpal,* se dirigindo para cima, medial e anteriormente se ligando na *face anterior do retináculo dos músculos flexores*, na sua metade lateral;
    - o *músculo abdutor curto do polegar* **7** se fixa no retináculo dos músculos flexores, acima do precedente e no tubérculo do osso escafóide, formando o plano superficial dos músculos tenares, e termina na porção lateral da base da primeira falange; uma expansão dorsal forma uma capa com o *músculo primeiro interósseo palmar* **9**; este músculo não está localizado lateralmente, mas anterior e medialmente ao primeiro metacarpal e se dirige, como o oponente, para cima e para a frente. Ao contrário do que seu nome poderia sugerir, ele não afasta a coluna do polegar para lateral, mas a conduz anterior e medialmente.

Esses três músculos formam o **grupo lateral**, porque se inserem na porção lateral do metacarpal e da primeira falange. O músculo flexor curto e o músculo abdutor curto se inserem nos **sesamóides laterais**.

- O **grupo medial** inclui dois músculos inervados pelo nervo ulnar, que se fixam lateralmente na articulação metacarpofalângica:
    - o *músculo primeiro interósseo palmar* **9**, cujo tendão se fixa medialmente na base da primeira falange e envia uma expansão dorsal;
    - o *músculo adutor do polegar* **8**, cujas duas cabeças oblíqua e transversal terminam no sesamóide medial e na porção medial da base da primeira falange. Por simetria, esses dois músculos formam os músculos que se inserem nos **sesamóides mediais**. Esses músculos são **antagonistas-sinérgicos** dos que se inserem nos sesamóides laterais, isto é, antagonistas para determinadas ações e sinérgicos para outras.

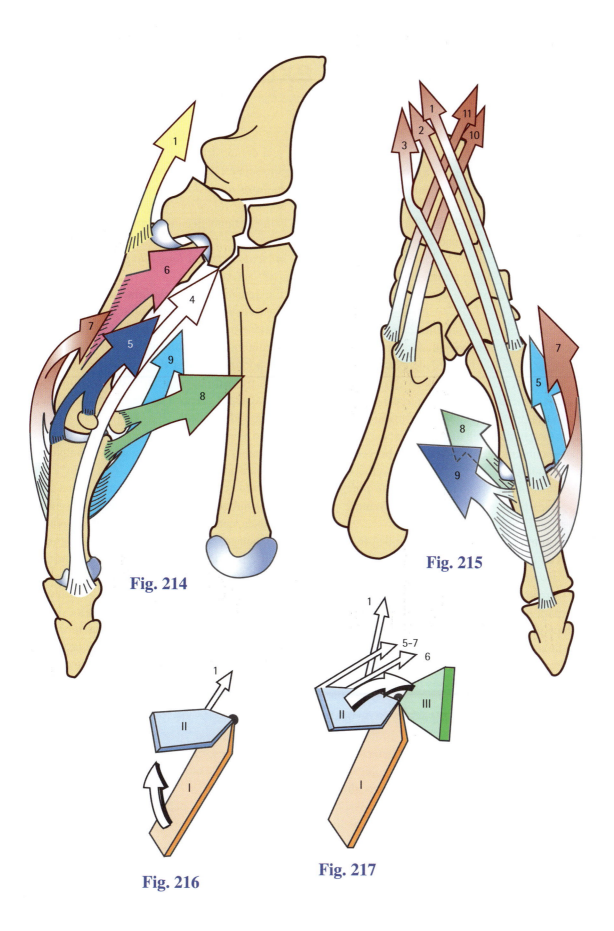

Fig. 214

Fig. 215

Fig. 216

Fig. 217

As ações dos músculos extrínsecos do polegar

O *músculo abdutor longo do polegar* (Fig. 218) leva o primeiro metacarpal para lateral e para a frente. Portanto, é **abdutor e antepulsor** do metacarpal, sobretudo quando o punho está discretamente flexionado. Essa antepulsão é resultado de sua localização mais anterior na tabaqueira anatômica (Fig. 215). Quando o punho não está estabilizado pelos músculos *extensores radiais* — sobretudo o *curto* — o *músculo abdutor longo do polegar* também é **flexor do punho**. Quando o punho está em extensão, torna-se retropulsor do primeiro metacarpal.

Do ponto de vista funcional, o **conjunto** *abdutor longo do polegar* **e músculos do grupo externo** desempenha um papel fundamental na oposição. Na verdade, para que o polegar fique em oposição, é necessário que o primeiro metacarpal fique ereto perpendicularmente na frente do plano da palma; dessa forma, a eminência tênar forma um cone saliente acima da margem externa da palma. Esta ação resulta da atuação desse conjunto funcional (**página precedente**):

- No **primeiro momento** (Fig. 216: o primeiro metacarpal está estilizado) o *músculo abdutor longo do polegar* **1** coloca o metacarpal em extensão, para a frente e para fora, da posição **I** para a posição **II**;
- No **segundo momento** (Fig. 217): a partir da posição **II**, os músculos do grupo lateral — *os músculos flexor curto do polegar, abdutor curto do polegar* **5** e **7** *e oponente do polegar* **6** — realizam com o metacarpal um movimento de báscula para a frente e para dentro (posição **III**), ao mesmo tempo girando-o sobre seu eixo longitudinal.

Os dois momentos foram descritos como sucessivos mas, na verdade, são simultâneos e a posição final **III** do metacarpal é resultado da ação sincrônica dos dois fatores.

O *músculo extensor curto do polegar* (Fig. 219) realiza duas ações:

1) É **extensor da primeira falange** sobre o metacarpal;
2) Leva o primeiro metacarpal e, portanto, o polegar, diretamente para lateral; portanto, é o **verdadeiro abdutor do polegar**, correspondendo à extensão/retroposição na articulação trapézio-metacarpal. Para que esta abdução seja demonstrada isoladamente, é necessário que o punho seja estabilizado pela contração sinérgica do *músculo flexor ulnar do carpo* e, sobretudo, do *músculo extensor ulnar do carpo*, senão o *músculo extensor curto do polegar* também causa a abdução do punho.

O *músculo extensor longo do polegar* (Fig. 220) desempenha três ações:
1) É **extensor da segunda falange** sobre a primeira;
2) É **extensor da primeira falange** sobre o metacarpal;
3) Conduz o **metacarpal medial e posteriormente**:
- Medialmente: "fecha" o primeiro espaço interósseo, sendo, portanto, **adutor do primeiro metacarpal**;
- Para trás do plano da mão: é **retropulsor do primeiro metacarpal** graças a sua reflexão sobre o tubérculo dorsal do rádio (Lister) (Fig. 211).

Portanto, é um antagonista da oposição: contribui para aplanar a palma da mão; sob sua ação, a polpa do polegar se dirige para a frente.

O *músculo extensor longo do polegar* forma com o grupo lateral dos músculos tênares um conjunto antagonista-sinérgico: na verdade, quando desejamos estender a segunda falange sem levar o polegar para trás, é necessário que o grupo tênar lateral estabilize para a frente o metacarpal e a primeira falange. Portanto, o grupo tênar lateral atua como moderador do *músculo extensor longo do polegar*: quando os músculos tênares estão paralisados, o polegar se coloca de forma inevitável para dentro e para trás. Além disso, o *músculo extensor longo do polegar* **também é extensor do punho** quando esta ação não é anulada pela contração do músculo flexor radial do carpo.

O *músculo flexor longo do polegar* (Fig. 221) é **flexor da falange distal** sobre a proximal e, além disso, **flexor da falange proximal** sobre o metacarpal. Para que a flexão da falange distal seja vista isoladamente, é necessário que o *músculo extensor curto do polegar*, através de sua contração, impeça a flexão da falange proximal (conjunto antagonista-sinergia).

Adiante veremos o papel insubstituível do músculo flexor longo do polegar na preensão (pinça) terminal.

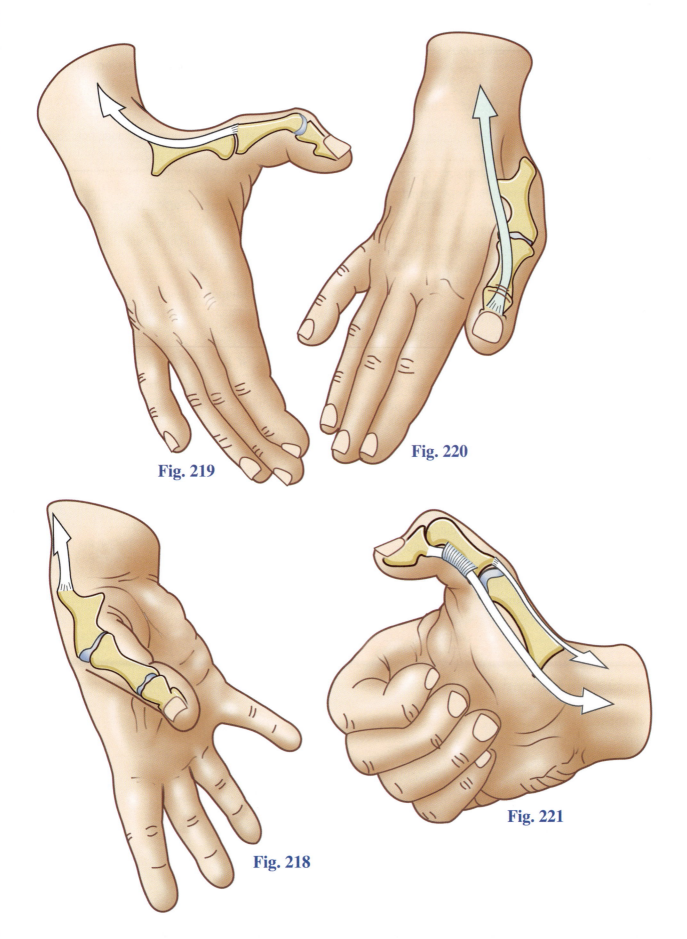

Fig. 219

Fig. 220

Fig. 218

Fig. 221

Ações do grupo medial dos músculos tênares, ou ainda músculos que se inserem nos sesamóides mediais

O *músculo adutor do polegar* 8 (Fig. 222), com suas duas cabeças, oblíqua (seta branca superior) e transversa (seta branca inferior), atua nas três peças ósseas do polegar:

1) No **primeiro metacarpal** (Fig. 223: diagrama em corte), a contração do *músculo adutor do polegar* coloca o metacarpal em uma posição de equilíbrio **A** discretamente para fora e para a frente do segundo metacarpal, embora, segundo Duchenne de Boulogne, o sentido do movimento dependa da posição de partida do metacarpal;

- O *músculo adutor do polegar* é efetivamente adutor se o metacarpal partir da posição de abdução máxima **1**;
- Mas se torna abdutor se o metacarpal estiver, na partida, em adução máxima **2**;
- Se o metacarpal estiver, na partida, em retroposição máxima, sob a influência do músculo extensor longo **3**, o adutor se torna antepulsor;
- Ao contrário, se torna retropulsor se o metacarpal for levado para a anteposição prévia pelo abdutor curto **4**;
- A posição de repouso do primeiro metacarpal é média **R**, entre **1** e **3**.

Os **estudos eletromiográficos** revelaram que o *músculo adutor do polegar* atua ativamente não apenas durante a adução, mas também durante a retropulsão do polegar, durante a preensão com toda a palma, durante a pinça polpa-polpa e, sobretudo, polpa-lateral, denominada pulpo-lateral. Na oposição do polegar aos outros dedos, a atuação deste músculo é tanto mais ativa quanto mais medial é o dedo ao qual o polegar se opõe. **Portanto**, sua ação **é máxima na oposição polegar-dedo mínimo**.

O *músculo adutor do polegar* não atua na abdução, na antepulsão, na pinça ponta-ponta denominada pulpo-ungueal. Os **trabalhos eletromiográficos posteriores** (Hamonet, De La Caffinière e Opsomer) confirmaram que sua atividade se manifesta principalmente no movimento que aproxima o polegar do segundo metacarpal e em todos os setores da oposição. Sua atividade é menor no grande percurso do que no curto (Fig. 224: diagrama de ação do músculo adutor segundo Hamonet, De La Caffinière e Opsomer).

2) Na **primeira falange** (Fig. 222) a ação é tripla: flexão discreta, inclinação sobre a margem medial (margem ulnar), rotação longitudinal na rotação lateral ou supinação (seta branca curva);

3) Na **segunda falange**: extensão, na medida em que as inserções terminais do adutor são comuns às do primeiro interósseo.

O *músculo primeiro interósseo palmar* possui uma ação bem próxima:
- Adução (aproximação do primeiro metacarpal do eixo da mão);
- Flexão da falange proximal pela capa dorsal;
Extensão da falange distal através da expansão lateral.

A **contração global dos músculos do grupo tênar medial** realiza o contato da polpa do polegar com a porção lateral da falange proximal do indicador e causa, ao mesmo tempo, supinação da coluna do polegar (Fig. 222). Esses músculos, inervados pelo nervo ulnar, são indispensáveis para segurar com firmeza os objetos com o polegar e o dedo indicador.

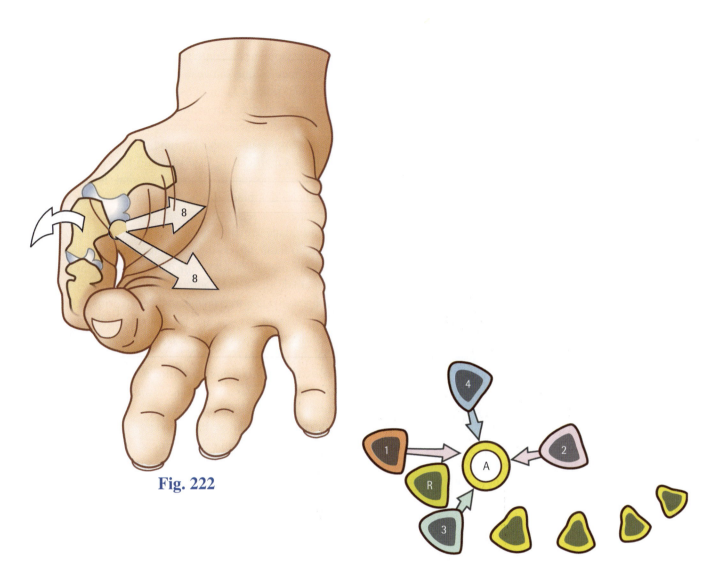

Fig. 222

Fig. 223

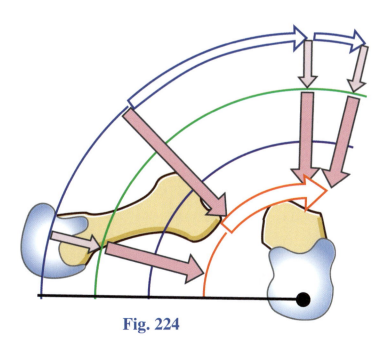

Fig. 224

Ações do grupo lateral dos músculos tênares

O *músculo oponente do polegar* **6** possui três ações, simétricas às do *músculo oponente do dedo mínimo*; o **diagrama eletromiográfico** (Fig. 226: mesma fonte) determina os setores:

- **Antepulsão do primeiro metacarpal** sobre o carpo, sobretudo em longo percurso;
- **Adução**, aproximando o primeiro do segundo metacarpal nas posições extremas;
- **Rotação longitudinal** no sentido da pronação.

Essas três ações simultâneas são necessárias para a oposição, portanto, justificando sua denominação (Fig. 225).

Assim, o *músculo oponente do polegar* atua ativamente em todos os tipos de pinça que exigem a atuação do polegar. Um outro estudo eletromiográfico revelou sua atuação paradoxal na abdução, durante a qual desempenha um papel estabilizador na coluna do polegar. O *músculo abdutor curto do polegar* **7** e **7'** afasta o primeiro do segundo metacarpal no fim da oposição (Fig. 227: diagrama eletromiográfico — mesma fonte):

- Este músculo leva o **primeiro metacarpal para a frente e medialmente** durante o longo percurso de oposição, isto é, quando está separado ao máximo do segundo metacarpal (Fig. 225);
- **Flexiona a falange proximal** sobre o metacarpal realizando um movimento de **inclinação radial** (sobre a margem lateral); e
- Uma rotação longitudinal no sentido da **pronação** (rotação medial);
- Enfim, estende a **falange distal** sobre a proximal através da sua expansão para o extensor longo.

Quando o *músculo abdutor curto do polegar* se contrai apenas através de excitação elétrica causa a oposição da polpa do polegar ao dedo indicador e ao dedo médio (Fig. 225). Portanto, este é um músculo essencial de oposição. Já vimos que forma com o *músculo abdutor longo do polegar* um conjunto funcional indispensável para a oposição.

O *músculo flexor curto do polegar* **5** e **5'** (Fig. 228) participa da ação geral dos músculos do grupo lateral.

Não obstante, quando se realiza, a contração isolada, através de excitação elétrica como feito por Duchenne de Boulogne, verificamos que sua ação de **adução** é claramente mais acentuada, porque faz a oposição da polpa do polegar aos dois últimos dedos. Em contrapartida, sua ação de antepulsão do primeiro metacarpal (projeção para a frente) é menos ampla, porque sua cabeça profunda **5'** se opõe neste ponto à cabeça superficial **5**. Este músculo tem ação de rotação longitudinal, no sentido de pronação, mais acentuada.

A medição dos potenciais sobre a cabeça superficial (Fig. 229: diagrama segundo a mesma fonte) revela que existe uma atividade semelhante à do oponente: sua ação máxima ocorre no momento do longo percurso de oposição.

Este músculo também é **flexor da primeira falange** sobre o metacarpal, mas é auxiliado nesta ação pelo *músculo abdutor curto do polegar*, com o qual forma o grupo de músculos que se inserem nos sesamóides laterais, e pelo *músculo primeiro interósseo palmar*, que juntos formam a capa dorsal da falange proximal.

A **contração global dos músculos do grupo tênar lateral**, auxiliada pela ação do *músculo abdutor longo do polegar*, **produz a oposição do polegar**.

A **extensão da falange distal** pode ser realizada, conforme mostrado por Duchenne de Boulogne, através de **três músculos ou grupos musculares** que atuam em circunstâncias diferentes:

1) **Através do *músculo extensor longo do polegar***: portanto, a contração está combinada à extensão da primeira falange e ao aplainamento da eminência tênar. Essas ações são utilizadas quando se abre e se espalma a mão;

2) **Através dos músculos do grupo tênar medial** (primeiro músculo interósseo palmar): está associada à adução do polegar. Essas ações são utilizadas quando se opõe a polpa do polegar à face lateral da falange proximal do dedo indicador (Fig. 249);

3) **Por meio dos músculos do grupo tênar lateral**, o *músculo abdutor curto do polegar*, sobretudo na ação de oposição da polpa.

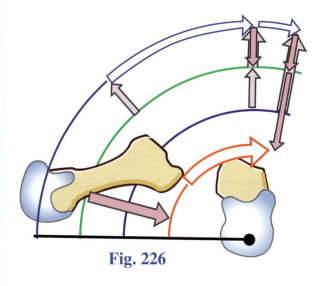

Fig. 226

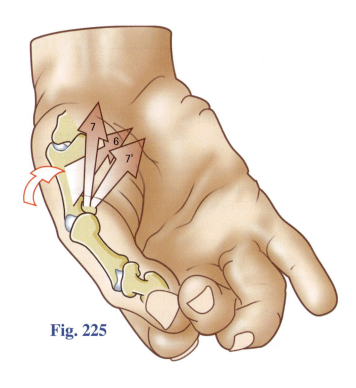

Fig. 225

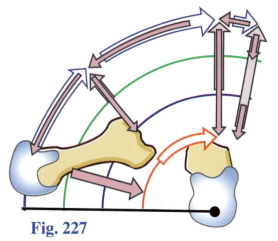

Fig. 227

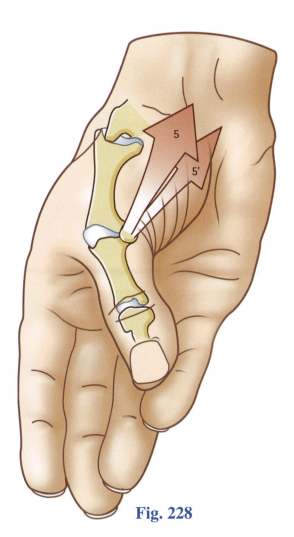

Fig. 228

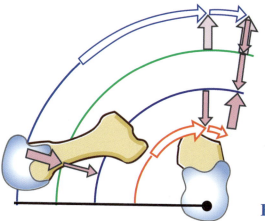

Fig. 229

297

A oposição do polegar

A **oposição é o principal movimento do polegar**: é a capacidade de colocar sua polpa em contato com a polpa de um dos outros quatro dedos para formar uma **pinça digital**. Portanto, não existe uma oposição, mas toda uma gama de oposições que realizam uma **grande variedade de pinças e ações** de acordo com os dedos envolvidos e seu tipo de associação. O polegar só evidencia toda a sua importância funcional quando relacionado aos outros dedos e vice-versa. **Sem o polegar, a mão perde quase toda a sua utilidade funcional**, a ponto de serem realizadas intervenções cirúrgicas complexas apenas para reconstruí-lo a partir dos elementos restantes: essas são as **cirurgias de policização de um dedo** e, atualmente, **transplante**.

Todos os tipos de oposição estão limitados ao interior de um **setor cônico do espaço, o cone de oposição**, cujo ápice é ocupado pela articulação trapézio-metacarpal. Na verdade, este cone é bastante deformado, porque sua base é limitada, conforme definido por J. Duparc e J.-Y. de la Caffinière, pelos **"longo e curto percursos de oposição"**.

O **longo percurso** (Fig. 230) foi perfeitamente descrito por Sterling Bunnell na sua experiência clássica "dos fósforos" (Fig. 234).

O **curto percurso** (Fig. 231) foi definido da seguinte forma: "o primeiro metacarpal realiza em um plano e de forma praticamente linear um movimento que leva progressivamente sua cabeça para a frente do segundo metacarpal". Na verdade, este movimento é o **deslizamento do polegar na palma da mão** pouco utilizado e pouco funcional, não merecendo o nome de oposição porque praticamente não está associado ao **componente de rotação** que é, conforme já discutido, fundamental na oposição. Aliás, esta forma de oposição do polegar em direção à palma ocorre justamente nas paralisias da oposição normal, **por déficit do nervo mediano**.

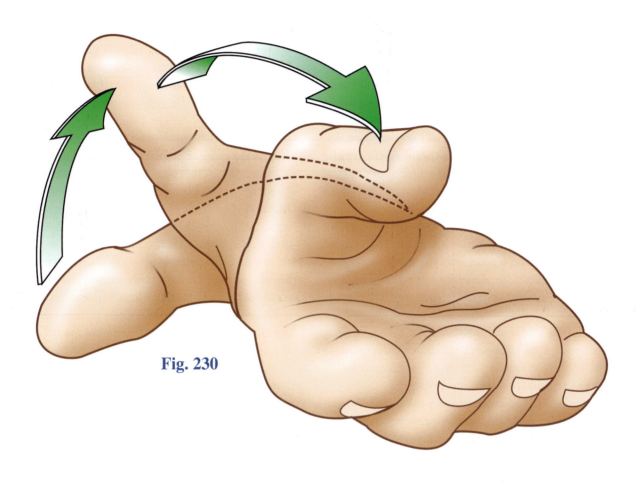

Fig. 230

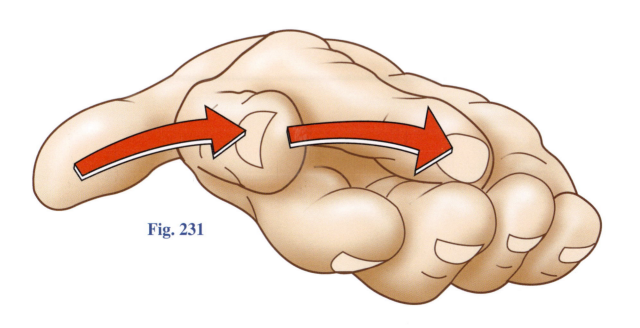

Fig. 231

299

Mecanicamente, a oposição do polegar é um **movimento complexo** que associa, em graus variados, três componentes: a **anteposição**, a **flexão** e a **pronação** da coluna osteoarticular do polegar.

- A **anteposição** ou projeção A (Fig. 232) é o movimento que leva o polegar **para a frente do plano da palma**, com a eminência tênar formando um cone construído no ângulo súpero-lateral da mão. Isto ocorre essencialmente **ao nível da articulação trapézio-metacarpal** e de forma acessória na articulação metacarpofalângica, na qual a inclinação radial acentua a elevação da coluna do polegar. Este afastamento entre primeiro e segundo metacarpais é denominado abdução pelos autores anglófonos, o que é contraditório com o segundo componente da adução conduzindo o polegar medialmente. Apesar de utilizar o termo abdução, é melhor reservá-lo para a separação entre primeiro e segundo metacarpais no plano frontal;
- A **flexão** F (Fig. 233) conduz toda a coluna medialmente, e é por isso que na terminologia clássica é denominada adução. Mas já vimos que se trata, na verdade, da flexão de todas as articulações da coluna do polegar:
  - a **articulação trapézio-metacarpal**, sobretudo; porém, ela não pode deslocar o primeiro metacarpal além do plano sagital passando pelo eixo longitudinal do segundo. É um movimento de flexão porque se prolonga na flexão da segunda articulação;
  - a **articulação metacarpofalângica**, na verdade, vai aumentar sua flexão em graus variados de acordo com o dedo "visado" pelo polegar no seu movimento de oposição;
  - a **articulação interfalângica** finalmente se flexiona para acrescentar o "toque final", prolongando a ação da articulação metacarpofalângica para atingir o objetivo.

- A **pronação**, componente fundamental da oposição do polegar, graças à qual as polpas dos dedos podem entrar em contato umas com as outras, pode ser definida como a alteração da posição da falange distal do polegar que "olha" em direções diferentes de acordo com seu grau de rotação sobre seu eixo longitudinal. A palavra pronação é utilizada por analogia com o movimento do antebraço e ocorre no mesmo sentido. Esta rotação da última falange sobre seu eixo longitudinal é **resultado da atividade da coluna do polegar como um todo**, na qual todas as articulações são afetadas em graus diferentes e por mecanismos diversos. **A experiência dos "fósforos" de Sterling Bunnell** (Fig. 234) evidencia bem a rotação: depois de colar um fósforo no sentido transversal na base da unha do polegar, e olhar a mão "em pé" (a própria pessoa pode fazer esta experiência e olhar no espelho), medimos um ângulo de 90° a 120° entre sua posição inicial I, mão espalmada, e sua posição final II, posição de oposição máxima, polegar tocando o dedo mínimo. Inicialmente acreditava-se que esta rotação da coluna do polegar sobre seu eixo longitudinal ocorria devido à frouxidão da cápsula articular ao nível da trapézio-metacarpal. Agora, estudos recentes revelaram que é na oposição que a articulação fica mais "cerrada" (*posição fechada*) e que o trabalho mecânico é mais fraco. Atualmente sabemos que o papel essencial da rotação é realizado pela articulação trapézio-metacarpal, e graças a **um outro mecanismo, o da articulação universal ("cardã")**, desta articulação com dois eixos. Aliás, uma **prótese com dois eixos** da articulação trapézio-metacarpal, construída de acordo com esses princípios, desempenha perfeitamente seu papel e permite a oposição normal.

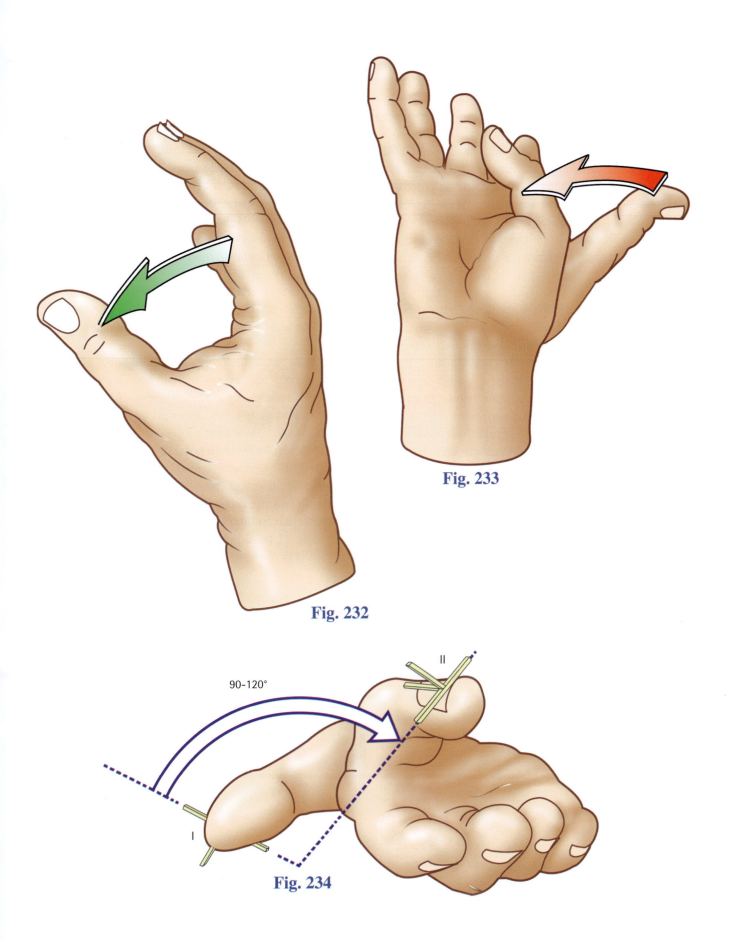

Fig. 232

Fig. 233

Fig. 234

301

O componente da pronação

A pronação da coluna do polegar é resultado de **dois contingentes de rotação**.

A. A rotação automática é devida à ação da articulação trapézio-metacarpal, conforme já mencionado, não esquecendo que as duas outras articulações, metacarpofalângica e interfalângica, participam adicionando sua flexão à da articulação trapézio metacarpal; o efeito desse processo é tornar o eixo longitudinal da falange distal quase paralelo ao eixo principal **YX'** de anterretroposição, realizando na falange terminal uma rotação cilíndrica na qual toda a rotação da articulação trapézio-metacarpal ao redor deste eixo causa uma rotação igual, alteração igual da posição, da polpa do polegar.

O **modelo mecânico da mão** (ver no final do livro) facilita a verificação deste mecanismo.

A partir da **posição de partida** (Fig. 235: vista ântero-superior do modelo) até a **posição de chegada** (Fig. 236), a alteração da posição da falange distal e sua oposição com a falange distal do dedo mínimo foram obtidas através da simples mobilização ao redor de quatro eixos **XX'**, **YY'**, **f₁** e **f₂**, sem nenhuma deformação do papelão, que seria o equivalente ao "trabalho mecânico" em uma das articulações.

No **detalhe** (Fig. 237) foi suficiente realizar sucessivamente (ou simultaneamente) as quatro seguintes operações:

1) **Rotação na articulação trapézio-metacarpal da porção intermediária da articulação universal** ao redor do eixo **XX'** no sentido de anteposição (seta **1**) levando o primeiro metacarpal da posição **1** para a posição **2** e o eixo Y_1Y_1' para Y_2Y_2';
2) **Rotação na articulação trapézio-metacarpal do primeiro metacarpo** (seta **2**) da posição **2** para a posição **3** através da flexão ao redor do eixo Y_2Y_2';
3) **Flexão na articulação metacarpofalângica da falange proximal** ao redor do eixo **f₁**;
4) **Flexão na articulação interfalângica da falange distal** ao redor do eixo **f₂**.

Dessa forma foi mostrado, não mais teoricamente, mas sim na prática, o papel essencial do cardã da articulação trapézio-metacarpal na rotação longitudinal do polegar.

B. A rotação "assistida" (Fig. 238), que aparece claramente quando fósforos são fixados transversalmente nos três segmentos móveis do polegar, realiza a oposição máxima. Portanto, observamos que esta pronação de aproximadamente **30°** que assiste a precedente ocorre em dois níveis:

- **Na articulação metacarpofalângica**, na qual uma pronação de 24° se deve à ação dos músculos inseridos nos sesamóides laterais, *abdutor curto do polegar* e *flexor curto do polegar*. É uma **rotação ativa**;
- Na **articulação interfalângica**, na qual ocorre uma pronação de 7°, **puramente automática**, através de rotação cônica (Fig. 206).

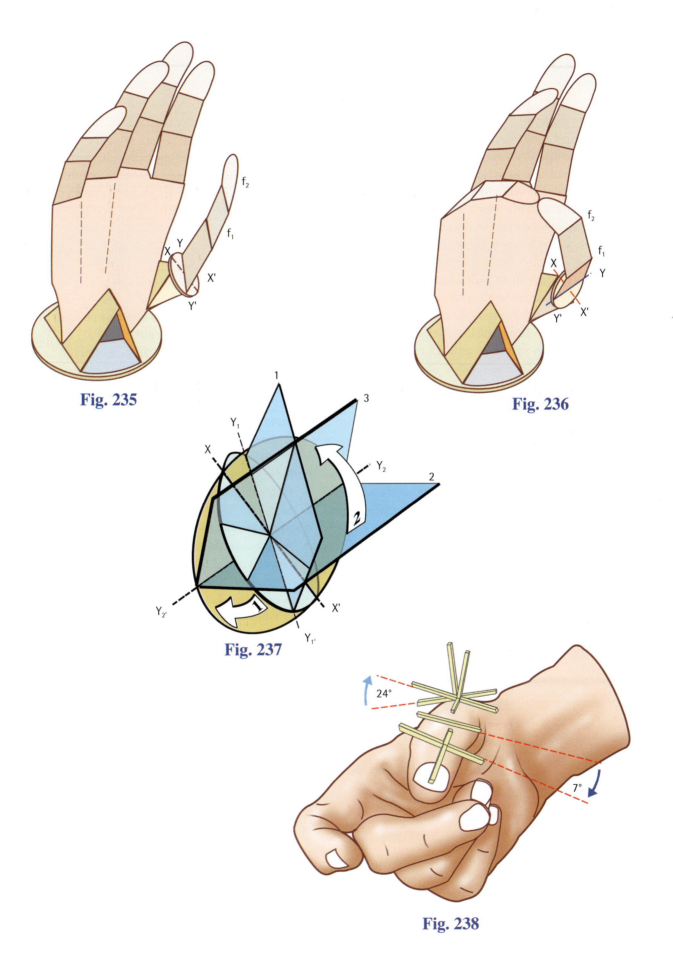

Fig. 235

Fig. 236

Fig. 237

Fig. 238

A oposição e a contra-oposição

Já vimos o papel fundamental da articulação trapézio-metacarpal, denominada **"a rainha"**, na oposição do polegar: também é verdade que **as articulações metacarpofalângica e interfalângica permitem a distribuição da oposição** a um dos quatro últimos dedos. Na verdade, é graças ao **grau de flexão mais ou menos acentuado** dessas duas últimas articulações que o polegar pode escolher a qual dedo fará oposição.

Na **oposição polegar-dedo indicador** em contato polpa-polpa (Fig. 239), a articulação metacarpofalângica é pouco flexionada sem nenhuma pronação nem inclinação radial. É o seu ligamento colateral medial que se opõe ao desvio radial do polegar sob a força do indicador; a articulação interfalângica está em *extensão*; mas é em outros modos de oposição polegar-indicador, por exemplo, ponta-ponta, na qual ocorre o contrário, a articulação metacarpofalângica está completamente estendida e a articulação interfalângica flexionada.

Na **oposição do polegar-dedo mínimo** ponta-ponta (Fig. 240), a articulação metacarpofalângica está flexionada em inclinação radial e pronação, e a articulação interfalângica flexionada. Na oposição polpa-polpa a articulação interfalângica está em extensão.

A **oposição realizada com os dedos intermediários médio e anular** é escolhida graças a uma flexão, inclinação radial, pronação, nos estágios intermediários desses casos extremos.

Portanto, é possível afirmar que a partir da posição da base do primeiro metacarpal em oposição, **é a articulação metacarpofalângica que permite a escolha da oposição**.

A oposição indispensável para segurar os objetos não seria realizada sem a **contra-oposição**, que permite largá-los ou preparar a mão para segurar objetos volumosos. Este movimento (Fig. 241), que leva o polegar para o plano da palma, é definido ao contrário por três componentes a partir da oposição:
- Extensão;
- Retropulsão;
- Supinação da coluna do polegar.

Os músculos que atuam na contra-oposição são:
- O *abdutor longo do polegar*;
- O *extensor curto do polegar* e, sobretudo;
- O *extensor longo do polegar*, que é o único capaz de levar o polegar em retropulsão extrema no plano da palma.

Os nervos motores do polegar (Fig. 242) são:
- O **nervo radial R**, para a contra-oposição;
- O **nervo ulnar U**, para a firmeza das pinças e, sobretudo;
- O **nervo mediano M**, para a oposição.

Os movimentos testes são:
- **A extensão do punho e das articulações metacarpofalângicas** dos quatro últimos dedos, a extensão e o afastamento do polegar para a integridade do nervo radial;
- **A extensão das duas últimas falanges** dos dedos **e seu afastamento-reaproximação** para o nervo ulnar;
- **O fechamento do punho e oposição do polegar para o nervo mediano.**

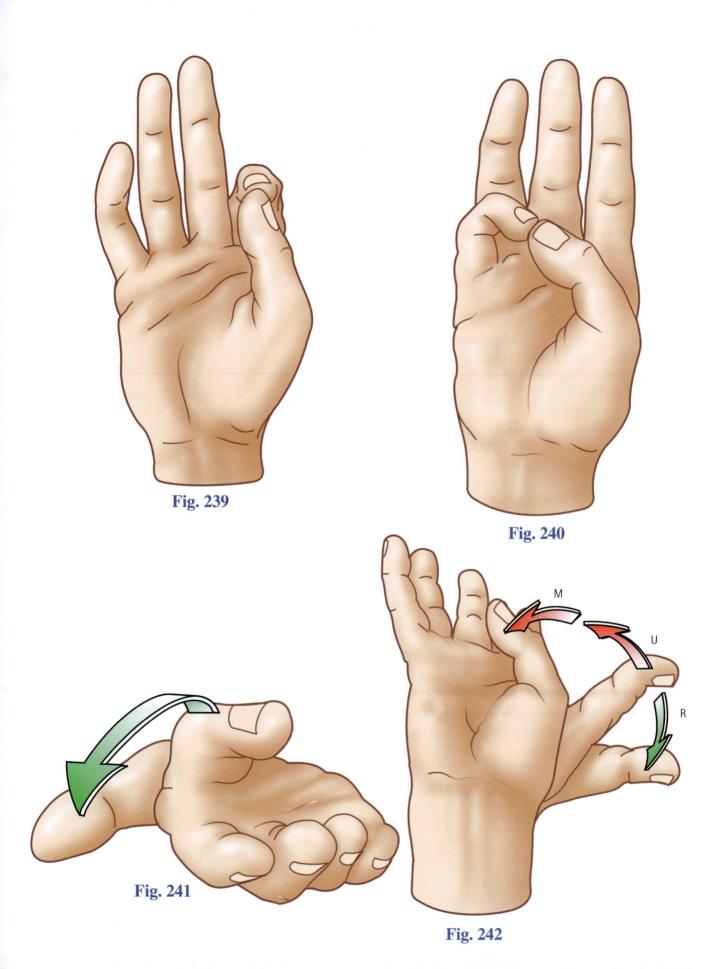

Fig. 239

Fig. 240

Fig. 241

Fig. 242

É difícil avaliar corretamente o movimento complexo da oposição porque os métodos propostos até o momento (pág. 254) não levam em consideração o componente de rotação longitudinal da coluna do polegar. Em 1986, o autor propôs um sistema de avaliação, atualmente adotado em quase todo o mundo, **os testes de oposição e de contra-oposição**. Sem nenhum instrumento de medida, eles utilizam como sistema de referência o próprio corpo do paciente; viável em qualquer ambiente; esses testes apresentam ressonância hipocrática. O resultado se traduz por um **único número**, muito fácil de se introduzir nos **quadros estatísticos**.

No **teste de oposição** (Fig. 243), que os autores anglófonos denominam *Total Opposition Test* (**TOT**), atualmente incluso na nomenclatura mundial, a própria mão do paciente serve de sistema de referência: o polegar, partindo do afastamento máximo, vai percorrer o longo percurso da oposição, em contato sucessivo com a polpa dos outros dedos, da face palmar do dedo mínimo, e por último a palma.

A **escala de avaliação** tem **dez estágios**, desde a oposição nula até a oposição máxima:

- **Estágio 0**: a polpa do polegar entra em contato com a face lateral da **F1** do dedo indicador: a mão está espalmada e a oposição é nula;
- **1º estágio**: a polpa do polegar está em contato com a face lateral da **F2** do dedo indicador, exigindo discreta anteposição do polegar e leve flexão do dedo indicador;
- **2º estágio**: a polpa do polegar atinge a face lateral da **F3** do dedo indicador, cuja flexão aumentou. A anteposição da coluna do polegar aumentou discretamente;
- **3º estágio**: a extremidade do polegar se opõe à extremidade da **F3** do indicador, que está flexionado; a coluna do polegar em extensão sofre discreta adução;
- **4º estágio**: a extremidade do polegar toca a extremidade da **F3** do dedo médio: a adução aumentou, a MF fletiu ligeiramente, mas a IF permanece em extensão;
- **5º estágio**: o polegar atinge a extremidade da **F3** do dedo anular: aumento da adução e da anteposição; a MF flexiona um pouco mais, e a IF discretamente;
- **6º estágio**: o polegar atinge a extremidade da **F3** do dedo mínimo; a anteposição atinge seu máximo, quase até a MF; a IF permanece em extensão;
- **7º estágio**: o polegar toca o dedo mínimo discretamente flexionado ao nível da prega palmar da IFD: a flexão da IF aumenta; a flexão da MF já está no máximo;
- **8º estágio**: o polegar atinge o dedo mínimo ligeiramente flexionado ao nível da prega palmar da IFP: a flexão da IF aumenta ainda mais; TM e MF estão em amplitude máxima;
- **9º estágio**: o polegar toca a base do dedo mínimo ao nível da prega digito-palmar: a flexão da IF está quase no seu máximo;
- **10º estágio**: o polegar atinge, na palma, a prega palmar distal: a flexão da IF, da MF e da TM atinge seu máximo. Este é o máximo da oposição.

A oposição é normal se o teste de oposição atinge o 10º estágio.

Entretanto, para que o teste seja totalmente útil, o polegar precisa percorrer o longo percurso: a **oposição sempre precisa deixar um espaço entre o polegar e a palma** (Fig. 244), sobretudo nos últimos estágios (do 6º ao 10º). É verdade que o ponto 10 pode ser atingido seguindo o curto percurso, mas nesse caso o teste não tem utilidade.

O **teste de contra-oposição** é realizado sobre um plano horizontal, como uma mesa (Fig. 245). A mão que vai ser examinada é colocada espalmada, a outra, em frente ao polegar, colocada sobre sua margem ulnar, para servir de referência. A contra-oposição é avaliada em 4 estágios:

- **Estágio 0**: o polegar não consegue se separar ativamente do plano da mesa;
- **1º estágio**: a extremidade do polegar se eleva ativamente até o nível da 5ª MF;
- **2º estágio**: o polegar se eleva ativamente até o nível da 4ª MF;
- **3º estágio**: a extremidade do polegar raramente se eleva até o nível da 3ª MF.

O 2º ou 3º estágios indicam **eficácia normal do *músculo extensor longo do polegar***.

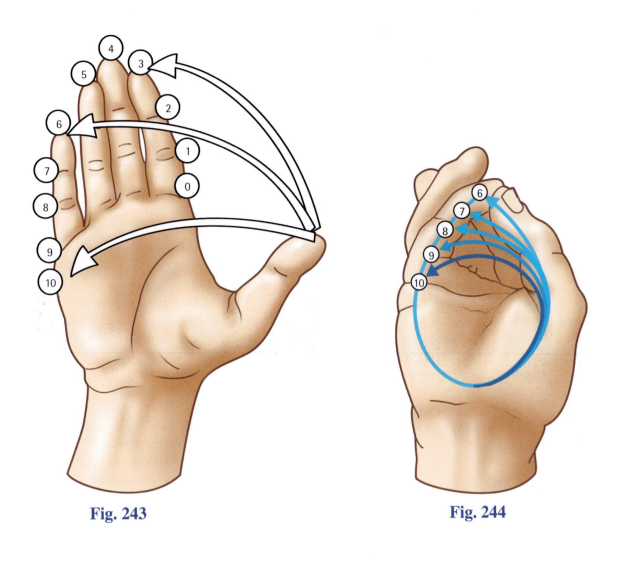

Fig. 243

Fig. 244

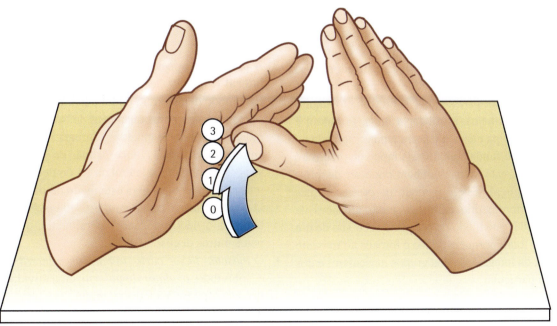

Fig. 245

307

Os modos de preensão

A complexa organização anatômica e funcional da mão contribui para a preensão: entretanto, não existe um, mas sim muitos tipos de preensão, divididos em três grandes grupos: as **preensões propriamente ditas**, que também podem ser denominadas **pinças**, as **preensões com atuação da gravidade**, as **preensões mais movimentos**. Esses grupos não representam todos os potenciais da mão: além da preensão, a mão também é capaz de realizar percussão, de fazer contato e de realizar gestos. Portanto, as estudaremos sucessivamente.

A preensão propriamente dita

As preensões, ou pinças, propriamente ditas são classificadas em **três grupos**: as **preensões digitais**, as **preensões palmares** e as **preensões centrais**. Essas preensões não exigem a participação da gravidade.

As preensões ou pinças digitais

São subdivididas em dois grupos: as **pinças bidigitais** e as **pinças pluridigitais**.

A. As pinças bidigitais formam a pinça clássica polegar-digital, em geral, polegar-indicador. Essas pinças são divididas em três tipos de acordo com a oposição: terminal, subterminal ou subtérmino-lateral.

1) **A pinça através de oposição terminal ou ponta-ponta** (Figs. 246 e 247) é a mais delicada e a mais precisa. Esta pinça permite segurar um objeto de pequeno calibre (Fig. 246) ou pegar um objeto muito fino: um fósforo ou um alfinete (Fig. 247). O polegar e o dedo indicador (ou o dedo médio) se opõem através da extremidade da polpa chegando, mesmo, para segurar alguns objetos muito finos (um fio de cabelo), a utilizar a unha. Portanto, é necessária uma polpa elástica e corretamente apoiada na unha, cujo papel é fundamental neste modo de preensão. Por esse motivo, esta prensa também pode ser denominada **polpa-ungueal**. Este é o modo de preensão mais facilmente comprometido pela menor das afecções da mão; na verdade, este modo de preensão necessita de um jogo articular total, porque a flexão é forçada ao máximo e, sobretudo, da integridade dos grupos musculares e dos tendões; em particular:

- O *músculo flexor profundo dos dedos* (tendão do indicador), que estabiliza a falange distal na flexão, daí a importância da reparação prioritária do FPD quando os dois flexores são secionados;
- O *músculo flexor longo do polegar* pelo mesmo motivo, do lado do polegar.

2) **A pinça por oposição subterminal ou polpa-polpa** (Fig. 248) é a mais freqüente. Esta pinça permite segurar objetos relativamente maiores: um lápis ou uma folha de papel: o teste de eficácia da preensão polpa-polpa consiste em tentar puxar uma folha de papel firmemente segura entre o polegar e o indicador. Se a oposição for boa, não é possível puxar a folha. Este teste, também denominado **sinal de Froment**, avalia a força do *músculo adutor do polegar* e, portanto, a integridade do nervo ulnar, que o comanda.

Neste modo de preensão, o polegar e o dedo indicador (ou um outro dedo) se opõem através da face palmar da polpa. É óbvio que o estado da polpa é importante, mas a articulação interfalângica distal pode estar em extensão, ou mesmo bloqueada em semiflexão por uma artrodese. Os músculos essenciais para este modo de preensão são:

- O *músculo flexor superficial dos dedos* (tendão do indicador): estabilização de F2 em flexão;
- Os músculos tênares flexores da F1 do polegar: *flexor curto do polegar, primeiro interósseo palmar, abdutor curto do polegar* e, sobretudo, o *adutor do polegar*.

3) **A pinça por oposição subtérmino-terminal ou polpa-lateral** (Fig. 249), como quando se segura uma moeda. Este modo de preensão pode substituir a oposição ponta-ponta ou polpa-polpa quando as duas últimas falanges do indicador foram amputadas: a pinça é menos delicada, entretanto, é firme. A face palmar da polpa do polegar se apóia sobre a face lateral da F1 do dedo indicador. Os músculos essenciais para este modo de preensão são:

- O *músculo interósseo dorsal do dedo indicador* para estabilizar o dedo indicador lateralmente, que é apoiado pelos outros dedos;
- O *músculo flexor curto do polegar, o interósseo palmar* e, sobretudo, *o adutor do polegar,* cuja atividade foi confirmada através de eletromiografia.

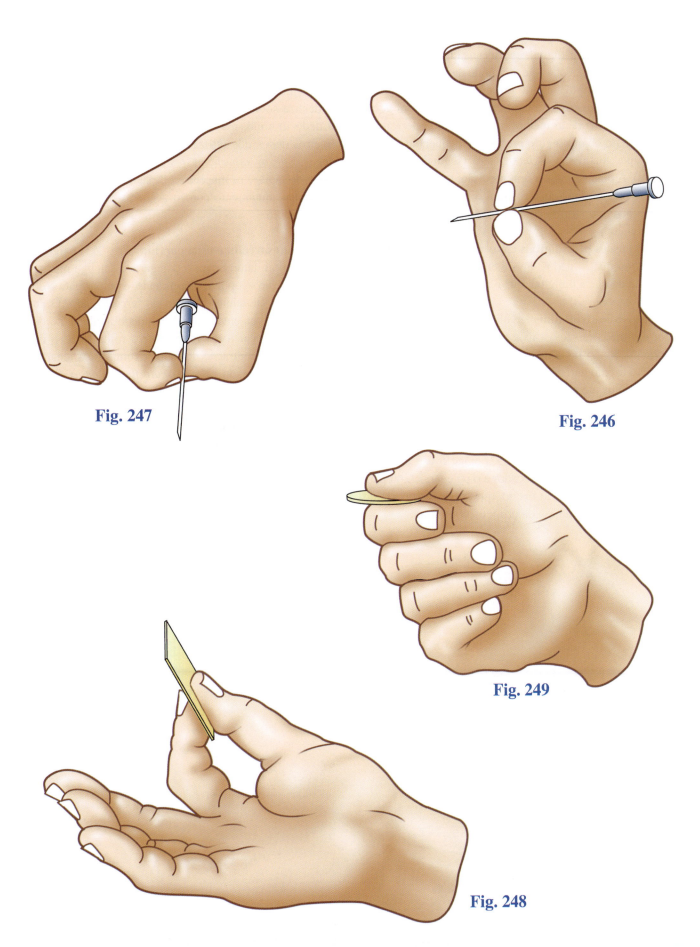

Fig. 247

Fig. 246

Fig. 249

Fig. 248

309

4) Entre as prensas bidigitais, existe uma que não forma uma pinça polegar-digital, é a **preensão interdigital látero-lateral** (Fig. 250) — é um modo de preensão secundário: por exemplo, segurar um cigarro ou qualquer outro objeto pequeno. Este movimento envolve, em geral, o indicador e o dedo médio; o polegar não interfere. O diâmetro do objeto seguro precisa ser pequeno. Os músculos que atuam são os *interósseos* (segundo palmar e dorsal). A pinça é fraca e sem precisão, mas é muito útil, porque os indivíduos que tiveram o polegar amputado a desenvolvem de forma notável.

B. As preensões pluridigitais envolvem, além do polegar, dois, três ou quatro dedos. Permitem uma preensão muito mais firme do que a bidigital, que é uma pinça de precisão.

1) **As preensões tridigitais** envolvem o polegar, o indicador e o médio e são as mais freqüentes. Uma parte importante, senão preponderante da humanidade, que conhece o uso do garfo, utiliza este tipo de pinça para levar os alimentos até a boca. Portanto, assemelha-se à **pinça tridigital pulpar** (Fig. 251) que é utilizada para segurar uma bola pequena na qual o polegar opõe sua polpa à do dedo indicador e do dedo médio em relação ao objeto. Por exemplo, **escrever** (Fig. 252) exige o uso da pinça tridigital, pulpar para o indicador e o polegar, lateral para a falange distal do dedo médio, que serve de suporte do mesmo modo que a base da primeira comissura.

Neste caso, esta pinça é muito direcional e parece com as preensões centrais do mesmo modo que com as preensões mais movimentos, que veremos adiante, porque a escrita não é resultado apenas dos movimentos do ombro e da mão que desliza sobre a mesa apoiada em sua margem ulnar e seu dedo mínimo, mas também dos movimentos dos três primeiros dedos que utilizam os músculos *flexor longo do polegar* e *flexor superficial dos dedos* para o indicador no vaivém do lápis, e os músculos que se inserem nos sesamóides laterais juntamente com o segundo *interósseo dorsal* para seu apoio.

A ação de **desarrolhar uma garrafa** (Fig. 253) exige uma pinça tridigital, lateral para o polegar e a falange média do dedo médio que se opõem diretamente, e pulpar para o dedo indicador que bloqueia o objeto no terceiro lado. O dedo médio serve de batente, apoiado no dedo anular e no dedo mínimo. O polegar força fortemente a rolha sobre o dedo médio graças à contração de todos os músculos tenares; o fechamento é iniciado pelo *músculo flexor longo do polegar* e terminado pelo dedo indicador sob a ação do músculo *flexor superficial dos dedos*. Quando a rolha está livre, sua retirada ocorre sem auxílio do dedo indicador, através do desenrolamento do polegar e do dedo médio: flexão do polegar, extensão do dedo médio. Este é um exemplo de preensão mais movimento (ver adiante).

Se no início a rolha não estiver muito firme, a pinça pode ser tridigital pulpar para os três dedos com movimento de desenrolamento através da flexão do polegar, extensão do dedo médio e acompanhamento do dedo indicador em abdução sob a ação do *músculo interósseo dorsal*: também, uma preensão mais movimento.

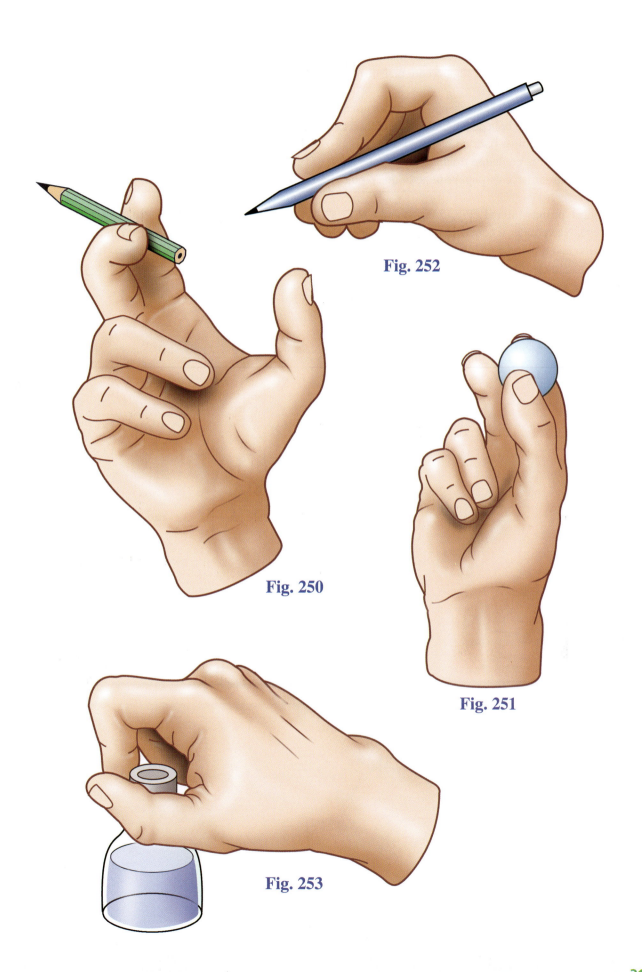

Fig. 252

Fig. 250

Fig. 251

Fig. 253

311

2) **As preensões tetradigitais** são utilizadas quando o objeto é muito grande e precisa ser seguro com mais firmeza. Portanto, a preensão pode ser:
- **Tetradigital pulpar** (Fig. 254) quando se segura um objeto esférico como uma bola de pingue-pongue. Observa-se que o contato é pulpar para o polegar, o dedo indicador e o dedo médio, enquanto é lateral sobre a terceira falange do dedo anular, cujo papel é impedir que o objeto escape para dentro da mão;
- **Tetradigital pulpar-lateral** (Fig. 255) quando se tira uma tampa. Na verdade, o contato é grande sobre o polegar, envolvendo a polpa e a face palmar da falange proximal, da mesma forma que sobre o dedo indicador e o dedo médio; a preensão é pulpar e lateral sobre a falange média do dedo anular, que bloqueia o objeto para dentro. O "envolvimento" da tampa pelos quatro dedos realiza um movimento de espiral nos segundo, terceiro e quarto dedos e podemos mostrar que o resultado das forças exercidas se anulam no centro da tampa que se projeta em relação à articulação metacarpofalângica do dedo indicador;
- **Tetradigital pulpar polegar-tridigital** (Fig. 256) como quando se segura um lápis de carvão, um pincel ou um lápis: a polpa do polegar se adapta e mantém fortemente o objeto contra a polpa do dedo indicador, do dedo médio e do dedo anular em extensão quase completa. Este também é o modo como os indivíduos que tocam violino e violoncelo seguram o arco.

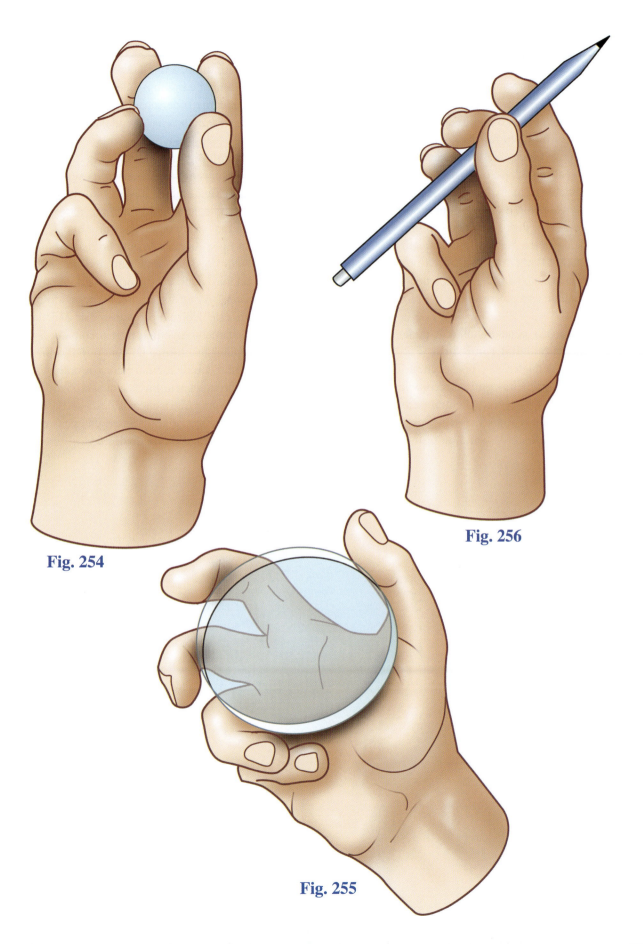

Fig. 254

Fig. 256

Fig. 255

313

3) As preensões pentadigitais utilizam todos os dedos, com o polegar se opondo de forma variada aos outros dedos. Essas prensas são utilizadas, em geral, para segurar objetos grandes. Entretanto, quando o objeto é pequeno pode ser utilizada uma **preensão pentadigital pulpar** (Fig. 257), com apenas o quinto dedo entrando em contato lateral. Se o objeto for mais volumoso, como uma bola de tênis, esta se torna uma **preensão pentadigital pulpar-lateral** (Fig. 258): os quatro primeiros dedos entram em contato por meio de sua face palmar e envolvem quase completamente o objeto, com o polegar se opondo aos três outros dedos e o dedo mínimo impedindo, com sua face externa, todo o descolamento para dentro e proximalmente. Embora não seja uma preensão palmar, a bola se situa mais para dentro dos dedos do que para dentro da palma; esta preensão já é bem firme.

Uma outra preensão pentadigital que podemos denominar **preensão pentadigital comissural** (Fig. 259) segura grandes objetos hemisféricos, por exemplo, uma tigela, envolvendo-os na primeira comissura: o polegar e o dedo indicador estendidos e separados entram em contato com toda a sua face palmar, o que exige grande flexibilidade e o potencial normal de afastamento da primeira comissura.

Este não é o caso após as fraturas do primeiro metacarpal ou de lesões do primeiro espaço, onde ocorre retração desta comissura. Além disso, a tigela é segurada (Fig. 260) pelos dedos médio, anular e mínimo, que entram em contato com a tigela apenas através de suas duas últimas falanges. Portanto, trata-se de uma preensão digital e não palmar.

A **preensão pentadigital "global"** (Fig. 261) permite segurar objetos planos muito grandes, por exemplo, um prato. Esta preensão exige grande afastamento dos dedos, muito divergentes, o polegar se colocando em retroposição e em extensão extremas se encontra em contra-oposição máxima. O polegar se opõe diametralmente ao dedo mínimo (setas vermelhas), com o qual forma um arco de 180°, sobre o qual se prendem o dedo indicador e o dedo médio. O dedo mínimo "morde" o outro semicírculo, de modo que o arco formado entre este dedo e o polegar seja de **215°**; esses dois dedos em afastamento máximo formam uma oitava, na linguagem dos pianistas, formando com o indicador uma preensão "triangular" quase regular e com os outros dedos uma **preensão em "teia de aranha"**, da qual o objeto não consegue escapar. Observe que a eficácia desta preensão depende da integridade das articulações interfalângicas distais e da ação do músculo flexor profundo dos dedos.

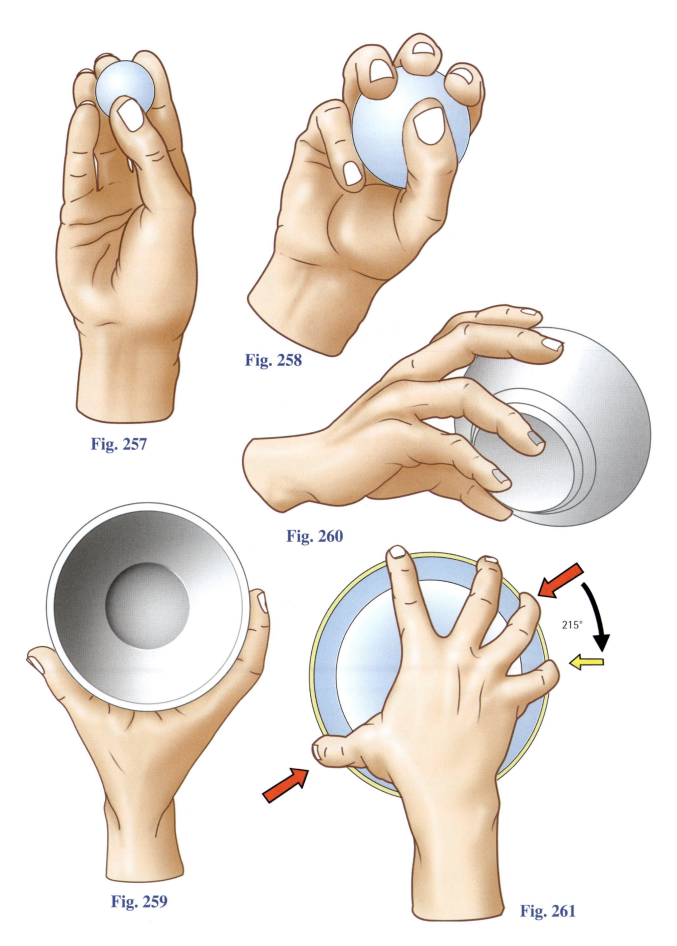

Fig. 257

Fig. 258

Fig. 260

Fig. 259

Fig. 261

As preensões palmares

As **preensões palmares** utilizam a palma da mão, além dos dedos. Estas preensões são divididas em dois tipos: as que utilizam o polegar e as que não o utilizam.

A. A preensão digito-palmar (Fig. 262) realiza a oposição da palma aos quatro outros últimos dedos. Este é um modo de preensão acessória, porém bastante utilizado quando se segura uma alavanca ou um volante. O objeto de pequeno diâmetro (3 a 4 cm) é seguro entre os dedos flexionados e a palma, sem envolvimento do polegar: a preensão só é firme, até um determinado ponto, no sentido distal; na direção do punho o objeto pode escapar facilmente, a preensão não é travada. Além disso, observamos que o eixo de preensão é perpendicular ao eixo da mão e não segue a direção oblíqua da concavidade palmar. Esta preensão digito-palmar também pode servir para segurar um objeto mais volumoso, por exemplo, um copo (Fig. 263), mas quanto maior o diâmetro do objeto, menor a firmeza de preensão.

B. A preensão palmar com a "mão toda" ou ainda com **"toda a palma"** (Figs. 264 e 265) é a preensão de força utilizada para os objetos pesados e relativamente volumosos. Um termo antigo e atualmente pouco utilizado, a **garra**, define perfeitamente este tipo de preensão e merece ser mencionado preferencialmente para designá-la. Ao redor dos **objetos cilíndricos** (Fig. 264) a mão literalmente se enrola; o eixo do objeto segue a mesma direção do eixo da concavidade palmar, isto é, oblíquo desde a base da eminência hipotênar até a base do indicador. Esta inclinação, em relação ao eixo da mão e do antebraço, encontra seu correspondente na inclinação do cabo dos instrumentos (Fig. 265) e, infelizmente, também das armas, que forma um ângulo de 100° a 110°. É fácil observar que é possível compensar mais facilmente um ângulo muito aberto (120° a 130°) graças à inclinação ulnar do punho, do que um ângulo muito fechado (90°), porque a inclinação radial é bem menos ampla.

O volume do objeto seguro determina a força da preensão: é perfeito quando permite que o polegar entre em contato (ou quase) com o indicador. Na verdade, o polegar forma o único batente que se opõe à força dos outros quatro dedos, e sua eficácia aumenta quanto mais estiver flexionado. O diâmetro dos cabos dos instrumentos depende desta observação.

A forma do objeto seguro não é indiferente, e agora percebemos que certas empunhaduras apresentam encaixes para os dedos.

Os **músculos necessários** para este modo de preensão são:
- Os *flexores superficial e profundo dos dedos* e, sobretudo, os *músculos interósseos* para a forte flexão das falanges proximais dos dedos;
- Todos os músculos da eminência tênar, o *adutor do polegar*, sobretudo o *flexor longo do polegar* para travar a preensão graças à flexão da falange média (distal para o polegar).

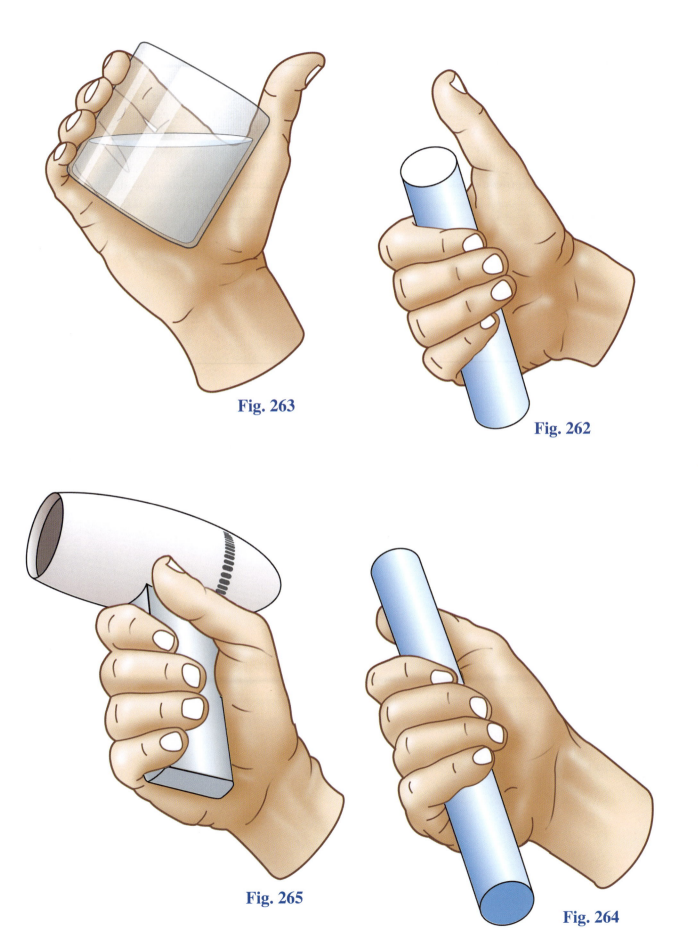

Fig. 263

Fig. 262

Fig. 265

Fig. 264

317

1) Quando a **preensão palmar cilíndrica** é utilizada em **objetos de diâmetro grande** (Figs. 266 e 267), sua preensão é menos firme quanto maior o diâmetro do objeto. Portanto, o fechamento depende, conforme já visto, da ação da articulação metacarpofalângica, que permite que o polegar percorra a diretriz do cilindro, isto é, um círculo, a saber, o caminho mais curto para fazer o trajeto. Por outro lado, o volume do objeto exige a liberdade de afastamento máximo da primeira comissura.

2) **As preensões palmares esféricas** podem envolver três, quatro ou cinco dedos. Quando se utilizam três (Fig. 268) ou quatro dedos (Fig. 269), o último posicionado medialmente, seja o dedo médio na preensão esférica tridigital ou o anular na preensão esférica tetradigital, entra em contato lateral com o objeto, formando um batente medial, apoiado pelos outros dedos, a saber apenas o mínimo ou o mínimo e o anular. Este batente se opõe à pressão do polegar e o objeto fica preso distalmente pela garra (ou garras) formada pelos dedos que entram em contato palmar com o objeto.

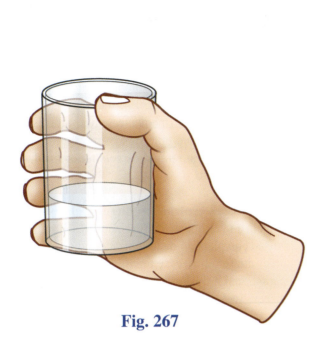

Fig. 267

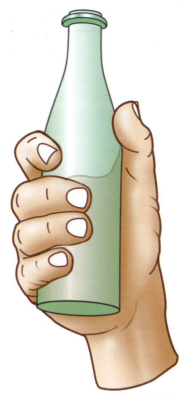

Fig. 266

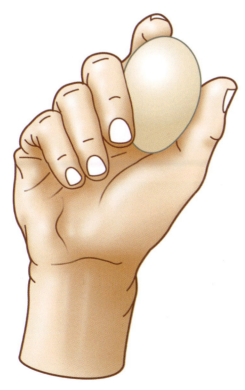

Fig. 268

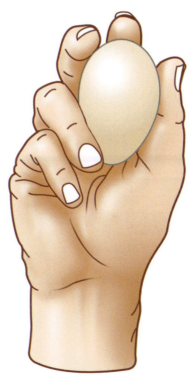

Fig. 269

Na **preensão palmar esférica pentadigital** (Fig. 270) todos os dedos entram em contato com o objeto através de suas faces palmares. O polegar se opõe ao dedo anular; juntos ocupam o maior diâmetro. O fechamento da preensão é garantido distalmente pelo dedo indicador e pelo dedo médio, e proximalmente pela eminência tênar e pelo dedo mínimo. A preensão é muito firme, graças à participação de todos os dedos em garra e da palma. Ao mesmo tempo, supomos o potencial máximo de afastamento comissural e a eficácia dos *músculos flexores superficial* e *profundo*: o objeto entra em contato com toda a palma. Esta preensão é muito mais simétrica do que as duas precedentes e, nesse sentido, estabelece a transição para as seguintes.

As preensões centrais

As **preensões centrais** realizam, na verdade, um movimento simétrico ao redor de um eixo longitudinal que é confundido, em geral, com o eixo do antebraço. Isto é evidente quando o **maestro segura a batuta** (Fig. 271) que apenas representa o prolongamento da mão e a extrapolação do dedo indicador no seu papel de indicador. Isto é mecanicamente indispensável quando se empunha uma **chave de fenda** (Fig. 272), que se confunde então com o eixo da pronação no ato de aparafusar ou desaparafusar. Isto também é nítido quando se **segura um garfo** (Fig. 273) ou uma faca, representando apenas o prolongamento distal da mão na direção do dedo indicador. Em todos os casos, o objeto de forma alongada é firmemente seguro através da preensão palmar que utiliza o polegar e os três últimos dedos, com o indicador tendo um **papel direcionador fundamental** para orientar o objeto.

As preensões centrais ou direcionadas são muito úteis; exigem a integridade da flexão dos três últimos dedos, a extensão completa do dedo indicador cujos músculos flexores precisam ser eficazes, e um mínimo de oposição do polegar para a qual a flexão da articulação interfalângica não é indispensável.

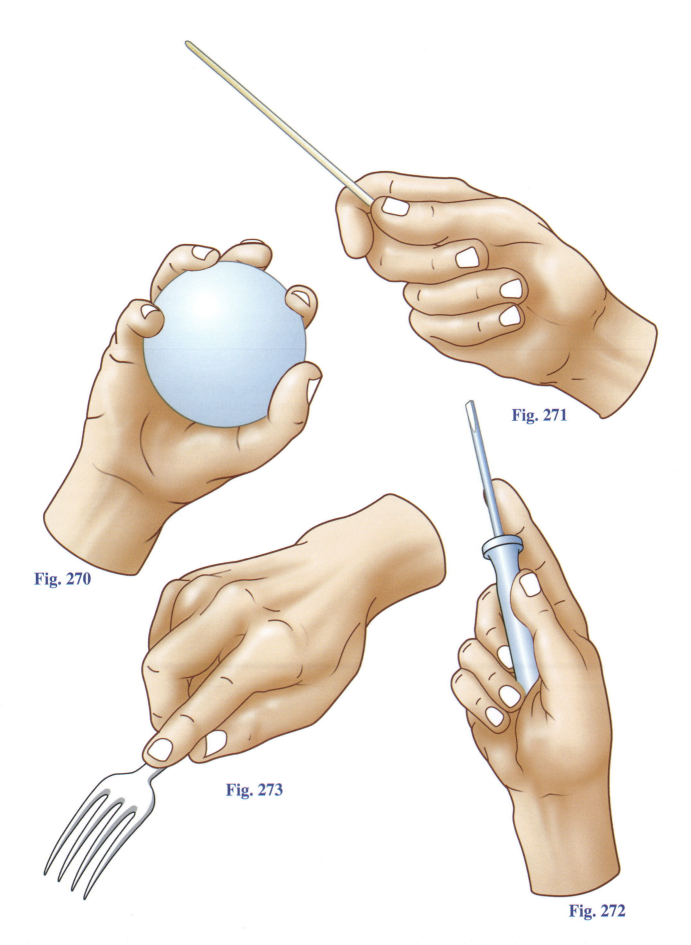

Fig. 270

Fig. 271

Fig. 272

Fig. 273

321

Preensões com atuação da gravidade

Os modos de preensão observados até aqui não exigem a atuação da força da gravidade: continuam aplicáveis mesmo em uma nave espacial. Em contrapartida, existem tipos de preensões nas quais a **força da gravidade é indispensável**, as que são utilizadas na superfície do nosso planeta. Se a gravidade for nula, os músculos se atrofiam, se for muito forte, por exemplo, como no planeta Júpiter, os músculos deverão se fortalecer: aí está, para os atletas, um modo físico de *dopping*, porém, deve ser muito incômodo viver em uma centrífuga!

Nas **preensões com auxílio da gravidade** a mão serve de suporte, como quando sustenta uma **bandeja (Fig. 274)**, o que supõe que a mão consegue ficar espalmada, palma horizontal para cima, portanto, supinação completa e sem os dedos em garra, o que é a base do **teste do garçom**, ou que pode formar um tripé para o objeto que sustenta.

Graças à força da gravidade, a mão também pode **atuar como uma colher**, como quando segura **sementes (Fig. 275)**, farinha ou líquido. A concavidade da palma é, portanto, prolongada pela concavidade dos dedos que são mantidos juntos através da ação dos *músculos interósseos palmares* para evitar que o conteúdo caia. O polegar, muito importante nesta ação, fecha a concavidade palmar lateralmente: em semiflexão entra em contato com o segundo metacarpal e a falange proximal do dedo indicador sob a ação do músculo adutor. Uma **concha** mais ampla pode ser formada através da **associação das duas mãos (Fig. 276)** formadas por duas semiconchas e unidas por sua margem ulnar, em um **gesto de oferenda**.

A sustentação de todos esses modos de preensão exige a **integridade da supinação**: na verdade, sem ela a palma, única parte da mão que pode formar uma concavidade, não consegue se orientar para cima, o ombro não consegue realizar nenhum movimento que substitua a supinação.

Quando se segura uma tigela com três dedos (Fig. 277) utilizamos a gravidade porque sua circunferência é segura entre dois batentes, formados pelo polegar e pelo dedo médio, e um gancho formado pelo dedo indicador. Esta preensão exige excelente estabilidade do polegar e do dedo médio e integridade do *músculo flexor profundo dos dedos* para o indicador, cuja terceira falange sustenta a margem da tigela. O *músculo adutor do polegar* também é indispensável.

As **preensões em garra com um ou mais dedos**, como para **segurar um balde ou uma valise**, ou ainda como **para se segurar nas irregularidades de uma parede rochosa**, também utiliza a força da gravidade, ao se opor à superfície apreendida, e necessitam também da integridade dos músculos flexores e, sobretudo, do *músculo flexor profundo dos dedos*, que pode se **romper acidentalmente em algumas manobras realizadas pelos alpinistas**.

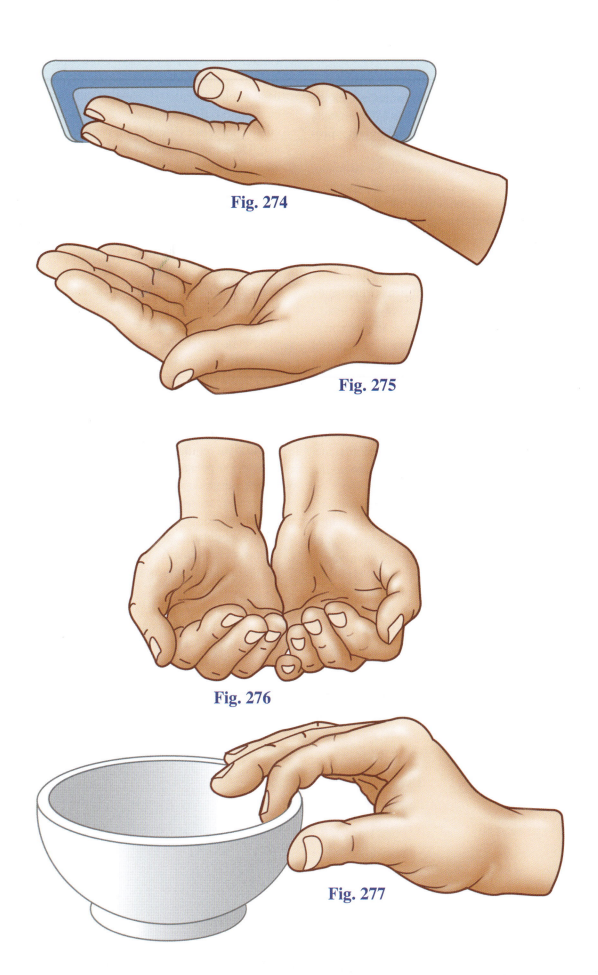

Fig. 274

Fig. 275

Fig. 276

Fig. 277

As preensões mais movimentos

As preensões estáticas já descritas não são suficientes para esgotar todo o potencial da mão. **A mão também é capaz de agir e segurar**. Esta forma de preensão será denominada **Preensão Mais Movimento** (PMM) ou simplesmente, **preensões-movimentos**.

Algumas dessas ações são elementares como, por exemplo, **lançar um pião** (Fig. 278), através de uma pinça (polegar-indicador) tangencial, ou mesmo **uma bolinha de gude** (Fig. 279), por uma brusca extensão de F2 através da súbita ação do *músculo extensor longo do polegar*, com a bola sendo mantida antes na concavidade do dedo indicador completamente flexionado pelo *músculo flexor profundo*.

Outras ações são mais complexas, com a mão efetuando uma **ação refletida sobre si mesma**. Neste caso, o objeto é seguro por uma parte da mão e sofre uma ação proveniente de outra parte. Essas preensões-movimentos nas quais a mão atua sobre ela mesma são **inúmeras**; podemos pegar como exemplos:

- **Acender um isqueiro** (Fig. 280), que se assemelha muito ao lançamento da uma bolinha de gude, com o isqueiro ficando na concavidade do dedo indicador e dos outros dedos, enquanto o polegar em garra se apóia sobre o mecanismo através da ação do *músculo flexor longo do polegar* e dos músculos tenares;
- **Pressionar o botão de uma "lata" de aerossol** (Fig. 281): neste caso, o objeto é seguro em preensão palmar e é a flexão do dedo indicador em garra que se apóia na válvula através da ação do *músculo flexor profundo*;
- **Cortar com a tesoura** (Fig. 282): coloca-se o polegar em um dos elos da tesoura, e o dedo médio ou anular no outro. O polegar é essencialmente ativo tanto no fechamento da tesoura, através dos músculos tênares, quanto na sua abertura, através do *músculo extensor longo do polegar*. O afastamento dos elos pode, quando realizado de forma repetitiva como um ato profissional, causar a ruptura deste músculo extensor. O dedo indicador guia a tesoura, sendo um exemplo de **preensão mais movimento direcionado**;

- **Comer com *hashi*** (Fig. 283), um dos pauzinhos permanece fixo, bloqueado na comissura do polegar através do dedo anular, o outro pauzinho mobilizado por uma pinça tridigital, polegar-indicador-médio, forma uma pinça com o primeiro. Este é, com certeza, um bom teste de habilidade manual para os ocidentais. Os asiáticos realizam este movimento de forma quase inconsciente, desde muito pequenos;
- **Fazer nó com uma mão só** (Fig. 284). Aqui também trata-se de um teste de habilidade manual, que nem todas as pessoas têm, e que supõe a ação independente e coordenada de duas pinças bidigitais, uma formada pelo dedo indicador e pelo dedo médio, atuando através da prensão látero-lateral, e a outra polegar-anular, que realiza uma preensão polegar-digital muito pouco utilizada. Os **cirurgiões** utilizam um método parecido, mais simples, para fazer suturas com uma só mão. Essas ações múltiplas realizadas com uma das mãos são realizadas com muita freqüência por **prestidigitadores e pelos ilusionistas**, cuja destreza está nitidamente acima da média, preservada por exercícios diários;
- **A mão esquerda do violinista** (Fig. 285) ou aquela do **guitarrista** ou **violonista** realiza uma preensão mais movimento: o polegar apóia o "braço" do violino e, ao se mover, serve de contra-apoio à ação dos quatro outros dedos que, ao tocar nas cordas, formam as notas. Esta pressão na corda precisa ser realizada de forma precisa, firme e modulada **para criar o *vibrato***. Essas ações complexas são desenvolvidas pelo aprendizado e precisam ser praticadas através de exercícios diários.

Cada leitor pode descobrir por si só uma infinidade de preensões mais movimento que representam a atividade mais elaborada da mão com integridade funcional plena e que podem servir como **testes funcionais**.

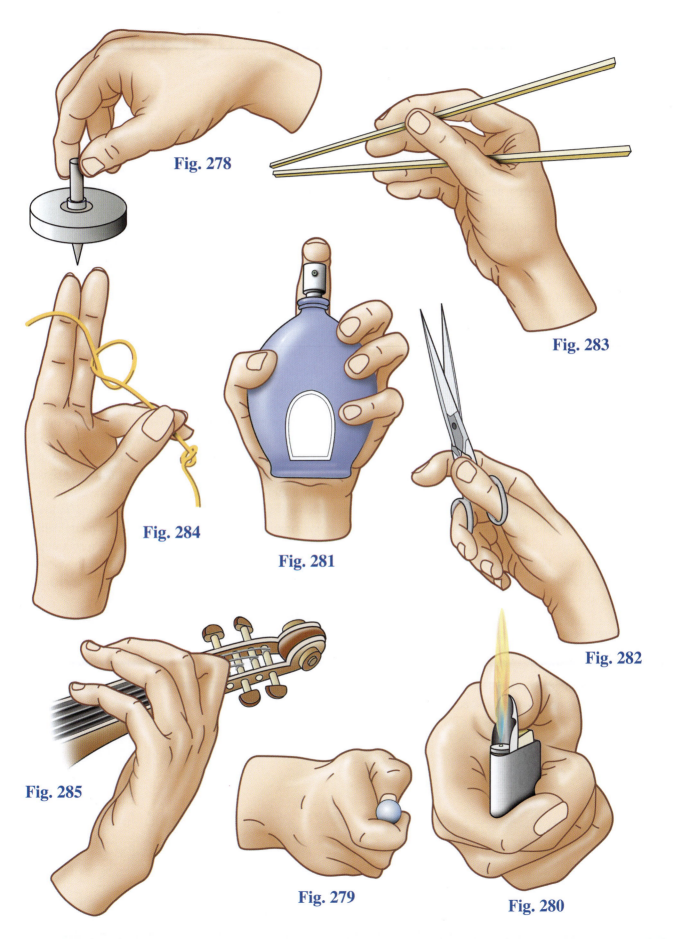

As percussões — o contato — o gesto

A mão do ser humano tem muitas outras utilidades além da preensão: pode ser utilizada como **instrumento de percussão**:

- Seja no trabalho, por exemplo, para utilizar uma **máquina de escrever, uma calculadora** (Fig. 286) ou um **computador**, ou mesmo para **tocar piano**: cada dedo atua como um pequeno martelo que bate em cada tecla graças à ação coordenada dos *músculos interósseos* e dos *músculos flexores dos dedos*, sobretudo o *profundo*. A dificuldade está em adquirir a independência funcional dos dedos entre si e das mãos entre elas, o que exige aprendizado cerebral e muscular e treinamento permanente;
- Seja na luta em que os **golpes são dados com o punho fechado** (Fig. 287), como no boxe, com a margem ulnar da mão ou com a extremidade dos dedos, como no caratê, ou até mesmo com a mão espalmada, quando se dá um tapa.
- Seja ao estalar os dedos provocando o deslizar violento do dedo médio desde a extremidade até a base do polegar.

O contato realizado pela mão pode ser suave, como em uma **carícia** (Fig. 288), que tem papel primordial no contato social e, sobretudo, afetivo. Também é preciso observar que a sensibilidade cutânea intacta é indispensável tanto para a mão que acaricia quanto para aquela que é acariciada. Em alguns casos, o contato entre duas mãos pode ter papel terapêutico na imposição das mãos que pode até mesmo ser "eficaz" a distância. Enfim, o gesto mais banal no cotidiano do homem ocidental, o aperto de mão (Fig. 289), representa um contato social repleto de importância simbólica.

A **linguagem corporal** é um atributo insubstituível da mão.

Na verdade, isto ocorre em estreita **relação entre a face e a mão**; a linguagem corporal depende dos centros subcorticais, como mostra seu desaparecimento na doença de Parkinson.

A **linguagem da mão e da face** é codificada para comunicação entre os portadores de deficiência auditiva, mas **a linguagem corporal instintiva forma uma segunda linguagem**; diferentemente do sistema de comunicação oral, **seu significado é universal**. Este modo de expressão inclui inúmeras formas, que podem variar de acordo com a região mas, em geral, são as mesmas em todo o planeta, seja quando se agita o punho fechado para cima em sinal de ameaça (Fig. 287), de saudação com a mão bem aberta em sinal de paz ou o **dedo em riste** (Fig. 290, mão de São Tomás no Retábulo do Convento de Isenheim, obra-prima do alemão Matias Grünewald) em sinal de acusação, ou mesmo os **aplausos** em sinal de aprovação. A linguagem corporal é "trabalhada" profissionalmente pelos artistas de teatro, mas é instintiva no homem comum. Seu objetivo é enfatizar e acentuar o sentido da expressão, mas com freqüência a linguagem corporal não precisa da palavra, e é suficiente para exprimir os sentimentos e as situações, o que explica a **grande quantidade de "gestos com as mãos" nos quadros e nas esculturas**. Este papel da mão não é a menor de suas funções, além de sua utilidade funcional e sensorial.

Em algumas **atividades artesanais**, por exemplo, na do **oleiro** (Fig. 291), a ação da mão ocorre em todos os planos simultaneamente: ação de execução na modelagem do objeto, ação sensorial para reconhecer a forma que se modifica permanentemente sob a carícia-trabalho e, por fim, a importância simbólica, gesto de oferecer sua criação à humanidade.

É esta característica completa do gesto criativo do artesão que torna seu trabalho tão valioso.

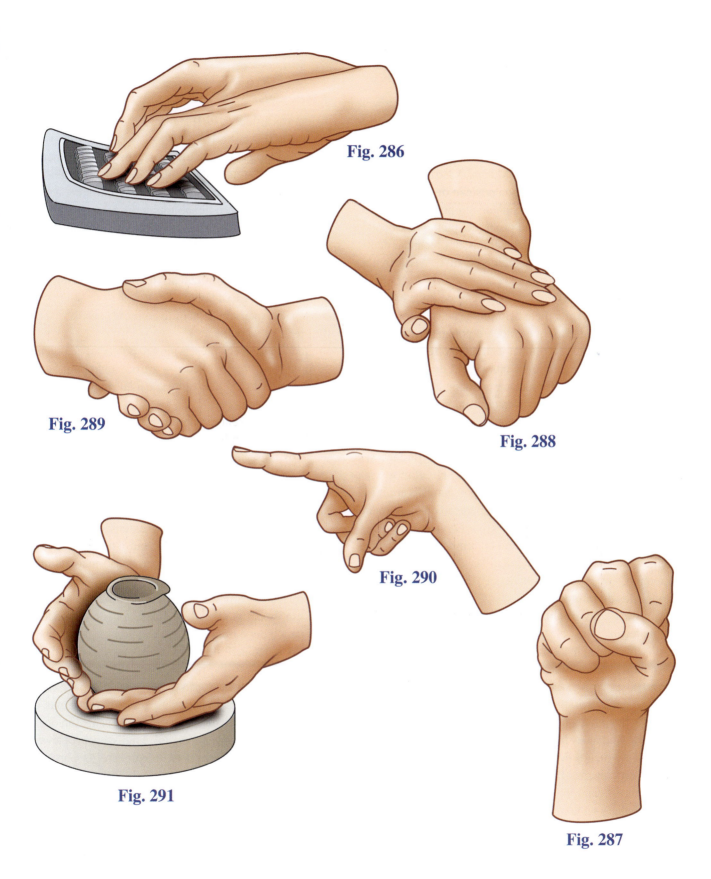

Posições de atividade e de imobilização

Inicialmente descrita em 1948 por S. Bunnell como a posição da mão em repouso, a **posição funcional da mão** é, na verdade, bem diferente daquela observada quando o indivíduo está dormindo (Fig. 292, A Mão de Adão, segundo Michelangelo), também denominada **posição de relaxamento** ou **posição de repouso**, que também é a posição antálgica da mão ferida: o antebraço em pronação, punho flexionado, polegar em adução-retroposição, comissura fechada, dedos relativamente estendidos, sobretudo ao nível das articulações metacarpofalângicas.

A **posição funcional** (Figs. 293 e 294) foi definida em 1951 por W. Littler: antebraço em semipronação, punho em extensão de 30° e adução, que coloca o polegar, sobretudo o primeiro metacarpal, em alinhamento com o rádio, formando com o segundo metacarpal um ângulo de aproximadamente 45°, as articulações metacarpofalângica e interfalângica quase alinhadas, dedos discretamente flexionados, com as articulações metacarpofalângicas tanto mais flexionadas quanto mais medial for o dedo. No conjunto, a posição funcional **é aquela a partir da qual a preensão poderá ser efetuada com o mínimo de mobilidade articular** se uma ou mais articulações dos dedos ou do polegar estiverem anquilosadas, ou a partir da qual a recuperação dos movimentos úteis será relativamente fácil, com a oposição já quase realizada e alguns graus de flexão em uma das articulações restantes, suficientes para completá-la.

Entretanto, em 1973, R. Tubiana (1973) definiu **três tipos de posições de imobilização:**

1) **A posição de imobilização temporária** denominada **"proteção"** (Fig. 295), que tenta preservar a mobilidade subseqüente da mão:
- Antebraço em semiflexão, pronação, cotovelo flexionado em 100°;
- Punho em extensão de 20° e discreta adução;
- Dedos tanto mais flexionados quanto mais mediais;
  - as articulações MF fletidas entre 50° e 80°, tanto mais quanto menos fletidas estiverem as articulações IFP;
  - as articulações IF moderadamente flexionadas, tanto menos quanto mais se deseje reduzir a tensão e a isquemia — a falta de aporte arterial — em seu nível;
  - para as articulações IFP entre 10° e 40°, para as articulações IFD entre 10° e 20°;
  - Polegar preparado para oposição: primeiro metacarpal em discreta adução, mas também em anteposição garantindo a abertura da primeira comissura; articulações MF e IF em flexão muito discreta, de forma que a polpa do polegar se posicione na direção do dedo indicador e do dedo médio.

2) **As posições de imobilização definitivas funcionais** denominadas **"de fixação"**:

Essas posições variam de acordo com cada caso:
- Em relação ao polegar:
  - quando os dedos preservam seu potencial de preensão, o punho deve ser fixado — artrodese do punho — em extensão de 25° para colocar a mão em posição de preensão;
  - quando os dedos perderam sua função de preensão, o bloqueio do punho é mais vantajoso em flexão;
  - se os dois punhos estiverem definitivamente fixados, é imperativo fixar um em flexão para realização da higiene perineal; é preciso utilizar uma tala para fixar o punho em posição reta. A utilização de duas talas deve provocar a artrodese em extensão de 10° da mão dominante e flexão de 10° da outra mão.
- O antebraço é imobilizado em pronação mais ou menos completa;
- Em relação às articulações metacarpofalângicas, a posição em flexão vai desde 35° para o dedo indicador até 50° para o dedo mínimo;
- Para as articulações interfalângicas proximais a flexão é de 40° a 60°;
- A artrodese da articulação trapézio-metacarpal é realizada em uma posição adaptada para cada caso, mas cada vez que for preciso bloquear definitivamente um dos elementos da pinça polegar/digital, é indispensável levar em consideração o potencial de movimento da porção que permanece móvel.

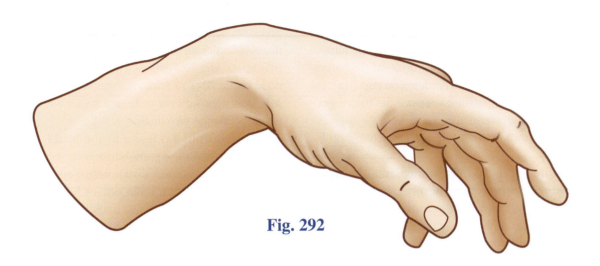

Fig. 292

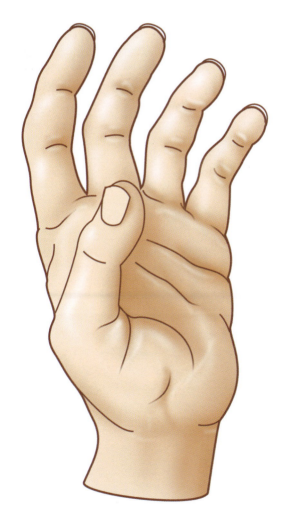

Fig. 293

3) **As posições não funcionais denominadas "de imobilização temporária" — posições de repouso parcial**

Essas posições só se justificam por curto período de tempo para obter melhor estabilidade ao nível do local de fratura ou repouso ao nível de uma sutura tendínea ou nervosa.

O risco de enrijecimento por estase venosa e linfática é grave. Esse risco é consideravelmente reduzido se as articulações adjacentes às imobilizadas forem ativamente mobilizadas:

- Após **sutura de nervos, do nervo mediano, do nervo ulnar ou sutura dos músculos flexores**, o punho pode ser flexionado até 40° sem grandes conseqüências durante três semanas, mas é fundamental imobilizar as articulações MF em flexão de cerca de 80°, com as articulações interfalângicas permanecendo em seu grau natural de extensão, porque é difícil recuperar sua extensão após flexão forçada;

- Após **reparação dos elementos dorsais**, as articulações precisam ser imobilizadas em extensão, mas sempre é necessário conservar pelo menos 10° de flexão nas articulações MF. Nas articulações interfalângicas a flexão pode ser de 20° se a seção ocorrer acima das articulações MF, mas precisará ser nula se a seção tiver ocorrido ao nível da falange proximal;

- Após **tratamento das lesões denominadas em "botoeira"**, a articulação IFP é imobilizada em extensão e a IFD em flexão para tracionar distalmente o aparelho extensor;

- Em contrapartida, **se a lesão estiver localizada próximo da articulação IFD**, esta será imobilizada em extensão e a IFP em flexão para relaxar os feixes laterais do extensor.

Independentemente do procedimento adotado, sempre é necessário lembrar que a imobilização prolongada causa invariavelmente perda funcional, portanto, deve ser da menor duração possível.

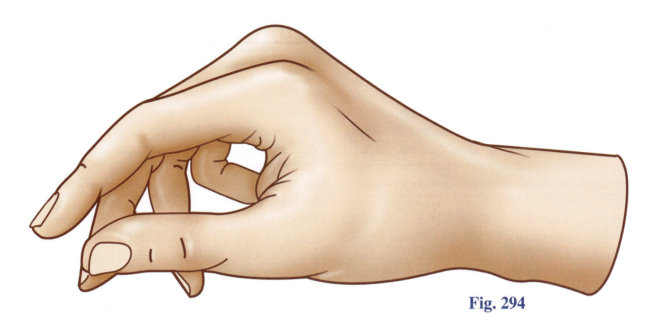

Fig. 294

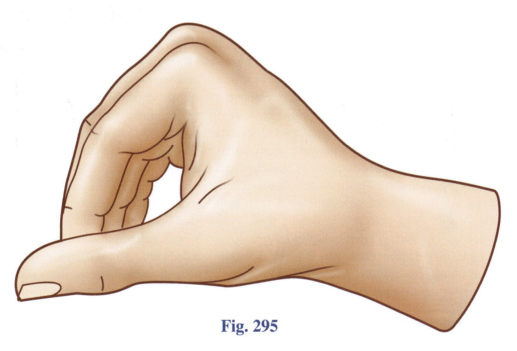

Fig. 295

331

Mãos amputadas e mãos fictícias

As **mãos fictícias**, simples exercício de imaginação, permitem compreender melhor as razões da arquitetura da mão humana. Na verdade, poderíamos imaginar outras situações que não a mão normal, mãos assimétricas ou mãos simétricas. As **mãos assimétricas** são oriundas de aumento ou de redução no número de dedos da mão normal ou de inversão da simetria.

1) **O aumento no número de dedos**, na teoria, a adição do sexto ou sétimo dedos ao lado do dedo mínimo na margem ulnar da mão com certeza aumentaria a firmeza de preensão com toda a palma, mas à custa de uma complicação funcional proibitiva, sem nenhum ganho real na eficácia. As mãos que apresentam dedos a mais são malformações congênitas que exigem a amputação dos dedos extranumerários.

2) **A redução para quatro ou três dos dedos da mão** reduziria o potencial da mão. Alguns macacos da América Central possuem no membro superior a mão com quatro dedos sem polegar, sendo capazes apenas de se pendurar nos galhos, enquanto no membro inferior apresentam a mão com cinco dedos com um polegar para oposição. A **mão com três dedos** (Fig. 296), que pode ser observada após alguns casos de amputação, preserva as preensões tridigitais e bidigitais, as mais freqüentes e mais precisas, mas perde a preensão com toda a mão indispensável para segurar o cabo de instrumentos e muletas. **A mão com dois dedos** (Fig. 297), polegar e indicador, ainda consegue realizar uma garra, com o indicador, e uma pinça bidigital para as preensões finas, mas as preensões tridigitais e as preensões com toda a palma são impossíveis de realizar. Apesar disso podemos observar um resultado inesperado nos indivíduos com determinadas mutilações da mão, onde se consegue ter a conservação ou a reconstituição da mão com dois dedos!

3) Após lesões no dedo mínimo — amputação final na doença de Dupuytren — ou do dedo anular — retirado por causa da aliança, também denominado "dedo da aliança" — os cirurgiões da mão podem ser levados a reconstituir uma **mão com quatro dedos**. Independentemente da **ressecção do quinto dedo** (Fig. 298) ou **da ressecção intermetacarpal do quarto dedo** (Fig. 299), o resultado estético e funcional é, em geral, muito satisfatório, e esta deformidade costuma não ser percebida pelos indivíduos que não sabem de sua presença. Quem percebeu que a mão do Mickey (Fig. 300) só tem quatro dedos?

Vamos imaginar a **mão com simetria inversa**, isto é, **a mão com cinco dedos, mas com polegar ulnar**, quer dizer, implantado na margem medial da mão. Esta anatomia causaria uma alteração na inclinação da concavidade palmar: na posição de prono-supinação neutra, o cabo de um martelo, em vez de estar oblíquo para cima estaria para baixo, o que tornaria impossível bater um prego de cima para baixo, a menos que a posição neutra da prono-supinação fosse afetada em +180°, portanto, com a palma virada para fora! Dessa forma, a ulna passaria acima do rádio e a inserção do bíceps neste osso se tornaria ineficaz. Resumindo, seria necessário alterar toda a arquitetura do membro superior sem nenhuma vantagem evidente. Portanto, esta demonstração *ab absurdo* justifica plenamente a implantação radial do polegar!

Agora, vamos imaginar **mãos simétricas**, com dois polegares, um radial e outro ulnar, emoldurando um, dois ou três médios. O mais simples, a **mão simétrica com três dedos** (Fig. 301) pode realizar duas pinças polegar-digitais, uma pinça bipolegar (entre os dois polegares) e uma preensão tridigital (Fig. 302), através da oposição dos dois polegares sobre o dedo indicador, ou seja, quatro preensões de precisão. Também podemos imaginar uma preensão com "toda a palma" entre os dois polegares de um lado, e entre a palma e o dedo indicador do outro. Embora dotada de alguma firmeza, esta preensão teria um grave inconveniente, a simetria tornaria o cabo do instrumento perpendicular ao eixo do antebraço; ora, nós vimos que a inclinação do cabo combinada à prono-supinação permite a orientação do instrumento. O mesmo ocorreria com todas as **mãos simétricas com dois ou três dedos médios** (Fig. 303), a saber, cinco dedos, sendo dois polegares. Os papagaios possuem dois dedos posteriores que formam uma garra simétrica que permite seu fechamento em um galho, mas este não é o caso dos seres humanos! Uma outra consequência da mão com dois polegares seria a estrutura simétrica do antebraço. Neste caso, o que ocorreria com a prono-supinação?

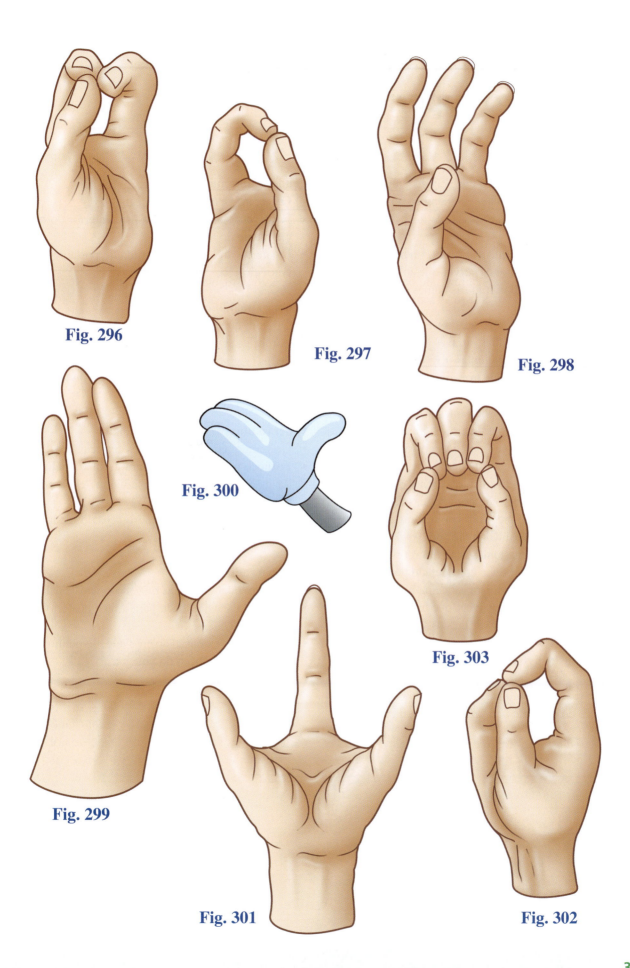

Fig. 296

Fig. 297

Fig. 298

Fig. 299

Fig. 300

Fig. 303

Fig. 301

Fig. 302

Motricidade e sensibilidade do membro superior

A seguir, faremos uma revisão das noções neurológicas indispensáveis para a motricidade do membro superior, e para a sensibilidade da mão.

Um **resumo dos nervos que atuam no membro superior** (Fig. 304) permite encontrar os nervos que atuam sobre cada um dos músculos indicados por seus nomes na Nomenclatura Internacional.

A questão não é detalhar este quadro: é necessário examinar minuciosamente e avaliar, através do reconhecimento da divisão dos territórios, as duplas inervações e também as anastomoses entre os grandes troncos nervosos que podem explicar as constatações paradoxais de algumas indicações deficitárias ou os resultados aberrantes de alguns exames de eletrodiagnóstico. É preciso montar uma imagem dessas trocas de fibras nervosas, como nas ligações das estradas nas quais os carros saem de uma para entrar em outra, utilizando as vias de conexão: definitivamente, o ponto de chegada não é aquele do tronco do nervo de origem, mas aquele do tronco adjacente. Também é preciso saber que um grande tronco nervoso é proveniente de um número variável de raízes cervicais e que, através das anastomoses, as fibras oriundas das raízes não pertencentes ao tronco considerado podem terminar em um território imprevisto. Um esquema normal apresenta variações, inúmeras e imprevisíveis, que felizmente na maior parte das ocasiões podem ser verificadas.

O nervo axilar (antigo nervo circunflexo)
- Origem: 5ª–6ª e 7ª raízes cervicais.
- Fornece sensibilidade para a região deltóide.
- É o nervo do músculo *deltóide*, portanto, da abdução.

O nervo musculocutâneo
- Origem: 5ª e 6ª raízes cervicais.
- Fornece a sensibilidade da face anterior do braço e parcialmente do antebraço.
- É o nervo do *bíceps* e do *braquial*, portanto, da flexão do cotovelo.

O nervo mediano
- Origem: quatro últimas raízes cervicais e a 1ª torácica.
- Fornece a sensibilidade para a face palmar da mão até os dedos (ver adiante) e parcialmente do antebraço.
- É o nervo dos músculos flexores dos dedos e do punho e da oposição do polegar.

O nervo ulnar (antigo nervo cubital)
- Origem: quatro últimas raízes cervicais e a 1ª torácica.
- Fornece a sensibilidade para as faces palmar e dorsal da mão e dos dedos (ver adiante) e parcialmente do antebraço.
- É o nervo dos músculos interósseos dos dedos e dos tenares mediais.

O nervo radial
- Origem: quatro últimas raízes cervicais e a 1ª torácica.
- Fornece a sensibilidade para a face posterior do braço e do antebraço.
- É o nervo de extensão do cotovelo, do punho e dos dedos, junto com a abdução do polegar.

RESUMO DOS NERVOS MOTORES DO MEMBRO SUPERIOR

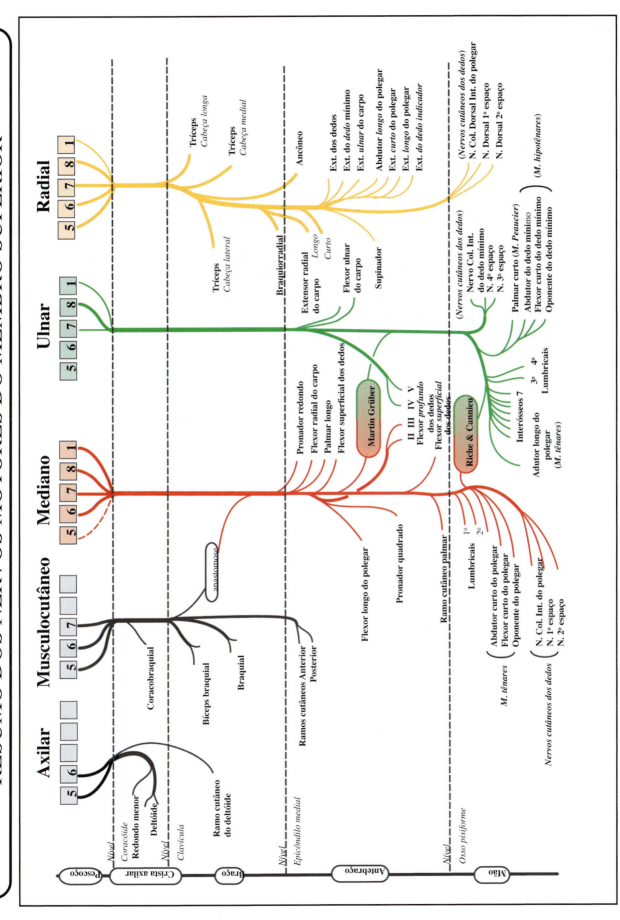

Fig. 304

Testes motores e territórios sensitivos do membro superior

A polpa dos dedos

Os testes de atividade dos principais nervos permitem determinar se um tronco neural está interrompido ou paralisado:
- **O teste do nervo mediano** (Fig. 305) consiste em cerrar o punho;
- **O teste do nervo ulnar** é realizado pela abdução (Fig. 306) e adução (Fig. 307) dos dedos em extensão;
- **O teste do nervo radial** (Fig. 308) é realizado através da extensão ativa do punho, da extensão e da abdução do polegar. Observe que apenas as articulações MF dos dedos estão estendidas: as articulações IF permanecem flexionadas e se estendem de forma incompleta, na flexão do punho;
- **O teste do nervo radial associado ao nervo ulnar** (Fig. 309) é diferente do anterior justamente pela capacidade de estender simultaneamente as articulações interfalângicas.

Os territórios sensitivos da mão precisam ser perfeitamente conhecidos para que possa ser estabelecido o diagnóstico de déficit neural:
- Não é difícil estabelecer o diagnóstico na *face palmar* (Fig. 310): o nervo mediano lateral (rosa) e o nervo ulnar medial (verde) dividem essa face seguindo uma linha reta que passa exatamente no meio do quarto dedo;
- É mais complicado definir o diagnóstico na *face dorsal* (Fig. 311), inervada por *três nervos*:
  – Lateralmente, o nervo radial (amarelo);
  – Medialmente, o nervo ulnar (verde). A fronteira entre os dois territórios passa pelo eixo da mão, isto é, o terceiro dedo;
  – Entretanto, precisamos observar que apenas as faces dorsais das primeiras falanges e do primeiro metacarpal são afetadas;
  – As faces dorsais das duas últimas falanges são inervadas por dois nervos palmares: o nervo mediano (rosa) lateralmente ao eixo do dedo anular e o nervo ulnar (verde) medialmente a esta fronteira.

Resumindo, as duas últimas falanges têm sensibilidade assim determinada:
- Do nervo mediano para o polegar, dedo indicador e dedo médio;
- Do nervo ulnar para o dedo mínimo;
- Do nervo mediano para a porção lateral do dedo anular e do nervo ulnar para sua porção medial.

Não podemos esquecer que a mão e, sobretudo, as polpas são *ricamente vascularizadas e inervadas*, porque a mão é o **principal órgão receptor** de um dos cinco sentidos: **o tato**. Desse modo, a mão corresponde a zonas corticais do cérebro bem desenvolvidas, tanto motoras quanto sensitivas.

A vascularização da polpa dos dedos (Fig. 312) é garantida pelas *duas artérias digitais palmares próprias* (é mostrada apenas uma em vermelho). Essas artérias se comunicam por meio de uma rica rede pulpar e por anastomoses transversais, envolvendo cada uma das articulações.

A rede nervosa (Fig. 312) é formada pelas três ricas ramificações dos dois nervos digitais palmares próprios (mostramos aqui apenas um em verde).

A **polpa** (Fig. 313) é formada por um tecido muito especializado, de estrutura alveolar, cujas fibras conjuntivas se unem no periósteo da falange distal e à superfície profunda da derme do dedo. Esta estrutura fornece flexibilidade, elasticidade e resistência mecânica, qualidades indispensáveis para o contato tanto das preensões quanto da sensibilidade. A polpa é sustentada pela *bainha ungueal* que tem papel fundamental na sua qualidade funcional.

As polpas são tesouros para artesãos, artistas, pianistas e violinistas: um simples panarício (paroníquia) pode lesá-las e torná-las definitivamente inúteis.

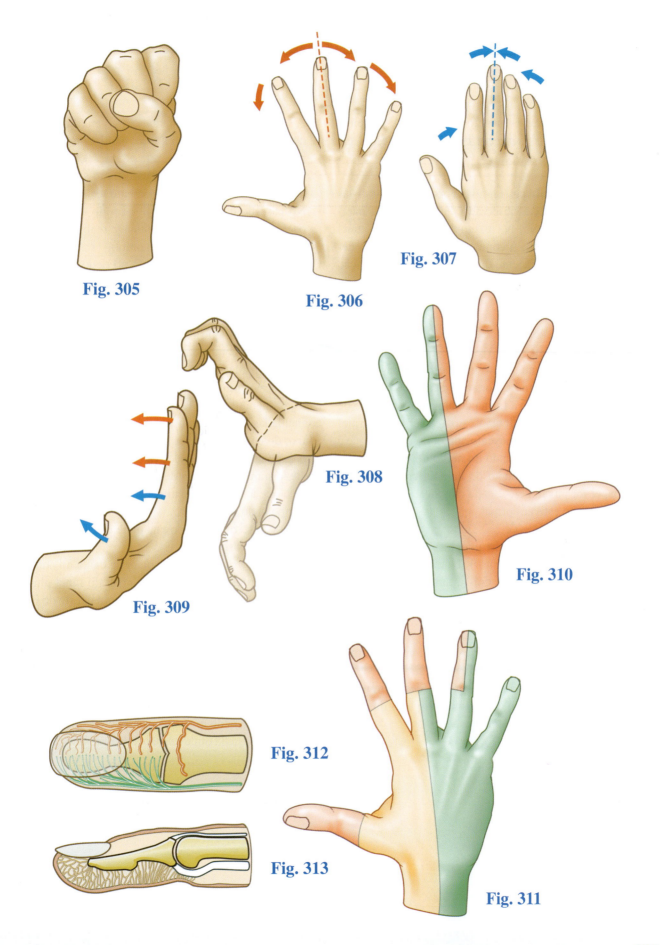

Fig. 305

Fig. 306

Fig. 307

Fig. 308

Fig. 309

Fig. 310

Fig. 312

Fig. 313

Fig. 311

337

Três testes motores da mão

Além dos testes motores já mencionados, **três testes para avaliar o nervo ulnar merecem citação**. Dois testes são clássicos e o terceiro é novo.

1) **O sinal de Wartenberg** (Fig. 314) ocorre nas paralisias ulnares globais mas é observado, sobretudo, nas paralisias distais do nervo, por exemplo, ao nível do túnel ulnar (loja de Guyon). A condição chama a atenção devido à abdução permanente do dedo mínimo em relação ao dedo anular (seta preta). A adução ativa voluntária do dedo mínimo em direção ao dedo vizinho (em plano de fundo) é impossível.

2) **O sinal de Froment** (Fig. 315) é observado quando se pede ao indivíduo que segure uma folha de papel entre o polegar e o dedo indicador: o indicador e o polegar normalmente assumem a forma de um anel (em plano de fundo). No caso de déficit ulnar, a pinça perde sua firmeza devido à paralisia do músculo adutor do polegar, que é inervado pelo ramo profundo do nervo ulnar; a primeira falange atua por movimento de báscula em extensão e se o papel for puxado ele escapa da pinça, o que não é o caso se o nervo estiver normal.

3) **O sinal de garra ulnar em processo de falência** (recentemente descrito pelo autor). Normalmente, quando se flexionam fortemente os dois últimos dedos contra a palma, o examinador não consegue "esticar" o dedo mínimo, isto é, ele não consegue realizar a extensão passiva da última falange do dedo mínimo do paciente. Veja como este teste é realizado, por exemplo, na mão direita de um paciente (Fig. 316):
- O examinador (duas mãos) mostra seu dedo direito ao paciente e pede que ele o comprima entre seus dois últimos dedos fortemente flexionados.
- A seguir, o examinador tenta, com o auxílio de seu indicador esquerdo, estender à força a última falange do dedo mínimo do paciente.
- Normalmente esta tentativa não é bem-sucedida: os dois últimos dedos em garra do paciente resistem.
- No caso de paralisia ulnar, a garra do dedo mínimo do paciente cede e sua terceira falange realiza o movimento de báscula em extensão (seta preta).

O mesmo teste pode ser aplicado no dedo mínimo com o mesmo resultado.

Qual é o mecanismo deste problema?
É preciso lembrar que a inervação do *músculo flexor profundo dos dedos* é composta (Fig. 317): as duas cabeças laterais (rosa), destinadas ao dedo indicador e ao dedo médio, são inervadas por um ramo **2** do nervo mediano **M**, e as duas cabeças mediais, para o dedo mínimo e dedo anular, são comandadas por um ramo **1** que se separa do nervo ulnar **U** abaixo do cotovelo.

Isso explica a paralisia seletiva da flexão do dedo anular e do dedo mínimo no caso de paralisia ulnar, mas o interessante é que a resposta positiva do teste depende do nível de interrupção do nervo:
- Se essa interrupção ocorre na parte alta acima do ponto **a**, o teste é **positivo**.
- Se essa interrupção ocorrer na parte baixa no ponto **b**, ou abaixo deste, por exemplo, ao nível do túnel ulnar (loja de Guyon), o teste é **negativo**, embora o teste de Froment seja positivo.

Portanto, temos aqui um teste fácil de realizar e muito seletivo, que deve fazer parte de todo exame neurológico completo do membro superior. Esse teste também pode ser denominado **teste de lixar as unhas**, porque foi descoberto por uma paciente que se queixava que não conseguia mais lixar a unha do dedo mínimo porque seu dedo realizava movimento de báscula em extensão sob a pressão da lixa.

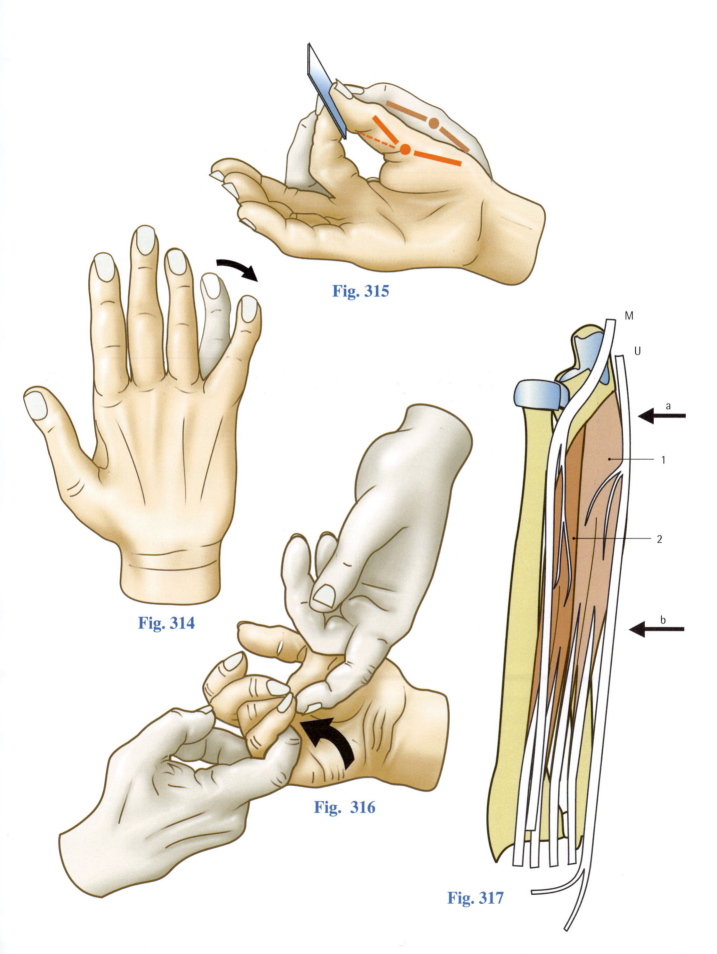

Fig. 315

Fig. 314

Fig. 316

Fig. 317

A mão do homem

A mão do homem não sofreu nenhuma alteração desde a pré-história (Fig. 318), conforme mostra esta impressão negativa da mão deixada, sem dúvida, para servir de assinatura por um de nossos ancestrais distantes e artista na parede de uma caverna.

Os macacos também possuem mão semelhante à nossa, com um polegar oponente, mas o que faz a diferença é o modo de utilização da mão, comandada pelo cérebro, com o qual forma um conjunto indissociável.

O **conjunto mão/cérebro** funciona nos dois sentidos: existe uma relação de "reciprocidade". Foi graças às habilidades da mão que o cérebro conseguiu evoluir.

A mão, com sua estrutura complexa, é perfeitamente lógica e adaptada às suas diferentes funções. Sua arquitetura reflete o princípio da Economia Universal, de Guillaume d'Occam* (ou William de Occam). É um dos mais belos triunfos da **Evolução Criativa**.

O homem, impulsionado por suas ambições prometéicas, já fabrica órgãos robóticos de preensão e de manipulação, mas ainda está longe de atingir o grau de perfeição de seu modelo.

*****Guillaume d'Occam** (1285-1349), franciscano em Oxford, a seguir em Paris, tornou-se célebre por seu aforismo, conhecido como "Princípio de Occam", que declara: "A beleza de uma teoria se mede por sua simplicidade."

"Entia non sunt multiplicanda sine necessitate": "Não se deve multiplicar as entidades sem necessidade."

Também conhecido como *Princípio da Economia Universal*. Filósofo e teólogo, Occam foi excomungado e morreu na Grande Peste.

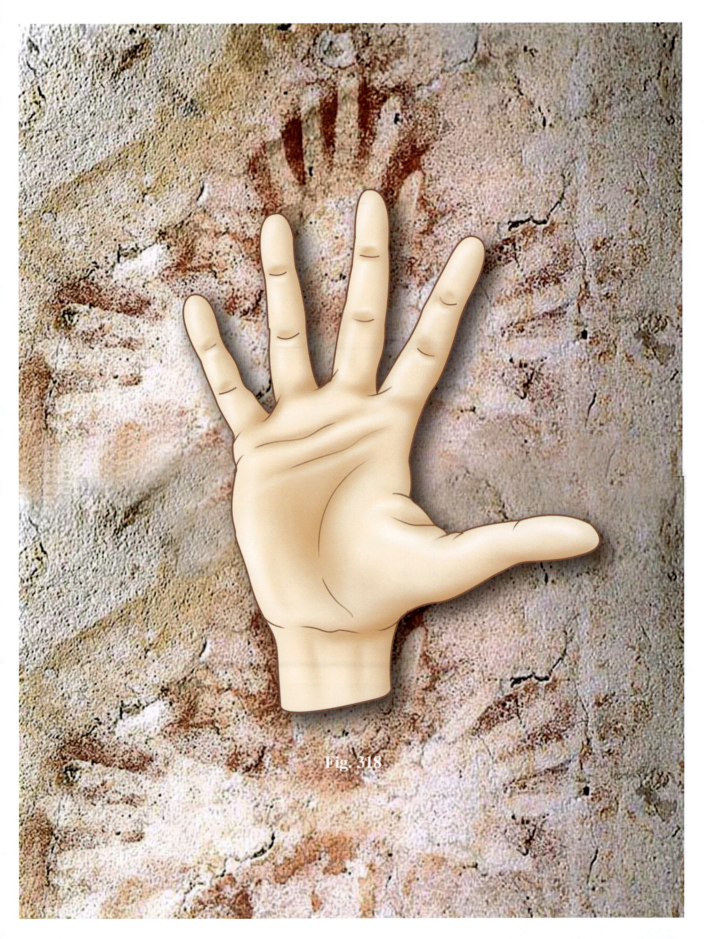

Fig. 318

Índice alfabético

A

ação mecânica, 254
alça do piramidal, 160
alça ligamentar, 164
alça piramidal, 180
alpinistas, 322
amplitude da flexão-extensão, 274
anastomoses, 334
anfíbios tetrápodes, 104
ângulo de afastamento, 272
ângulo de aproximação, 232
ângulo de circulação, 272
ângulo de inclinação, 276
ângulo de inclinação da sela, 276
ângulo de rotação espacial, 272
ângulo de torção da ulna, 132
ângulo de torção do rádio, 132
ângulo de valgo fisiológico, 88
antagonismo-sinergismo, 232
antagonistas-sinérgicos, 290
anteposição, 270
antepulsão, 42, 252
aplausos, 326
aponeurose dorsal do dedo, 240
arco de oposição, 204
arquitetura harmoniosa, 204
artesãos, 336
articulação por meio de encaixe recíproco, 258
articulação selar, 258
articulação universal (cardã), 264, 266, 300
articulações do tipo selar, 46
artistas, 336
artrodese da articulação trapézio-metacarpal, 328
assimetria do osso semilunar, 168
Auffray, 62

B

bainha comum dos tendões dos flexores, 228
bainha do supra-espinal, 52
bainha do tendão do flexor longo do polegar, 228
bainha fibrosa, 216, 226
bainha intermédia, 228
bainha sinovial, 226
bainha ungueal, 336
bainhas sinoviais, 226, 234
bandeja, 322
Bardinet, 84
batente "fraco", 114
Bausenhart, 264

bisel, 116
bolsa serosa, 240
bolsa subdeltóidea, 38
boxe, 326
Bunnell (Sterling), 150, 242, 300, 328

C

Caffinière (J.- Y. de la), 260, 272, 294, 298
Caldani, 52
camada aponeurótica deltotrapezóide, 52
capa dorsal dos músculos interósseos, 240
Caroli, 258
cavalo com escoliose, 258
centro de gravidade, 138
centros instantâneos de rotação, 26
chave de fenda, 320
ciclos ergonômicos, 18
círculo, 264
círculo de dispersão, 26
circundução, 14
cirurgia de Kapandji-Sauvé, 142
cirurgia de Moore-Darrach, 142
cirurgiões, 324
cisalhamento, 120
coaptação, 36
coaptação transversal, 114
coaxiais, 128
Codman, 4, 18
coluna lateral, 168
coluna média, 168
coluna osteoarticular do polegar, 250
comer com *hashi*, 324
compasso, 78
computador, 326
Comtet, 62
côndulo do úmero, 82
cone de circundução, 14, 16
cone de oposição, 298
conexões intertendíneas, 236
conjunto funcional, 108, 128
conóide, 50
contra-oposição, 250, 304
Cooper, 84
corda oblíqua da membrana interóssea do antebraço, 112
cordas dos arcos esqueléticos, 226
corpo com geometria variável, 168
curto percurso, 298
curto percurso de oposição, 298
curva de anterretroposição, 274
curvatura côncava, 264

curvatura convexa, 264
curvatura de supinação, 134
curvatura negativa, 264

D

Dautry, 64
dedo em martelo, 246
dedo em riste, 326
déficit do nervo mediano, 298
deformidade em pescoço de cisne, 246
deformidades dos dedos, 246
desvio em rotação, 188
desvio radial, 148
desvio ulnar, 148
diâmetros úteis no osso escafóide, 170
dinâmica da base do metacarpal, 276
dinâmica da coluna média, 168
disco, 48, 50
disco articular, 120
disco suspenso, 120
Djbay (M. C.), 128
dobradiças, 266
doença de Dupuytren, 246, 332
doença de Madelung, 140
doença de Parkinson, 326
doença de Volkmann, 246
Duchenne de Boulogne, 64, 94, 194, 236, 294, 296
Duparc (J.), 272, 298
dupla curvatura invertida, 46
Dupuytren, 246, 332

E

efeito de embreagem, 188
efeito de retorno, 36
Einstein, 18
eixos instantâneos, 88
eixos principais da articulação trapézio-metacarpal, 268
enartrose, 24
encaixe do punho pelos tendões, 188
eqüiangular, 212
escala de avaliação, 306
escalar, 102
espaço escápulo-serrátil, 40
espaço tóraco-serrátil ou parieto-serrátil, 40
espaços de deslizamento, 40
espiral logarítmica, 212
Essex-Lopresti, 96, 142

estágio inicial da rizoartrose, 276
estrutura radiulnar, 110
estudos eletromiográficos, 294
estudos morfológicos e dinâmicos, 276
Euclides, 18
Eustenoptero, 138
evolução criativa, 340
expansão capsular, 240
experiência de pensamento, 18
experiência de Sterling Bunnell, 252
experiência dos "fósforos", 300
extrínsecos, 138
Eyler e Markee, 244

F

face articular carpal, 120
faixa lateral, 240
falsa articulação, 38, 40
feixe profundo, 240
Fibbonacci, 212
fibrocartilagem articular, 278
Fick, 62
filogênese, 104
Fischer, 26
fleimão da bainha ulnar-carpal, 246
folheto parietal, 226
folheto visceral, 226
força da gravidade, 322
forquilha de bicicleta, 82
fratura de Galeazzi, 140
fratura de Gérard-Marchant, 140
fratura de Monteggia, 140
fratura de Pouteau-Colles, 140
fratura do olécrano, 90
fraturas dos dois ossos do antebraço, 140
freios capsulares, 30
freios da extensão, 222
Froment, 338
função de alimentação, 78, 108
função de limpeza, 108
fundo-de-saco intertendíneo, 228
fundo-de-saco pré-tendíneo, 228
fundo-de-saco retrotendíneo, 228
fundos-de-saco peritendíneos, 226

G

Galeazzi, 140
garra, 316
garra ulnar, 246
Gauss, 264
geometria curva, 18
Gérard-Marchant, 140
Gerolamo Cardano, 186
gesto de oferenda, 322
Gosset, 64
goteira palmar, 204
guarda inferior da articulação do ombro
 (glenoumeral), 38
gude, 324

H

Hamonet (C.), 270, 294
Henke, 178, 184
Henlé, 96
hipérbole hiperbólica, 264
hipérbole parabólica, 264
Hipócrates, 74

I

imagem em anel, 182
incidência de perfil da coluna do polegar, 274
incidências específicas, 274
incisura ulnar, 118, 120
inclinação do cabo dos instrumentos, 316
início da rizoartrose, 276
injeção contaminada, 228
Inman, 64
intrínsecos, 138
ISID *(Instabilidade no Segmento Intercalado
 Dorsal)*, 158, 168, 174
ISIV *(Instabilidade no Segmento Intercalado
 Volar)*, 158, 168, 174
isqueiro, 324

J

junção fibroaponeurótica interna do punho, 120
junta universal, 186

K

Kapandji (A. I.), 188, 276, 280
Kapandji (T.), 276
Kapandji-Sauvé, 142
Kuczynski (K.), 258, 264
Kuhlmann, 160, 164, 168, 174, 180

L

lábio, 28
lâmina triangular, 240
Landsmeer, 244
lata de aerosol, 324
lesões em "botoeira", 330
ligamento palmar, 278, 280
ligamento quadrado, 116
ligamento retinacular, 242
ligamentos controladores, 222
ligamentos fibrosos, 226
ligamentos palmares, 222
Littler (W.), 212, 264, 328
longo e curto percursos de oposição, 298
lumbricais, 240
luxação da articulação radiulnar distal, 140
luxação perissemilunar do carpo, 190
luxação retrossemilunar do carpo, 190
luxações das articulações radiulnares, 140

M

Mac Conaill, 4, 18, 32, 126, 152, 174, 262,
 266, 280
Madelung, 140
maestro segura a batuta, 320
manguito rotador, 38
mão caída, 246
mão com dois dedos, 332
mão com quatro dedos, 332
mão com simetria inversa, 332
mão com três dedos, 332
mão do Mickey, 332
mão simétrica com três dedos, 332
mãos assimétricas, 332
mãos fictícias, 332
mãos simétricas, 332
mãos simétricas com dois ou três dedos
 médios, 332
máquina calculadora, 326
máquina de escrever, 326
mecanismo de Henke, 184
Merle d'Aubigné, 140
mesotendão, 30, 226
Michelangelo, 328
Mickey, 332
modelo de encaixe, 78
modelo mecânico do cotovelo, 84
modelos da articulação trapézio-metacarpal, 264
monoarticular, 92
Monteggia, 140
Moore-Darrach, 142
movimentos de oposição, 250
movimentos de preensão cilíndricos com toda a
 palma, 284
Mulder, 64
músculo biarticular, 92
músculo da alimentação, 78
músculos coaptadores, 36
músculos de força, 138
músculos de precisão, 138
músculos do "manguito rotador", 36
músculos extrínsecos, 234, 288
músculos intrínsecos, 288
músculos mediais sesamóides, 282

N

nervo ulnar, 336
número de ouro, 212
nuvem, 26

O

objetos cilíndricos, 316
Occam (Guillaume d'), 340
oleiro, 326
ombro em ressalto, 60
oposição do polegar, 198, 298
Opsomer, 294
ortogonais, 46

343

P

pá de debulhadora, 54
palmo, 204
panarício, 336
papel de bainha fibrosa, 232
Parkinson, 326
perda da configuração coaxial, 128
pianistas, 336
piano, 326
pião, 324
pinça (polegar-dedos), 252
pinça através de oposição terminal, 308
pinça digital, 298
pinça por oposição subterminal, 308
pinça por oposição subtérmino-terminal, 308
pinça tridigital pulpar, 310
pinças, 308
pinças bidigitais, 308
pinças pluridigitais, 308
pinças polegar-digitais, 250
plana, 158
plano fisiológico de abdução do ombro, 40
Poitevin, 112
polegar ulnar, 332
policização de um dedo, 252
polpa, 336
polpa-ungueal, 308
ponto triplo, 20
posição de imobilização, 14
posição de imobilização definitiva, 328
posição de imobilização temporária, 328
posição de referência fisiológica, 10
posição de relaxamento, 328
posição de repouso, 328
posição denominada em botoeira, 246
posição em garra, 246
posição fechada de Mac Conaill, 24, 32, 126, 176, 262, 280, 300
posição funcional, 328
posição funcional do punho, 196
posições de repouso parcial, 330
posições não funcionais denominadas "de imobilização temporária", 330
postura "em ventania ulnar", 246
Pouteau-Colles, 140
preensão, 198
preensão dígito-palmar, 316
preensão em "teia de aranha", 314
preensão interdigital látero-lateral, 310
preensão mais movimento, 324
preensão palmar cilíndrica, 318
preensão palmar com a "mão toda", 316
preensão palmar com "toda a palma", 316
preensão palmar esférica pentadigital, 320
preensão pentadigital comissural, 314
preensão pentadigital "global", 314
preensão pentadigital pulpar, 314
preensão pentadigital pulpar-lateral, 314
preensões centrais, 308, 320
preensões com atuação da gravidade, 308
preensões digitais, 308
preensões mais movimentos, 308

preensões-movimentos, 324
preensões palmares, 308, 316
preensões palmares esféricas, 318
preensões pentadigitais, 314
preensões pluridigitais, 310
preensões propriamente ditas, 308
preensões tetradigitais, 312
preensões tridigitais, 310
prestidigitadores e ilusionistas, 324
princípio da economia universal, 250
princípio de Occam, 250
processo degenerativo articular, 218
processo-suporte, 96
propriedades não-euclidianas, 264
protótipo do vertebrado, 138

R

Rabischong (P.), 244
raciocínio absurdo, 136
receptor sensorial, 198
Recklinghausen, 244
relação de antagonismo-sinergia, 36
relação mão-cérebro, 198
Retábulo do Convento de Isenheim de Mathias Grünewald, 326
retângulos de ouro, 212
retináculo dos músculos extensores, 234
retorno imperfeito do processo do metacarpal, 276
retroposição, 270
retropulsão, 42
Riemann, 18, 264
rotação associada, 4, 46, 48
rotação ativa, 302
rotação automática, 152, 264
rotação auxiliar, 4, 18
rotação axial, 252
rotação axial ativa, 254
rotação axial automática, 254
rotação cilíndrica, 266
rotação cônica, 210, 266, 302
rotação conjunta, 152, 266
rotação conjunta automática, 266
rotação longitudinal automática, 286
rotação longitudinal do metacarpal, 252
rotação longitudinal voluntária, 18
rotação voluntária ou auxiliar, 10
Roud, 88
Rouvière, 28, 48, 52

S

saco de nozes, 176
segmento axial de superfície circular, 264
segmento intercalado, 158, 180
segura um garfo, 320
segura uma tigela, 322
seis túneis, 234
sela deslizante, 276
Selares, 46
série de Fibbonacci, 212

sesamóides, 280
sesamóides laterais, 282, 290
sesamóides mediais, 290
setor cônico do espaço, 298
sinal de Froment, 308, 338
sinal de garra ulnar em processo de falência, 338
sinal de Wartenberg, 338
síndrome da "escápula oscilante", 36
síndrome da ruptura do manguito rotador, 36
síndrome de Essex-Lopresti, 142
síndrome do túnel do carpo, 190
sinete, 42
sínfise tendínea, 226
sistema de coordenadas polares, 10, 16
sistema de coordenadas retangulares, 16
sistema de referência do trapézio, 274
sistema de transmissão, 152, 186
Strasser, 62
sulco do nervo ulnar, 100
sulco intertubercular, 30
sulcos intermetacarpais, 218
superfície circular negativa, 264
superfície de pronação, 134
suporte logístico, 198

T

tabaqueira anatômica, 192, 290
tapa, 326
tato, 336
terceira expansão, 240
terceiro fragmento posterior interno, 190
"terra de ninguém", 230
territórios sensitivos da mão, 336
tesoura, 324
teste de contra-oposição, 306
teste de lixar as unhas, 338
teste de oposição, 306
teste do garçom, 144, 322
teste do nervo mediano, 336
teste do nervo radial, 336
teste do nervo ulnar, 336, 338
teste do ponto triplo, 20
teste do punho cerrado, 98
testes de oposição e de contra-oposição, 306
tetradigital pulpar, 312
tetradigital pulpar-lateral, 312
tetradigital pulpar polegar-tridigital, 312
torsão R, 50
Total Opposition Test (TOT), 306
trabalho, 108
translação circunferencial, 124, 130
trapezóide, 50
triedro retangular de referência, 282
trocóidea, 116, 118
Tubiana (R.), 242, 328

U

ulna valga, 88, 110, 128
UlRádio, 136

V

vale entre duas montanhas, 258
Valentin (P.), 242, 270
valgo fisiológico, 88
Van Linge, 64
variações de espaço entre os ossos, 170
variância ulnar, 122, 142
vascularização da polpa dos dedos, 336
vínculos tendíneos, 226
violinista, 324, 336
Volkmann, 92, 246

W

Wartenberg, 338
Weitbrecht, 28

Z

zona capítulo-troclear, 86
zona de acessibilidade preferencial, 14
zona esférica de acessibilidade, 14

Bibliografia

Barnett C.H., Davies D.V. & Mac Conaill M.A.; *Synovial Joints. Their structure and mechanics.* C.C. THOMAS, Springfield U.S.A., 1961

Barnier L.; *L'analyse des mouvements.* P.U.F, Paris, 1950

Basmajian J.V.; *Muscles alive. Their function revealed by electromyography.* Williams and Wilkins, Baltimore, 1962

Bausenhardt; Uber das carpometacarpalgelenk des Daumens. *Zeitschr. Anat. Entw. Gesch. Bd*, 114-251, 1949

Berger R.A., Blair W.F., Crowninshield P.D., Flatt E.A.; The scapholunate ligament. *J. Hand Surg. Am*, 7 (1), 87, 1982

Bonola A., Caroli A., Celle L.; *La Main.* Ed. Française Piccin Nova Libraria Padoue, 1988. (Selle trapezienne p.175)

Bridgeman G.B.; *The Human Machine. The anatomical structure and mechanism of the huma body.* 1 Vol., 143p., Dover Publications Inc., New York, 1939

Bunnell S.; *Surgery of the hand.* Lippincott, Philadelphia, Ed.1., 1944., Ed.5 revised by Boyes, 1970

Bunnell S.; *Surgery of the hand.* J-B. Lippincott, Philadelphia, 1944

Caffinière J.Y. (de la); L'articulation trapézo-métacarpienne, approche biomécanique et appareil ligamentaire. *Arch. d'Anat. Path*, 18:277-284, 1970

Caffinière J.Y. (de la); Anatomie fonctionnelle de la poulie proximale des doigts. *Arch. d'Anat. Path*, 19:35, 1971

Caffinière J.Y. (de la), Mazas F., Mazas Y., Pelisse F. et Present D.; Prothèse totale d'épaule, bases expérimentales et premiers résultats cliniques. Vol. IV, n° 5, Éditions INSERM, Paris, 1975

Caffinière J.Y. (de la) et Pineau H.; Approche biomécanique et cotation des mouvements du premier métacarpien. *Rev. Chir. Orthop.*, 1971, 57(1), 3-12

Caffinière J.Y. (de la) et Hamonet C.; Secteurs d'activité des muscles thénariens in Traité de Chirurgie de la Main, Tome I par Raoul Tubiana

Camus E.J., Millot F., Larivière J., Raoult S., Rtaimate M.; Kinematics of the wrist using 2D and 3D analysis: biomechanical and clinical deductions. *Surg. Radiol. Anat.*, 2004, 26, 399-410

Cardano Gerolamo, mathématicien italien (1501-1576); à propos du Cardan. Voir sur Internet

Chèze L., Doriot N., Eckert M., Rumelhart C., et Comtet J-J.; Étude cinématique in vivo de l'articulation trapézo-métacarpienne. *Chir. Main*, 2001, 20, 23-30

Colville J., Callison J.R., White W.L.; Role of mesotendon in tendon blood supply. *Plat. Reconstr. Surg.*, 43, 53, 1969

Comtet J.J. & Auffray Y.; Physiologie des muscles élévateurs de l'épaule. *Rev. Chir. Ortho.*, 1970, 56(3), 105-117

CooneyW.P. & Chao E.Y.S.; Biomechanical analysis of static forces in the thumb during hand function. *J. Bone and Joint*, S 59 A, 1, 27, 1977

Dautry P. & Gosset J; À propos de la rupture de la coiffe des rotateurs de l'épaule. *Rev. Chir. Ortho.*, 1969, 55, 2, 157

Descamps L; *Le jeu de la hanche.* Thèse, Paris, 1950.

Djbay H.C.; L'humérus dans la prono-supination. *Rev. Méd. Limoges*, 1972, 3, 3, 147-150

Dobyns J.H., Linscheid R.L., Chao E.Y.S. & al.; Traumatic instability of the wrist. Am. Acad. Orthop. *Surgeons Instruction Course Lect*, 24:182, 1975

Dubousset J.; Les phénomènes de rotation lors de la préhension au niveau des doigts (sauf le pouce). *Ann. Chir.*, 1971, 25(19-20), C. 935-944

Duchenne (de Boulogne) G.B.A.; *Physiologie des mouvements*, 1 Vol., 872p., J-B. Ballière et Fils, Paris, 1867 (épuisé). Fac similé : Hors commerce édité par les Annales de Médecine Physique, 1967

Duchenne (de Boulogne) G.B.A; *Physiology of motion*, translated by E.B. KAPLAN, 1949. W.B. Saunders Co, Philadelphia and London

Duparc J., Caffinière J.Y. (de la) et Pineau H.; Approche biomécanique et cotation des mouvements du premier métacarpien. *Rev. Chir. Orthop.*, 1971, 57(1), 3-12

Essex-Lopresti P.; Fractures of the radial head with distal radio-ulnar dislocation. *J. Bone and Joint Surg.* 1951, 33B, 244-247

Eyler D.L., Markee J.E.; The anatomy and function of the intrinsic muculature of the fingers. *J. Bone and Joint Surg.*, 36A, 1-9, 1954

Fahrer M.; Considérations sur l'anatomie fonctionnelle du muscle fléchisseur commun profond des doigts. *Ann. Chir.*, 1971:25, 945-950

Fahrer M.; Considérations sur les insertions d'origine des muscles lombricaux: les systèmes digastriques de la main. *Ann. Chir.*, 1975:29, 979-982

Fick R.; *Handbuchder Anatomie und Mechanik der Gelenke – 3.* Teil Iena Gustav Fischer, 1911

Fischer O.; *Kinematik orhanischer Gelenke.* Braunsschweig, F. Vierweg und Sohn, 1907

Fischer L.P., Noireclerc J.A., Neidart J.M., Spay G. et Comtet J.J.; Étude anatomoradiologique de l'importance des différents ligaments dans la contention verticale de la tête de l'humérus. *Lyon, Méd.*, 1970, 223, 11, 629-633

Fischer L.P., Carret J.P., Gonon G.P., Dimmet J.; Étude cinématique des mouvements de l'articulation scapulo-humérale. *Rev. Chir. Orth.*, 1977, Suppl. 11, 63, 108-112

Froment J.; Paralysie des muscles de la main et troubles de la préhension. *J. Méd. Lyon*, 1920

Froment J.; La paralysie de l'adducteur du pouce et le signe de la préhension. *Rev. Neurol.*, 28:1236, 1914-1915

Galeazzi R.; Di una particolare sindrome traumatica dello scheletro dell'avanbarchio. *Atti Mem Soc. Lombardi Chir.*, 1934:**2**, 12

Gauss Karl Friedrich, mathématicien allemand (1777-1855); *La géométrie non euclidienne* (à propos du paradoxe de Codmann), Voir sur Internet

Ghyka Matila C.; *Le Nombre d'Or*, 1 vol., 190p., Gallimard, Paris, 1978

Gilula L.A., Yin Y.; *Imaging of the wrist and the hand.* Saunders Ed., Philadelphia, 1996

Gilula L.A., Weeks P.M.; Post traumatic ligamentous instability of the wrist. *Radiology*, 126:641, 1978

Hamonet C., De la Caffinière J.Y., Opsomer G.; Mouvements du pouce: détermination électromyographique des secteurs d'activité des muscles thénariens. *Arch. Anat. Path.*, 20(4), 363-367, 1972

Hamonet C., Valentin P.; Étude électromyographique du rôle de l'opposant du pouce (*opponens pollicis*) et de l'adducteur du pouce (*adductor pollicis*). *Rev. Chir. Ortho.*, 1970, 56(2), 165-176

Henke J.; *Die Bewegungen der Hanwurzel. Zeitschrift für rationelle Medizine.* Zürich, 1859, 7, 27

Henke W. ; *Handbuch der anatomie und mechanik der gelenke.* C.F. Winterscher Verlashandlung, Heidelberg, 1863

Hume M.C., Grellman H., Mc Kellop H., Brumfield R.H. Jr; Functional range of motion of the joint of the hand. *J. Hand Surg.*, 1990:15A: 240-243

Inman-Vernet T. et coll.; Observations on the function of the shoulder joint. *J. Bone Joint Surg.*, 1944, 26, 1, 30

Kapandji A.I.; Cotation clinique de l'opposition et de la contre opposition du pouce. *Ann. Chir. Main*, 1986, 5(1), 67-73

Kapandji I.A.; La flexion-pronation de l'interphalangienne du pouce. *Ann. Chir.*, 1976, 30, 11-12, 855-857

Kapandji I.A.; Pourquoi l'avant-bras comporte-t-il deux os? *Ann. Chir.*, 1975, 29(5), 463-470

Kapandji I.A.; Le membre supérieur, support logistique de la main. *Ann. Chir.*, 1977, 31(12), 1021-1030

Kapandji I.A.; La radio-cubitale inférieure vue sous l'angle de la prono-supination. *Ann. Chir.*, 1977, 31(12), 1031-1039

Kapandji I.A.; La rotation du pouce sur son axe longitudinal lors de l'opposition. Étude géométrique et mécanique de la trapézo-métacarpienne. Modèle mécanique de la main. *Rev. Chir. Orthop.*, 1972, 58(4), 273-289

Kapandji A.I.; Anatomie fonctionnelle et biomécanique de la métacarpo-phalangienne du pouce. *Ann. Chir.*, 1981, 35(4), 261-267

Kapandji I.A. & Moatti E.; La radiographie spécifique de la trapézo-métacarpienne, sa technique, son intérêt. *Ann. Chir.*, 1980, 34, 719-726

Kapandji A. I, Kapandji T.G.; Nouvelles données radiologiques sur la trapézo-métacarpienne - Résultats sur 330 dossiers. *Ann. Chir. Main*, 1993, 4, 263-274

Kapandji A.I.; Biomécanique du carpe et du poignet. *Ann. Chir. Main*, 1987, 6, 147-169

Kapandji A.I.; Proposition pour une cotation clinique de la flexion-extension des doigts longs. *Ann. Chir. Main*, 1987, 6, 288-294

Kapandji A.I.; La préhension dans la main humaine. *Ann. Chir. Main*, 1989, 8, 234-241

Kapandji A.I.; La Biomécanique «Patate». *Ann. Chir. Main*, 1987, 5, 260-263

Kapandji A.I.; Vous avez dit Biomécanique? La Mécanique «Floue» ou «Patate» «Maîtrise Orthopédique» n° 64, 1997, p. 1-4-5-6-7-8-9-10-11

Kapandji A.I., Martin-Boyer Y., Verdeille S.; Étude du carpe au scanner à trois dimensions sous contrainte de prono-supination. *Ann. Chir. Main*, 1991, 10, 36-47

Kapandji A.I.; De la phylogénèse à la fonction du membre supérieur de l'Homme (Conférence à Saint-Maurice). *Sport Med*, mars-avril 1996, n° 80-81, p. 4-9

Kapandji A.I.; La défaillance du crochet ulnaire ou encore «signe de la lime à ongles», signe peu connu d'atteinte du nerf ulnaire. *Ann. Chir. Main*, 1999, 18, 4, 295-298

Kapandji A.I.; La Main dans l'Art Main in Traité de Chirurgie de la Main par Raoul Tubiana, Ed. Masson, 1980

Kaplan E.B.; *Functional and surgical anatomy of the hand*. Ed. 1, 1953, Ed. 2, Philadelphia Lippincott, 1965

Kauer J.M.G.; Functional anatomy of the wrist. *Clin. Orthop.*, 149 : 9, 1980

Kauer J.M.G.; The interdependence of the carpal articulation chains. *Acta Anat.*, 88 : 481, 1974

Kuckzinski K.; *The Upper Limb in «A companion of medical studies»*. Vol. 1, Ch. 22, Ed. Passmore, J.S. Robson. Blackwell Scientific Publications, 1968

Kuckzinski K.; Carpometacarpal joint of the human thumb. *J. Anat.*, 118, 1, 119-126, 1974

Kuhlmann N.; Les mécanismes de l'articulation du poignet. *Ann. Chir.*, 1979, 33, 711-719

Kuhlmann N., Gallaire M., Pineau H.; Déplacements du scaphoïde et du semi-lunaire au cours des mouvements du poignet. *Ann. Chir.*, 1978, 38, 543-553

Landsmeer J.M.F.; The anatomy of the dorsal aponeurosis of the human finger and its functional significance. *Anat. Rec.*, 104, 31, 1949

Landsmeer J.M.F.; Anatomical and functional Investigations on the Articulations of the Human Fingers. *Acts. Anat.*, 1955, 25, suppl. 24

Landsmeer J.M.F.; Studies in the anatomy of articulations: I) the equilibrium of the intercalated bone, II) Patterns of movement of bimuscular biarticular systems. *Acta morph. neer. scandinav.*, 3, 287-321

Landsmeer J.M.F.; A report on the coordination of the interphalangeal joints of the human finger and its disturbances. *Acta morph. neerl. scand.*, 1953, 2, 59-84

Landsmeer J.M.F.; Studies in the anatomy of articulations. 1) The equilibrium of the intercalated bone; 2) Paterns of movements of bimuscular, biarticular systems. *Acta Morph. neerl Scand*, 1961, 3, 3-4, 287-321

Landsmeer J.M.F.; *Atlas of anatomy of the hand*. Churchill Livingstone, Edimbourg London and New York, 1976

Lin G.T., Amadio P.C., An K.N., Cooney W.P.; Functional anatomy of the human digital flexor pulley system. *Hand Surg.*, 1989; 14A, 949-956

Linscheid R.W., Dobyns J.H.; Rheumatoid arthritis of the wrist. *Ortho. Clin. of North America*, 1971, 2, 649

Linscheid R.W., Dobyns J.H., Beabout J.W., Bryan R.S.; Traumatic instability of the wrist: diagnosis, classification and pathomechanics. *J. Bone Joint Surg. (Am)*, 54: 1612, 1672

Littler J.W.; Les principes architecturaux et fonctionnels de l'anatomie de la main. *Rev. Chir. Orthop.*, 1960, 46, 131-138

Littlet J.W.; The physiology and dynamic function of the hand. *Surg. Clin. N. Amer.*, 40, 256, 1960

Long C., Brown E.; Electromyographic kinesiology of the handmuscle moving the long finger. *J. Bone and Joint Surg. Am.*, 46A, 1683, 1964

Long C., Brown E.; Electromyographic kinesiology of the hand. Part III. Lumbricalis and flexor digitonum profundus to the long finger. *Arch. Phys. Med.*, 1962, 43, 450-460

Long C., Brown E. et Weiss G.; Electromyographic study of the extrinsic-intrinsic kinesiology of the hand. Preliminary report. *Arch. Phys. Med.*, 1960, 41, 175-181

Lundborg G., Myrhage E. et Rydevik B.; Vascularisation des tendons fléchisseurs dans la gaine digitale. *J. Hand Surg.*, 1977, 2, 6, 417-427

Mac Conaill M.A., Barnett C.H., Dvies D.V.; *Synovial Joints*. Longhans Ed., London, 1962

Mac Conaill M.A.; Movements of bone and joints. Significance of shape. *J. Bone and Joint Surg.*, 1953, 35B, 290

Mac Conaill M.A.; Studies in the mechanics of the synovial joints: displacement on articular surfaces and significance of saddle joints. *Irish J. M. Sci.*, 223-235, 1946

Mac Conaill M.A.; *Studies on the anatomy and function of Bone and Joints*. 1966, F. Gaynor Evans, Ed. New York

Mac Conaill M.A.; Studies in mechanics of synovial joints; hinge joints and nature of intra-articular displacements. *Irish J. M. Sci.*, 1946, Sept., 620

Mac Conaill M.A.; The geometry and algebra of articular Kinematics. *Bio. Med. Eng.*, 1966, 1, 205-212

Mac Conaill M.A. & Basmajian J.V.; *Muscle, and movements: a basis for human kinesiology*. Williams & Wilkins Co, Baltimore, 1969

Marey J.; *La machine Animale*, 1 Vol., Alcan, Paris, 1891

Moreaux A.; *Anatomie artistique de l'Homme*, 1 Vol., Maloine, Paris, 1959

Okham Guillaume (d'); Moine franciscain anglais, philosophe scolastique (1280-1349); *Le Principe d'Économie Universelle*. Voir sur Internet

Palmer A.K., Glisson R.R., Werner F.W.; Ulnar variance determination. *J. Hand Surg.*, 7:376, 1982

Palmer A.K., Werner F.W.; The triangular fibrocartilage complex of the wrist. Anatomy and function. *J. Hand Surg. Am*, 6, 153, 1981

Pieron A.P.; The mechanism of the first carpo-metacarpal joint. An anatomic and mechanical analysis. *Acta Orthop. Scand.*, 1973, supplementum, 148

Poirier P. & Charpy A.; *Traité d'Anatomie Humaine*, Masson Ed., Paris, 1926

Rabischong P.; Innervation proprioceptive des muscles lombricaux chez l'homme. *Rev. Chir. Orth.*, 1963, 8, 234

Rasch P. J & Burke R.K.; *Kinesiology and applied Anatomy. The science of human movement*, 1 Vol., 589p., Lea & Febiger, Philadelphia, 1971

Riemann Georg Friedrich Bernhard, mathématicien allemand (1826-1866); *La géométrie non euclidienne (à propos du paradoxe de Codmann)*, Voir sur Internet

Roud A.; *Mécanique des articulations et des muscles de l'homme*. Librairie de l'Université, Lausanne, F. ROUGE & Cie., 1913

Rouvière H.; *Anatomie humaine descriptive et topographique*. Masson Ed., Paris, 4ᵉ ed., 1948

Sauvé L., Kapandji M.; Une nouvelle technique de traitement chirurgical des luxations récidivantes isolées de l'extrémité cubitale inférieure. *J. Chir.*, 1936, 47, 4

Schuind F., Garcia Elias M., Cooney W.P. 3rd, An K.N.; Flexor tendon force : in vivo measurements. *L. Hand Surg.*, 1992, 17A, 291-298

Steindler A.; *Kinesiology of the Human Body*. 1 Vol., 708 p., Ch. C. Thomas, Springfield, 1964

Strasser H.; *Lehrbuch der Muskel und Gelenkemechanik*. Vol. IV, J. Springer, Berlin, 1917

Taleisnik J.; Post-traumatique carpal instability. *Clin. Orthop.*, 1980:149, 73-82

Taleisnik J.; *The Wrist*. 441 p., Churchill Livingstone, New York, 1985

Taleisnik J.; The ligaments of the wrist. *J. Hand Surg.*, 1976, 1-2, 110

Testut L.; *Traité d'anatomie humaine*. Doin, Paris, 1893

Thieffry S.; *La main de l'Homme*. Hachette littérature, 1973

Thomine J-M.; Examen clinique de la Main in *Traité de Chirurgie de la Main* par Raoul Tubiana, Ed. Masson, 1980

Tubiana R.; Les positions d'immobilisation de la main. *Ann. Chir.*, 1973, 27, 5, 459-466

Tubiana R.; *Mécanisme des déformations des doigts liées à un déséquilibre tendineux. La main rhumatoïde*. L'Expansion, Paris, 1969

Tubiana R., Fahrer M.; Le rôle du ligament annulaire postérieur du carpe dans la stabilité du poignet. *Rev. Chir. Orthop.*, 67:231, 1981

Tubiana R., Hakstian R.; *Le rôle des facteurs anatomiques dans les déviations cubitales normales et pathologiques des doigts. La Main Rhumatismale*. p. 11-21, L'Expansion, Paris, 1969

Tubiana R., Hakstian R.; *Les déviations cubitales normales et pathologiques des doigts. Étude de l'architecture des articulations métacarpo-phalangiennes des doigts. La main rhumatoïde*. Monographie du GEM, L'expansion scientifique française Ed., 1969

Tubiana R., Valentin P.; Anatomy of the extension apparatus. Physiology of the finger extension. *Surg. Clin. N. America.*, 44, 897-906 & 907-918, 1964

Tubiana R., Valentin P.; L'extension des doigts. *Rev. Chir. Orthop.*, 1963, T 49, 543-562

Valentin P.; *Contribution à l'étude anatomique, physiologique et clinique de l'appareil extenseur des doigts*. Thèse, Paris, 1962

Valentin P., Hamonet Cl.; Étude électromyographique de l'Opposant du Pouce et de l'Adducteur du pouce. *Rev. Chir. Orth.*, 56, 65, 1970

Vandervael F.; Analyse des mouvements du corps humain. Maloine Ed., Paris, 1956

Van Linge B. & Mulder J.D.; Fonction du muscle sus-épineux et sa relation avec le syndrome sus-épineux. Étude expérimentale chez l'homme. *J. Bone & Joint Surg.*, 1963, 45 B, 4, 750-754

Verdan C.; Syndrom of the Quadriga. *Surg. Clin. N. Amer.*, 40, 425-426, 1960

Von Recklinghausen H.; *Gliedermechanik und Lähmungsprostesen*. Vol. I, Julius Springer, Berlin, 1920

Watson H.K., Ballet F.L.; The SLAC wrist: scapholunate advanced collapse. Pattern of degenerative arthritis. *J. Hand Surg.*, 1948, 9A:358-385

Winckler G.; Anatomie normale des tendons fléchisseurs et extenseurs de la main, leur vascularisation macroscopique in *Chirurgie des tendons de la main*. Cl Verdan Editor GEM, Monographie, Expansion Scientifique, Paris, 14-21, 1976

Zancolli E.A.; *Structural and Dynamic basis of hand surgery*. Lippincott, Philadelphia, 1968, 2nd ed., 1979

Zancolli E.A., Zaidenberg C., Zancolli E.R.; Biomechanics of the trapeziometacarpal joint. *Clin. Orthop.*, 220, 1987

Modelo mecânico da mão para recortar e montar

Os modelos mecânicos propostos nesta obra, construídos por recorte, dobradura e colagem, visam mostrar no espaço as noções expostas no texto; são diagramas tridimensionais que podem ser movimentados. Ao montá-los, podemos obter, sem esforço, graças à noção cinestésica requerida, conhecimentos difíceis de serem obtidos de outra maneira. Portanto, recomendamos ao leitor que dedique um pouco de tempo e de paciência, pois será recompensado.

Antes de começar, é indispensável ler atentamente todas as instruções.

Este modelo possui quatro peças – A, B, C e D –, divididas nas pranchas I e II. Na parte inferior da prancha II estão os diagramas de montagem a, b e c.

Por motivos referentes à edição desta obra, a página na qual estão os desenhos não possui a espessura de uma cartolina que sirva de base para o modelo; portanto, é necessário passar os desenhos das quatro peças A, B, C e D para uma cartolina de, pelo menos, 1 mm de espessura, com auxílio de papel-carbono.

Recorte

As quatro peças são recortadas seguindo o traço cheio da linha de contorno. Algumas peças possuem linhas internas que precisam ser recortadas com uma lâmina afiada (cortador) ou com um bisturi.

– Peça A, entre as lingüetas h, j, k – Peça D, linha reta próxima de m e n – linha dividida em três segmentos próximos de m' e n'.

Também existem entalhes marcados com:
– tracejado grosso – Peça A, próximo de k' – Peça D, fenda central;
– traços duplos paralelos nas peças A e C; é preciso fazer uma fenda estreita entre os dois traços próximos, para posteriormente encaixar as roldanas tendíneas (ver diagrama c).

Também é preciso perfurar os orifícios:
– orifícios circulares: passagens dos tendões cujos números correspondem ao diagrama c;
– orifícios circulares com uma cruz central: inserções dos tendões;
– cruz simples: fixação dos elásticos de aproximação.

Dobradura

Nenhuma dobra será feita na cartolina antes de ela ser cortada com uma lâmina ou com um bisturi em um terço ou metade da espessura da cartolina, do lado oposto ao sentido da dobradura:
– corte na frente do desenho para as linhas formadas por traços;
– corte no verso do desenho para as linhas formadas por pontos e traços; para cortar estes últimos de forma precisa, é conveniente marcar suas extremidades perfurando a cartolina com uma agulha fina ou com a ponta de um compasso.

Depois de realizar os cortes, a cartolina é dobrada facilmente e de forma precisa para o lado oposto ao corte; durante as dobraduras, a flexão da cartolina não deve ultrapassar 45°. As duas dobras longitudinais da peça A só devem ser marcadas e formam as pregas da palma. As dobras marcadas como eixo 1 em A e eixo 2 em C são de 90°. As duas dobras convergentes a partir das extremidades do eixo 1 na peça A são superiores a 90°, assim como as lingüetas j e h. A peça B não tem nenhuma dobradura.

Observe, na peça C, a inclinação das dobraduras das IF e das MF, que explicam o modo de flexão muito especial dessas duas articulações; para a MF utilizamos um dos três eixos, aquele que, durante a oposição do polegar, permite a flexão-pronação-inclinação radial.

Montagem

O diagrama **a** mostra a montagem dos elementos:
- a base (peça D) é montada por aproximação e coincidência de m com m' e de n com n'. Portanto, podemos colar as lingüetas m e n nas superfícies hachuradas m' e n', ou, se quisermos desmontar posteriormente o modelo, podemos juntá-las com grampos colocados nos orifícios m, m', n e n'.
- na mao (peça A), após ter marcado as pregas (dobras) dos dedos e da palma, é preciso preparar o suporte para a articulação trapeziometacarpal:
  - 1, a superfície semicircular hachurada é rebatida em 90° para trás;
  - 2, os dois triângulos são rebatidos para a frente para formar uma pirâmide triangular de base superior;
  - 3, esta pirâmide é mantida:
    - seja através da colagem das lingüetas h e j nas superfícies h' e j' (montagem definitiva);
    - seja por meio da fixação da lingüeta k, passando no entalhe entre h' e j', rebatimento posterior de k' e fixação por meio de um grampo introduzido nos orifícios k e k' (modelo desmontável).
- o polegar (peça C), após ter sido preparado por meio da dobradura do eixo 2 para trás (seta 1), é colado (seta 2) na parte posterior da peça B, f com f', fazendo a coincidência dos orifícios e das linhas do eixo 2. Este conjunto é, a seguir, colado (seta 3) na pirâmide que suporta o polegar aplicando-se o verso g' da peça B na parte posterior g da peça A, de modo que os orifícios coincidam, da mesma forma que as linhas do eixo 1.

Dessa maneira é formada a articulação trapeziometacarpal do tipo *cardã* (articulação universal) com dois eixos (1 e 2).

O diagrama **b** mostra como fixar a mão na sua base através de sua inserção na fenda central.

Utilização

Assim como está, este modelo permite entender, por meio da mobilização passiva, três características funcionais fundamentais da mão:

1) **A posição em concha da palma**, através da flexão das duas pregas longitudinais, que simula os movimentos de oposição do 4º e, sobretudo, do 5º metacarpal;

2) **A flexão oblíqua dos dedos**, que causa a convergência dos dedos para a base da eminência tenar graças à inclinação cada vez mais acentuada dos eixos das articulações interfalângicas e metacarpofalângicas, quando se leva o dedo indicador na direção do dedo mínimo (exemplo de rotação cônica). Este fenômeno é auxiliado pela oposição dos raios metacarpais internos (4º e, sobretudo, 5º metacarpal).

3) **A oposição do polegar**

Os três casos de rotação – plana, cônica e cilíndrica – mostrados no texto podem ser verificados aqui, considerando-se o eixo 1 como o eixo principal e o eixo 2 como eixo secundário; dessa forma, podemos verificar que a flexão sucessiva no eixo 2 e as duas outras articulações do polegar (MF e IF) permitem a rotação cilíndrica da última falange do polegar, que dessa forma muda de orientação sem que a flexão tenha sido acentuada na articulação trapeziometacarpal e sem que a rotação do 1º metacarpal no seu eixo longitudinal tenha sido significativa. Podemos constatar que, sem a intervenção de qualquer trabalho mecânico nas articulações do polegar, é possível realizar a oposição no "pequeno e no grande círculo" do dedo indicador até o dedo mínimo com alteração na orientação da polpa do polegar correspondendo exatamente à realidade.

A flexão-pronação da articulação interfalângica, assim como a da articulação metacarpofalângica, surge graças à inclinação da dobradura.

Instalação dos "tendões"

A animação desse modelo é possível através da instalação de "tendões" (diagrama **c**). Esses tendões são formados por um cordão bloqueado por um nó ao nível da inserção na falange (orifícios circulares centralizados por uma cruz), que, a seguir, passam pelas "roldanas" preparadas ao nível das falanges e dos orifícios feitos na base.

As roldanas podem ser facilmente confeccionadas com pequenas tiras de cartolina com 6 mm de largura, flexíveis o suficiente para se construir um túnel; cada uma de suas extremidades é introduzida da frente para trás nas fendas cortadas nas peças A e C, e colada na face dorsal, após ter sido dobrada para fora (em ômega).

A única exceção é a roldana dupla 2-7 da peça C: esta peça é ventral para 2 e dorsal para 7 (dois ômegas invertidos um em relação ao outro).

Trajeto dos tendões

Cada tendão é marcado com os seguintes números em todo o seu trajeto:

1) Abdutor longo do polegar: fixado na peça B, mobiliza a articulação trapeziometacarpal ao redor de seu eixo principal (eixo 1).
2) Flexor longo do polegar: fixado na falange distal, passando através da bainha (2) da falange proximal na peça B. Este tendão flexiona as duas falanges do polegar.
3) O "tendão" com direção transversal, fixado no 1º metacarpal (3), se refletindo em uma roldana da palma (3) é, ao mesmo tempo, equivalente do adutor e do flexor curto do polegar.
4) Tendão do flexor profundo dos dedos fixado na falange distal do dedo indicador (4) e passando através 3 roldanas – flexiona totalmente o dedo indicador.
5) Este "tendão" com direção transversal, simétrico ao 3, está fixado em uma borda com 6 a 7 mm de espessura (trapézio hachurado 5); se reflete na palma sobre a roldana 5 – é o equivalente do oponente do dedo mínimo.
6) Tendão do flexor profundo dos dedos fixado na falange distal do dedo mínimo (mesmo trajeto, mesma função de 4).
Nota: Os flexores do 3º e do 4º dedos não foram colocados para simplificar, mas podem ser instalados sem dificuldade.
7) Este tendão não é visto no diagrama. É o extensor longo do polegar: fixa-se na face dorsal da falange distal, no mesmo orifício do flexor longo (os dois nós são opostos), passa na roldana 7 da face dorsal de sua falange proximal, a seguir, no orifício na peça B.

Na extremidade de cada tendão, podemos fazer alças para passar os dedos, ou deixar os anéis, permitindo a mobilização mais fácil dos tendões.

Para estabilizar o polegar em uma posição funcional, podemos utilizar elásticos que manterão os eixos 1 e 2 em uma posição mediana.

Para o eixo 1, o elástico parte de um dos orifícios da peça B, se reflete no seu orifício e no da base da peça A, e vai se fixar de novo na peça B ao nível do outro orifício, e a posição mediana é encontrada deslizando-se o elástico no orifício da peça A. O elástico é bloqueado por um ponto de cola de uma parte a outra. A mesma operação é realizada para estabilizar o eixo 2 entre os 3 orifícios marcados e nas peças B e C. Para garantir o retorno em extensão do dedo indicador e do dedo mínimo, podemos estender um elástico na sua face dorsal, entre os orifícios 4 e 6, e outros orifícios que serão feitos na porção palmar da peça A. Aí também o ajuste pode ser bloqueado com cola.

Animação do modelo

Graças aos tendões é possível realizar praticamente todos os movimentos da mão.

1) **Posição de concha da palma** tracionando o tendão 5 (a eficácia desta manobra depende da altura da cunha 5).
2) **Flexão do dedo indicador e do dedo mínimo** graças à tração nos tendões 4 e 6.
3) **Animação do polegar**
   a) **Coloque o polegar no plano palmar** (mão aberta: posição inicial da experiência de Sterling-Bunnel): tracionando de forma equilibrada sobre os tendões 7 e 3.
   b) **Oposição polegar-indicador:** enquanto se flexiona o dedo indicador é preciso tracionar simultaneamente sobre os tendões 1, 3 e 7.
   c) **Oposição polegar-dedo mínimo:** enquanto se flexiona o 5º dedo é preciso tracionar simultaneamente sobre os tendões 1, 3 e 4.
   d) **Oposição do polegar-base do dedo mínimo:** tração sobre os tendões 1 e 2 e eventualmente 3.
   e) **Oposição término-lateral polegar-indicador:** como em b, mas flexionando mais o dedo indicador.

Prancha I

Prancha II

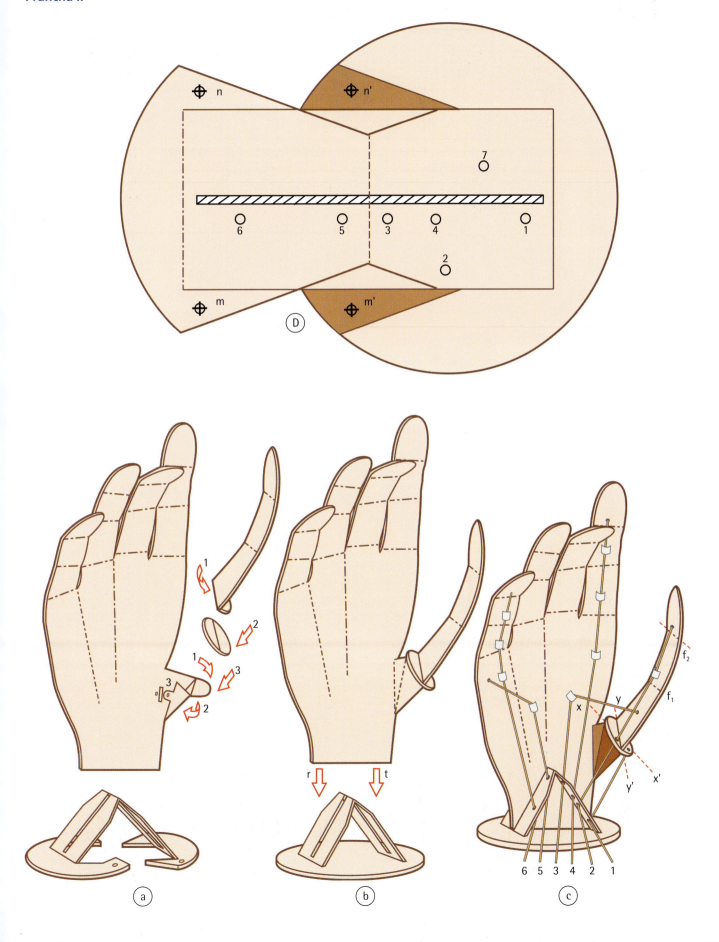

Pré-impressão, impressão e acabamento

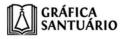

grafica@editorasantuario.com.br
www.editorasantuario.com.br
Aparecida-SP